Handboek hartfalen

Handboek hartfalen

Onder redactie van

B.T.J. Meursing
E.J.P. Lamfers

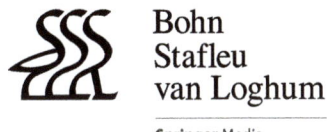 Bohn
Stafleu
van Loghum

Springer Media

Houten 2011

© 2011 Bohn Stafleu van Loghum, onderdeel van Springer Media
Alle rechten voorbehouden. Niets uit deze uitgave mag worden verveelvoudigd, opgeslagen in een geautomatiseerd gegevensbestand, of openbaar gemaakt, in enige vorm of op enige wijze, hetzij elektronisch, mechanisch, door fotokopieën of opnamen, hetzij op enige andere manier, zonder voorafgaande schriftelijke toestemming van de uitgever.
Voor zover het maken van kopieën uit deze uitgave is toegestaan op grond van artikel 16b Auteurswet j° het Besluit van 20 juni 1974, Stb. 351, zoals gewijzigd bij het Besluit van 23 augustus 1985, Stb. 471 en artikel 17 Auteurswet, dient men de daarvoor wettelijk verschuldigde vergoedingen te voldoen aan de Stichting Reprorecht (Postbus 3060, 2130 KB Hoofddorp). Voor het overnemen van (een) gedeelte(n) uit deze uitgave in bloemlezingen, readers en andere compilatiewerken (artikel 16 Auteurswet) dient men zich tot de uitgever te wenden.

Samensteller(s) en uitgever zijn zich volledig bewust van hun taak een betrouwbare uitgave te verzorgen. Niettemin kunnen zij geen aansprakelijkheid aanvaarden voor drukfouten en andere onjuistheden die eventueel in deze uitgave voorkomen.

ISBN 978 90 313 8542 3
NUR 870/871

Ontwerp omslag: Boekhorst Design, Culemborg
Ontwerp binnenwerk: TEFF (www.teff.nl)
Automatische opmaak: Crest Premedia Solutions (P) Ltd, Pune, India

Bohn Stafleu van Loghum
Het Spoor 2
Postbus 246
3990 GA Houten

www.bsl.nl

Inhoud

	Redactie en auteurs	1
	Voorwoord	3
1	**Inleiding, definitie en pathofysiologie** S.A.J. van den Broek	5
2	**Klinische begrippen** B.T.J. Meursing	17
3	**De anamnese** B.T.J. Meursing	23
4	**Het lichamelijk onderzoek** B.T.J. Meursing	29
5	**Hartfalen: laboratoriumonderzoek** S.F.A.S. de Jong	39
6	**Het elektrocardiogram** B.T.J. Meursing	53
7	**Aanvullend onderzoek: de thoraxfoto** B.T.J. Meursing	63
8	**Cardiopulmonale inspanningstest** A. van Veen en R. Janssen	69
9	**Het echocardiogram** E.J.P. Lamfers	77

10	**Cardiale magnetic resonance imaging (MRI)** *J.J. Remmen en E.S. Zegers*	101
11	**Aanvullend onderzoek: hartkatheterisatie, CT-coronairangiografie en nucleair geneeskundig onderzoek** *B.T.J. Meursing*	113
12	**Medicamenteuze behandeling van chronisch hartfalen** *A.A. Voors*	117
13	**Dieetmaatregelen bij hartfalen** *Y. Artz*	127
14	**Diverse aspecten van hartfalen**	135
14.1	**Slaapapneu en hartfalen** *R. Janssen*	137
14.2	**Diabetes mellitus type 2 en hartfalen** *S. Janssen*	151
14.3	**Cardiorenaal syndroom** *C.G. ter Meulen*	161
14.4	**Hartfalen en dehydratie** *E.J.P. Lamfers*	171
14.5	**Training bij hartfalen** *W.M. van Teeffelen*	175
15	**Non-farmacologische therapie: CRT(-D) en ICD** *L.H.R. Bouwels en J. Elders*	185
16	**Mechanische circulatoire ondersteuning bij hartfalen** *J.R. Laphor*	201
17	**Harttransplantatie** *N. de Jonge*	217
18	**Hartfalen in de huisartspraktijk: herkenning en behandeling** *J.A.M. Hoevenaars*	227

19	De rol van de hartfalenpoli	237
	G. van Til	
20	**Preventie van hartfalen**	247
	A.A. Voors	
21	**Prognose van hartfalen**	255
	R.J. Hassink en J.H. Kirkels	
22	**Hartfalen: medication at a glance**	267
	B.T.J. Meursing	
	Register	303

Redactie en auteurs

Redactie

DR. E.J.P. LAMFERS
   cardioloog, Canisius-Wilhelmina Ziekenhuis, Nijmegen

B.T.J. MEURSING
   cardioloog, Canisius-Wilhelmina Ziekenhuis, Nijmegen

Auteurs

Y. ARTZ
   diëtiste, Canisius-Wilhelmina Ziekenhuis, Nijmegen

L.H.R. BOUWELS
   cardioloog, Canisius-Wilhelmina Ziekenhuis, Nijmegen

DR. S.A.J. VAN DEN BROEK
   cardioloog, Universitair Medisch Centrum Groningen, Groningen

J. ELDERS
   verpleegkundig specialist en ICD-specialist, Canisius-Wilhelmina Ziekenhuis, Nijmegen

DR. R.J. HASSINK
   cardioloog, Universitair Medisch Centrum Utrecht, Utrecht

DR. J.A.M. HOEVENAARS
   huisarts, Elsendorp

DR. R. JANSSEN
   longarts, Canisius-Wilhelmina Ziekenhuis, Nijmegen

DR. S. JANSSEN
   internist, Canisius-Wilhelmina Ziekenhuis, Nijmegen

S.F.A.S. DE JONG
cardioloog, Canisius-Wilhelmina Ziekenhuis, Nijmegen

DR. N. DE JONGE
cardioloog, Universitair Medisch Centrum Utrecht, Utrecht

DR. J.H. KIRKELS
cardioloog, Universitair Medisch Centrum Utrecht, Utrecht

PROF. DR. J. LAHPOR
cardiothoracaal chirurg, Universitair Medisch Centrum Utrecht, Utrecht

DR. E.J.P. LAMFERS
cardioloog, Canisius-Wilhelmina Ziekenhuis, Nijmegen

DR. C.G. TER MEULEN
nefroloog, Canisius-Wilhelmina Ziekenhuis, Nijmegen

B.T.J. MEURSING
cardioloog, Canisius-Wilhelmina Ziekenhuis, Nijmegen

DR. J.J. REMMEN
cardioloog, Canisius-Wilhelmina Ziekenhuis, Nijmegen

W. VAN TEEFFELEN
sportarts, Canisius-Wilhelmina Ziekenhuis, Nijmegen

G. VAN TIL
verpleegkundig specialist en hartfalenverpleegkundige, Canisius-Wilhelmina Ziekenhuis, Nijmegen

DR. A. VAN VEEN
longarts, Canisius-Wilhelmina Ziekenhuis, Nijmegen

PROF. DR. A.A. VOORS
cardioloog, Universitair Medisch Centrum Groningen, Groningen

E.S. ZEGERS
cardioloog, Canisius-Wilhelmina Ziekenhuis, Nijmegen

Voorwoord

Op basis van de gegevens van een aantal huisartsinformatiesystemen is de schatting dat één op de twintig Nederlanders van 65 jaar en ouder lijdt aan hartfalen. Boven de 85 jaar is dit aantal gestegen tot één op tien. Volgens data van de Continue Morbiditeits Registratie in Nijmegen, die het meest gericht is op het zorgvuldig vastleggen van chronische ziekten, is dat zelfs één op vijf. De prevalentie van hartfalen zal de komende twintig jaar nog meer stijgen. Dat wordt in de eerste plaats veroorzaakt door de dubbele vergrijzing, maar ook door de sterk verbeterde diagnostische en therapeutische mogelijkheden bij hartziekten. Hierdoor zullen patiënten niet in een vroeg stadium van de ziekte overlijden, maar zullen ze ouder worden met een grotere kans op het ontwikkelen van hartfalen.

Huisartsen zijn in verschillende stadia betrokken bij patiënten met hartfalen. Bij (vroeg)diagnostiek en het instellen van de initiële behandeling, bij het controlebeleid in de stabiele fase, bij exacerbaties en in een eventueel terminale fase van het hartfalen. De huisarts draagt zorg voor deze patiënten samen met de cardioloog en de verpleegkundig specialist hartfalen. Binnen de eerste lijn zijn ook de apotheker, de diëtiste en de fysiotherapeut betrokken. Hartfalen is een ziekte waarbij *shared care* optimaal tot zijn recht kan komen. Er hoort dan ook een goede afstemming te zijn tussen de eerste lijn en het ziekenhuis, waar deze zorg is geconcentreerd in hartfalenpoli's. Ook de patiënt en diens omgeving zijn belangrijk bij deze *shared care*. Met name door ontwikkelingen op het gebied van ICT en telezorg kan de patiënt steeds meer ook zelf mede de regie voeren over zijn ziekte.

De ontwikkelingen binnen de diagnostiek, medicamenteuze en niet-medicamenteuze behandelingen van hartfalen gaan razend snel. Nog niet zo lang geleden wisten we nog niet van BNP, de implantatie van de ICD en de MRI van het hart. *shared care* betekent voor de huisarts dat deze op de hoogte moet zijn van deze nieuwe ontwikkelingen. In het *Handboek hartfalen* dat voor u ligt wordt een overzicht gegeven van deze nieuwe ontwikkelingen. Dit gebeurt na een gedegen inleiding over de pathofysiologie, het lichamelijk onderzoek en het aanvullend onderzoek. Er is aandacht voor bijzondere patiëntencategorieën zoals diabeten. Het huisartsgeneeskundig perspectief wordt belicht met als uitgangspunt de NHG-standaard *Hartfalen*. Het boek eindigt met een gestructureerde bespreking van de toegepaste medicamentgroepen en medicamenten.

Het is bijzonder dat het initiatief voor dit boek is genomen door leden van de maatschap cardiologie van een perifeer ziekenhuis, die ook de eindredactie hebben verzorgd. Hiervoor alle lof. Het boek ademt daardoor de sfeer van de dagelijkse praktijk. De enorme toename van het aantal zorgvragen bij hartfalen de komende jaren en de te verwachten groei van de diagnostische en therapeutische mogelijkheden zullen een zwaar beslag leggen op de zorgprofessionals zowel in het ziekenhuis als in de eerste lijn. Dit vraagt om een optimale samenwerking waarbij de zorg voor de patiënt zoveel mogelijk in zijn directe leefomgeving kan worden gegeven, zonder de patiënt de zegeningen van de moderne diagnostiek en behandeling door de specialist te moeten onthouden. Ik heb al lezend weer veel geleerd.

Wil van den Bosch, huisarts te Lent en hoogleraar zorginnovatie in de huisartspraktijk, UMC St. Radboud, Nijmegen.

1 Inleiding, definitie en pathofysiologie

S.A.J. van den Broek

In dit hoofdstuk worden de huidige inzichten in de pathofysiologie van het syndroom hartfalen besproken. Ook die mechanismen die bijdragen aan het uiteindelijk klinisch manifest worden van dit ziektebeeld komen aan bod. Hierbij wordt een onderscheid gemaakt tussen enerzijds de veranderingen van de mechanische eigenschappen van het hart zelf, zoals het frank-starling-mechanisme en de hypertrofie van de ventrikel, en anderzijds de neurohumorale compensatiemechanismen. Deze compensatiemechanismen zijn erop gericht de circulatoire homeostase te handhaven, maar blijken op de langere termijn averechts te werken. Er ontstaat een vicieuze cirkel die leidt tot het falen van het hart als pomp en het zich ontwikkelen van het klinische beeld van hartfalen. Wanneer hartfalen zich eenmaal heeft ontwikkeld, kenmerkt dit zich door een sombere prognose met een hoge morbiditeit en mortaliteit.

1.1 Inleiding

In 1933 schreef Sir Thomas Lewis: 'The very essence of cardiovascular practice is recognition of early heart failure.' Het belang van deze opmerking moge blijken uit het feit dat de incidentie en prevalentie van chronisch hartfalen toenemen, terwijl de incidentie van de meeste cardiovasculaire aandoeningen in de afgelopen twintig jaar juist is afgenomen. Op jonge leeftijd (< 50 jaar) ligt de incidentie van hartfalen rond de één à twee per duizend; op hogere leeftijd (> 70 jaar) kan dit wel oplopen tot vijftig per duizend. Een huisartsenpraktijk met ongeveer 3000 mensen kent gemiddeld zeven patiënten met hartfalen. De verwachting is dat deze getallen in de komende jaren zullen toenemen. Een belangrijke oorzaak hiervan is de sterke verbetering van de therapeutische mogelijkheden bij de behandeling van het acute myocardinfarct. Dit heeft ertoe geleid dat meer patiënten een acuut levensbedreigende episode overleven. Hierbij is echter vaak een dusdanige beschadiging van het myocard opgetreden, dat zich ten gevolge van een gestoorde functie van de linkerventrikel op termijn chronisch hartfalen kan ontwikkelen. De vergrijzing van de bevolking is een tweede belangrijke oorzaak van de toenemende incidentie van hartfalen. Op hogere leeftijd wordt de 'stijfheid' van de hartspier groter, waardoor een bemoeilijkte vulling van de linkerkamer optreedt en zich diastolisch hartfalen ontwikkelt. Dit proces wordt versneld wanneer er tevens hypertensie bestaat. Wanneer hartfalen eenmaal manifest wordt, is de prognose somber en overlijdt 50% van de patiënten binnen vijf jaar na stellen van de diagnose.

> *'The very essence of cardiovascular practice is recognition of early heart failure.'*

Het is dan ook niet verrassend dat de interesse van cardiologen, fysiologen en farmacologen voor hartfalen sterk is gegroeid. Dit heeft onder meer geleid tot een beter inzicht in de nog steeds complexe pathofysiologie van het syndroom hartfalen. Hartfalen wordt tegenwoordig niet meer beschouwd als een aandoening die slechts het hart betreft, maar als een stoornis die zijn weerslag heeft op de gehele circulatie, waarbij ook andere processen, zoals de neurohumorale activatie en andere organen zoals longen en nieren, zijn betrokken. Zo hoeft zich nog geen hartfalen te ontwikkelen wanneer het hart, en daarmee de pompfunctie, beschadigd is, maar dat gebeurt wel wanneer de compensatiemechanismen hun doel voorbijschieten. Voor een beter begrip van de pathofysiologie van hartfalen is het dan ook zinvol een onderscheid te maken naar:
1 primaire afwijkingen van het myocard, uiteindelijk leidend tot het falen van het hart als pomp;
2 decompensatie van de compensatiemechanismen, die uiteindelijk leidt tot het klinische beeld van hartfalen.

In het navolgende worden de huidige inzichten met betrekking tot die mechanismen besproken die een rol spelen bij het uiteindelijk klinisch manifest worden van hartfalen.

1.2 Definitie van hartfalen

Hartfalen kan worden gedefinieerd als een complex van klachten en verschijnselen bij een structurele of functionele afwijking van het hart, waarbij het hart niet in staat is voldoende bloed naar de weefsels in het lichaam te pompen om aan de metabole behoeften te voldoen. Volgens de CBO-richtlijn *Hartfalen 2010* kan de diagnose gesteld worden indien aan de volgende voorwaarden is voldaan:
1 symptomen passend bij hartfalen, zoals kortademigheid bij inspanning of in rust, en moeheid;

2 bevindingen bij fysische diagnostiek passend bij hartfalen, zoals crepiteren, enkeloedeem, verhoogde centraalveneuze druk (CVD) en hepatomegalie;
3 objectief bewijs voor een structurele of functionele afwijking van het hart in rust, zoals echocardiografisch kan worden vastgesteld of zich uitend in een verhoogde concentratie natriuretisch peptide (CBO, 2010; Dickstein et al. (ESC), 2008).

Afhankelijk van de wijze waarop hartfalen zich klinisch presenteert, wordt volgens de laatste richtlijn van de European Society of Cardiology (ESC) uit 2008 de volgende indeling gemaakt:
– nieuw ontstaan hartfalen: eerste presentatie van acuut of geleidelijk ontstaan hartfalen;
– tijdelijk hartfalen: hartfalen gedurende een bepaalde periode die voorbijgaand is (bijvoorbeeld een myocarditis die zich in de loop der tijd herstelt);
– chronisch hartfalen: blijvend hartfalen dat stabiel kan zijn, progressief of exacerberend.

Het begrip 'acuut hartfalen' is daarbij vervallen en wel omdat dit wisselend werd geïnterpreteerd door clinici. Sommigen gebruikten deze term om de ernst van de klinische presentatie van hartfalen aan te geven, anderen als een tijdsindicator.

1.3 Oorzaken van hartfalen

Het tekortschieten van het hart als pomp wordt onderverdeeld in een systolische en een diastolische disfunctie. Diastolische disfunctie wordt gekenmerkt door een bemoeilijkte vulling van de linkerventrikel, die het gevolg is van een verminderd vermogen tot relaxatie van de ventrikel en stijfheid van de ventrikelwand door hypertrofie of fibrosering. Bij systolische disfunctie staat een verminderde contractiliteit van het hart op de voorgrond.

De oorzaken voor het ontwikkelen van hartfalen zijn vermeld in tabel 1.1. Er zijn diverse situaties waarbij diastolisch hartfalen voorafgaat aan systolisch hartfalen, zoals bij ischemie en chronische hypertensie. In het laatste geval treedt er als gevolg van een langdurige drukbelasting hypertrofie van de linkerventrikel op en is er in eerste instantie alleen een gestoorde vulling (diastolische disfunctie) zonder afname van de contractiliteit. Uiteindelijk treedt er dilatatie op van de linkerventrikel en verlies van contractiliteit (systolische disfunctie).

Omdat systolisch hartfalen en diastolisch hartfalen nogal eens gecombineerd voorkomen, werd in de CBO-richtlijn *Hartfalen* (CBO 2010) en de richtlijnen van de ESC (Dickstein et al., 2008) geadviseerd onderscheid te maken naar hartfalen met behoud van linkerventrikelejectiefractie (LVEF > 50%), en hartfalen met een verminderde LVEF. Hierbij moet worden aangetekend dat de grens tussen een behouden en een verminderde LVEF arbitrair is, en afhankelijk is van de methode waarmee gemeten wordt. De concensus diasto-

Tabel 1.1	Oorzaken van hartfalen.

myocardiaal
- coronarialijden
  - reversibele ischemie (acute ischemische aanval)
  - irreversibele ischemie (myocardinfarct)
- cardiomyopathie
- myocarditis
- diverse oorzaken, bijvoorbeeld metabole (diabetes) en/of toxische (chemotherapie)

volumebelasting
- overvulling
- klepinsufficiëntie
- aneurysma van de linkerkamer
- intra- en extracardiale shunts (ventrikelseptumdefect en atriumseptumdefect)
- niet cardiaal bij 'high output failure'

drukbelasting
- systemische of pulmonale arteriële hypertensie
- linkerventrikel uitstroomobstructie (aortaklepstenose of hypertrofische obstructieve cardiomyopathie)
- rechterventrikel uitstroomobstructie (pulmonalisklepstenose)

instroombelemmering van de hartkamers
- pericarditis met pericardvocht en tamponnade
- pericarditis constrictiva
- mitralis- of tricuspidalisstenose
- restrictieve cardiomyopathie
- hypertrofie bij hypertensie
- tachycardie of extreme bradycardie

lische disfunctie van de ESC hanteert een afkappunt 50% en een niet gedilateerde linkerkamer.

Daarnaast is het van groot belang dat de oorzaak van hartfalen zo goed mogelijk wordt vastgesteld om daarmee tot een adequate behandeling te komen.

1.4 Pathofysiologie

Een verminderde pompfunctie van het hart leidt tot een afname van het hartminuutvolume. In reactie hierop treden er zowel veranderingen op in het hart als in de perifere circulatie, de skeletspieren en de longen. Deze veranderingen zijn erop gericht de circulatie op een dusdanige wijze in stand te houden dat aan de metabole behoeften van het lichaam kan worden voldaan. Hierbij zijn het hart en de bloedsomloop afhankelijk van enkele compensatiemechanismen die ervoor zorgen dat de pompfunctie van het hart vol-

doende blijft om aan de vraag te voldoen. Deze zullen er dus op gericht zijn het hartminuutvolume (= hartfrequentie × slagvolume) zoveel mogelijk in stand te houden. Dit kan door:
- verhogen van de hartfrequentie: meer slagen per minuut geeft een groter hartminuutvolume;
- vergroten van het slagvolume.

1.4.1 Frank-Starling-mechanisme

Vergroting van het slagvolume kan worden bewerkstelligd door middel van het frank-starling-mechanisme. Dit is gebaseerd op het fenomeen dat de contractiekracht van het hart afhankelijk is van de einddiastolische vezellengte en dus het einddiastolische volume. Hierbij komt het begrip 'preload' om de hoek kijken.

> Preload is de wandspanning veroorzaakt door de rekking van de hartspiervezels juist voorafgaand aan de contractie.

Een verhoogde vulling van het hart einddiastolisch leidt tot een verhoogde rek van de hartspiervezels met als gevolg een toename van de contractiekracht van het hart. Als gevolg van dit mechanisme kan het hart bij hartfalen tot op zekere hoogte reageren. Via de nieren retineert het lichaam namelijk vocht, waardoor het aanbod van volume aan het hart verhoogd is. Dit verhoogde aanbod leidt tot een stijging van het hartminuutvolume. Dit compensatiemechanisme schiet echter op de langere termijn zijn doel voorbij, omdat de reeds gecompromitteerde ventrikelfunctie op een zeker moment niet meer kan beantwoorden aan dit verhoogde volumeaanbod. Een verdere stijging van het einddiastolische volume leidt dan tot een dusdanige toename van de vullingsdruk dat dit resulteert in longstuwing (uiting van links decompensatio cordis) en/of een verhoogde centraalveneuze druk, leververgroting en oedemen (als uiting van rechts decompensatio cordis).

1.4.2 Hypertrofie

Als tweede compensatiemechanisme kan hypertrofie van de ventrikel worden genoemd. Deze hypertrofie is een fysiologisch verschijnsel dat erop gericht is de wandspanning van het hart ten gevolge van volume- en drukbelasting niet te groot te laten worden. Volgens de wet van Laplace is de wandspanning (T) gelijk aan de druk in het hart (P) × de diameter van hart (R) gedeeld door tweemaal de dikte van de wand (h) (P × R / h). Zolang de hypertrofie voldoende is om de toename in volume en/of druk te compenseren blijft de pompfunctie in stand. In geval van een chronische overbelasting zullen er echter op termijn dusdanige veranderingen in het myocard plaatsvinden dat meer beschadiging van het myocard optreedt met als gevolg een verdere afname van de contractiliteit en dilatatie van de ventrikel, uiteindelijk leidend tot progressie van hartfalen.

1.4.3 Neurohumorale compensatiemechanismen

Naast de hiervoor genoemde compensatiemechanismen, die betrekking hebben op de mechanische eigenschappen van het hart zelf, wordt er een derde mechanisme geactiveerd dat erop gericht is de circulatoire homeostase te handhaven, namelijk het neurohumorale compensatiemechanisme. Op het moment dat een verminderde linkerventrikelfunctie leidt tot daling van het hartminuutvolume, worden drie belangrijke systemen geactiveerd:
– het sympathische zenuwstelsel;
– het renine-angiotensine-aldosteronsysteem (RAAS);
– het vasopressine.

Dit leidt enerzijds tot vasoconstrictie en bijgevolg tot verhoging van de perifere weerstand in het lichaam, en anderzijds tot water- en zoutretentie. Het lichaam kent echter ook een soort buffermechanisme, bestaande uit vasodilaterende en water- en zoutuitscheidende stoffen, waaronder de natriuretische peptiden. Deze stoffen zijn erop gericht een te sterke vasoconstrictie en water- en zoutretentie tegen te gaan.

Het atriaal natriuretisch peptide (ANP), dat in de atriumwand van het hart wordt gevormd, en het 'brain' natriuretisch peptide (BNP), dat voornamelijk in de ventrikelwand wordt gevormd, zijn zulke natriuretische peptiden. Deze stoffen worden in verhoogde mate geproduceerd als gevolg van een toename in het intravasculaire volume met als gevolg een toename van de atriale wandspanning en volumebelasting van de ventrikel. Zowel ANP als BNP bevordert de natriurese, geeft vasodilatatie en remt het RAAS. Op deze wijze antagoneren deze stoffen een toename van het circulerende volume en de perifere vaatweerstand. De vasoconstrictieve en water- en zoutretinerende krachten zijn echter sterker dan de vasodilaterende en water- en zoutuitscheidende krachten.

Het doel van de neuro-endocriene respons is het effectief circulerende volume en het circulatoire evenwicht te handhaven. De vasoconstrictie en water- en zoutretentie zijn erop gericht de perfusiedruk van en voldoende bloedstroom naar vitale organen te handhaven. Het komt er in feite op neer dat de neurohumorale mechanismen gestimuleerd worden als antwoord op een tekort aan circulerend volume (lees in geval van hartfalen: te laag hartminuutvolume door een falende pompfunctie).

Het sympathische zenuwstelsel

Ofschoon de precieze oorzaak van de sympathische activatie bij hartfalen onbekend is, draagt het baroreceptormechanisme hieraan bij en reageert het autonome zenuwstelsel op een afname in druk en volume met een toegenomen sympathicusactiviteit. Deze laatste wordt weerspiegeld door een verhoging van de catecholaminespiegels in het bloed. De activatie van het sympathicussysteem treedt al op in de fase dat er alleen nog maar sprake is van een linkerventrikeldisfunctie, zonder dat er hierbij al klinische symptomen van hartfalen manifest zijn. De verhoging van de sympathicusactiviteit leidt via stimulatie van de cardiale β_1-receptoren tot een toename van de hartfrequentie en een verhoging van de contractiekracht.

Daarnaast wordt via stimulatie van α_1- en α_2-receptoren een selectieve verhoging van de perifere vaatweerstand en daarmee verandering in de weefseldoorstroming veroorzaakt. Zo zal de doorstroming hierdoor afnemen met name in de extremiteiten, het mesenterium en de nieren. Ofschoon deze vorm van compensatie er aanvankelijk op is gericht het hartminuutvolume in stand te houden en voor een herverdeling van circulerend volume te zorgen, heeft dit op de lange duur een negatief effect. Allereerst zal door de hogere hartfrequentie en vergroting van de contractiekracht een extra beroep worden gedaan op het cardiale metabolisme van een hart dat het al moeilijk heeft. Daarnaast moet het 'falende' hart ten gevolge van de vasoconstrictie pompen tegen een nog hogere perifere weerstand. Dit kan een verdere daling van het hartminuutvolume tot gevolg hebben, waardoor de patiënt in een vicieuze cirkel dreigt te geraken. Het is inmiddels ook bekend dat door een langdurige stimulatie van de β-receptoren een afname optreedt in de dichtheid van deze receptoren, de zogeheten downregulatie. Dit heeft tot gevolg dat het hart relatief ongevoelig wordt voor de hoge catecholaminespiegels. De hoge catecholaminespiegels hebben daarnaast een direct toxisch effect op het hart en kunnen bovendien aanleiding geven tot ernstige levensbedreigende ritmestoornissen.

Renine-angiotensine-aldosteronsysteem

Al meer dan veertig jaar is bekend dat de plasmarenineactiviteit verhoogd kan zijn bij patiënten met hartfalen. Renine wordt hoofdzakelijk gesynthetiseerd en afgegeven door de juxtaglomerulaire cellen in de nier, maar ook in andere weefsels zoals hersenen, hart en perifere bloedvaten is het aanwezig. Een verminderde renale doorstroming (door een verlaagd hartminuutvolume) en β_1-adrenerge stimulatie van de nier (door verhoging van de catecholaminen als gevolg van activatie van het sympathicussysteem) leiden bij hartfalen tot een verhoogde afgifte van renine. Ook als gevolg van het gebruik van diuretica kan het RAAS worden geactiveerd. Het renine zet angiotensinogeen om in angiotensine I. Door het 'angiotensine converting enzyme' (ACE) wordt angiotensine I omgezet in angiotensine II. Dit angiotensine II is een zeer krachtige vaatvernauwende stof die tevens de afgifte van noradrenaline uit de sympathische zenuwuiteinden versterkt. Daarnaast stimuleert angiotensine II endotheline, dat eveneens een bijzonder sterke vasoconstrictieve werking heeft. Bovendien stimuleert angiotensine II de aanmaak van aldosteron in de bijnierschors, waardoor de nieren meer zout en dus meer water vasthouden en er een toename van het circulerend volume optreedt. Bij de patiënt met hartfalen stimuleren het RAAS en het sympathische zenuwstelsel elkaars werking en bestaat er een zogenoemd positief feedbackmechanisme. Uiteindelijk leidt dit tot een verdere versterking van de dreiging voor het ontstaan van de reeds eerder genoemde vicieuze cirkel.

Arginine vasopressine, ook bekend als antidiuretisch hormoon

De afgifte van vasopressine bij hartfalen wordt gestimuleerd door een verlaagd effectief circulerend volume. Behalve een rol bij de vochtretentie heeft vasopressine een vasoconstrictief effect. De wijze waarop de release gereguleerd wordt, is zeer complex. Er zijn vasopressinereceptorantagonisten ontwikkeld, maar de therapeutische betekenis van deze stoffen is nog onvoldoende uitgekristalliseerd.

1.4.4 De vicieuze cirkel bij hartfalen

De beschreven compensatiemechanismen blijken op de langere termijn averechts te werken, waardoor bij hartfalen uiteindelijk een vicieuze cirkel ontstaat (fig. 1.1). Als gevolg van het verminderde hartminuutvolume schiet de weefseldoorstroming tekort, vooral de nierperfusie. Dit leidt ten gevolge van de retentie van water en zout tot een toename van het extracellulaire volume en dat veroorzaakt een verhoging van de preload en verhoogt het slagvolume volgens het frank-starling-mechanisme. Hierbij treedt echter een verhoging van de vullingsdruk op, waardoor de ventrikel dilateert en de wandspanning stijgt. Om de wandspanning niet te groot te laten worden treedt hypertrofie van de ventrikelwand op. De coronairboom groeit echter niet mee. Hierdoor vermindert de myocardiale bloeddoorstroming, met als gevolg een relatief zuurstofgebrek van de hartspier. Dit leidt tot fibrose van het myocard, zeker wanneer er reeds sprake is van ischemie als onderliggende oorzaak van het hartfalen. Het relatieve zuurstofgebrek wordt nog verder versterkt door de hogere hartfrequentie bij hartfalen, wat gepaard gaat met een afname in de duur van de diastole (= de periode waarin het hart van zuurstof wordt voorzien).

De verhoging van de perifere weerstand is er in eerste instantie op gericht te zorgen voor een adequate bloeddruk voor de weefseldoorstroming. Het hart, dat toch al beperkt is in zijn pompfunctie, zal echter moeite hebben om tegen deze verhoogde weerstand in zijn hartminuutvolume te handhaven. Uiteindelijk zal dit dan ook leiden tot een verdere daling van het hartminuutvolume en daarmee weer tot een verdere stijging van de perifere weerstand.

De toename in catecholaminen ten gevolge van de activatie van het sympathicussysteem leidt niet alleen tot een verhoging van de perifere vaatweerstand en van de contractiliteit, maar heeft ook een direct schadelijk effect op de hartspiercel en geeft aanleiding tot (levensbedreigende) aritmieën. Daarnaast draagt de stijging van de catecholaminespiegel bij aan een toename van de zuurstofvraag van het myocard, omdat het de hartfrequentie verhoogt.

1 Inleiding, definitie en pathofysiologie

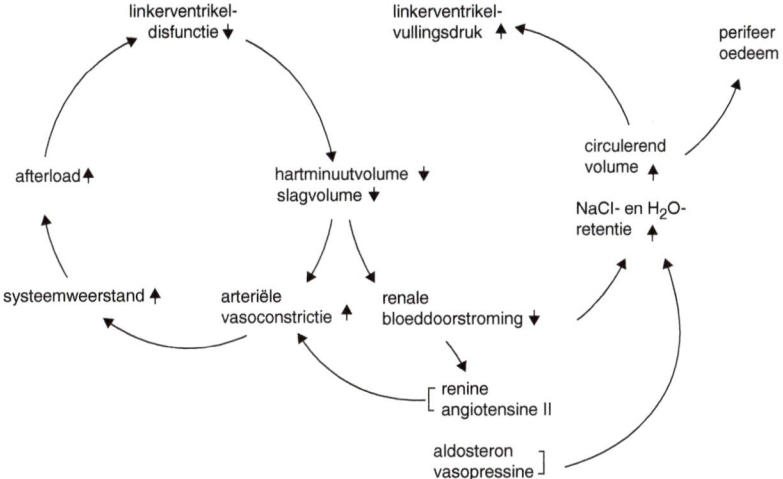

Figuur 1.1
De vicieuze cirkel bij hartfalen.

> Bij een patiënt, waarbij een stabiel hartfalen bestaat, kan door uitlokkende factoren, een negatieve spiraal in gang worden gezet.

1.5 Uitlokkende factoren van hartfalen

Behalve oorzaken kent hartfalen vele uitlokkende factoren waarvan het zinvol is te trachten deze op te sporen, al was het alleen maar om herhaling te voorkomen. Deze uitlokkende factoren zullen ook in de voorlichting meegenomen moeten worden. Een frequent voorkomende uitlokkende factor is een doorgevoerde verandering in het medicamenteuze beleid; bijvoorbeeld:
- de onderhoudsmedicatie wordt gestaakt in verband met (vermeende) bijwerking, door therapieontrouw of door onbegrip c.q. onvoldoende uitleg;
- de werking van onderhoudsmedicatie wordt verminderd door toevoeging van een nieuw medicament (vermindering werking lisdiuretica door toevoeging NSAID);
- een negatief inotroop medicament wordt toegevoegd (verapamil, bètablokkers, antiaritmica);
- een toegenomen vochtbelasting (bijv. door intraveneuze infusies) zorgt ervoor dat de werking tekortschiet;
- medicatie, die water- en zoutretentie bevordert, wordt voorgeschreven (NSAID, corticosteroïden, hormonale substitutie enz.);
- medicatie die cardiale prikkelbaarheid en zuurstofverbruik verhoogt en die wordt voorgeschreven in het kader van een ander ziektebeeld (bijv. theofylline);
- onjuiste en/of onvolledige administratie van de voorgeschreven onderhoudsmedicatie, waardoor fouten in prescriptie ontstaan.

- het door elkaar gebruiken van generieke en specialité medicatie, waardoor patiënt in de war raakt en beide medicaties gaat gebruiken (dubbele dosis).

Naast deze factoren die verband houden met medicatie, is er nog een veelheid aan specifiek cardiale veranderingen te noemen die soms de uitlokkende factor voor hartfalen zijn, zonder dat het basislijden veranderd hoeft te zijn. Hier wordt speciaal genoemd:
- Het ontstaan van een ritmestoornis; zowel een snelle als een extreem trage kameractie kan tot hartfalen leiden. De meest voorkomende ritmestoornis die hartfalen luxeert, is boezemfibrilleren met hoge kamerrespons.
- Het optreden van een geleidingsstoornis; hierbij is het meest sprekende voorbeeld het ontstaan van een derdegraads AV-blok. Hierbij raken boezem- en kamercontractie gedissocieerd, waardoor, afgezien van de hierbij vaak aanwezige kamerbradycardie, de hemodynamiek minder efficiënt wordt. Ook het ontstaan van een andere kameractivatie door het ontstaan van een geleidingsvertraging of -blokkering in een bundeltak doet de efficiëntie van de kamercontractie achteruitgaan.
- Het ontstaan van een tweede cardiale ziekte; in dit kader kan men denken aan een patiënt die een myocardinfarct doormaakte en die door de veranderingen die dit infarct teweegbracht, secundair een mitralisklepinsufficiëntie ontwikkelt. Hierdoor wordt een tweede belasting aan de linkerkamer opgelegd. Een ander voorbeeld is het ontstaan van een myocardinfarct bij een patiënt met een belangrijke aortastenose.

Ook extracardiale factoren kunnen een tot voor kort stabiele compensatie uit balans brengen:
- toegenomen fysieke of mentale belasting; zware inspanning, maar ook een graviditeit zijn hier voorbeelden van;
- (ernstige) systemische infectieziekte; in feite kan iedere infectieziekte bij een patiënt met latent hartfalen een manifest hartfalen uitlokken;
- veranderingen in de stofwisseling en/of water- en zouthuishouding door andere orgaanziekten (schildklier- of nierziekten; ontregelde diabetes mellitus);
- complicaties ten gevolge van bedrust en/of verminderde weerstand; voorbeelden: het optreden van longemboliëen, luchtweginfecties, erysipelas aan oedemateuze benen;
- bewust of onbewust ingevoerde veranderingen in voedingsgewoonte: zoutbelasting, alcoholconsumptie enzovoort.

Vooruitlopend op hoofdstuk 21 volgt hier alvast in het kort iets over de prognose van hartfalen.

Wanneer hartfalen eenmaal manifest wordt, is de prognose op de langere termijn slecht en overlijdt 50% van de patiënten binnen vijf jaar na het stellen van de diagnose. De mortaliteit is het hoogst in de groep patiënten met ernstig en progressief hartfalen. De éénjaarsoverleving in deze groep is dan ook niet veel hoger dan 50%. Veel patiënten overlijden niet ten gevolge van progressief pompfalen, maar als gevolg van een plotse hartdood in een schijnbaar stabiele cardiale situatie. Dit aantal bedraagt ongeveer 40 tot 50% van de totale mortaliteit. Inmiddels zijn er vele factoren bekend die een zekere relatie hebben met betrekking tot de prognose van patiënten met hartfalen (tabel 1.2). In hoofdstuk 5 over laboratoriumonderzoek wordt dit verder uitgewerkt.

Er zijn aanwijzingen dat hemodynamische parameters zoals het hartminuutvolume en de linkerventrikelvullingsdruk gerelateerd zijn aan de mortaliteit. Grote prospectieve onderzoeken die deze relatie bevestigen, ontbreken overigens. Van de linkerventrikelejectiefractie (LVEF, een maat voor de systolische functie van de linkerkamer) is wel bekend dat het een parameter is met een sterk prognostische waarde. Hoe lager de LVEF, des te hoger de mortaliteit. Het is interessant te weten dat ondanks de voorspellende waarde van deze hemodynamische parameters, er nauwelijks of geen relatie is met de functionele capaciteit, dat wil zeggen het inspanningsvermogen van de patiënt. Dit betekent bijvoorbeeld dat een patiënt met een sterk verlaagde ejectiefractie een bijna normaal inspanningsvermogen en relatief weinig klachten van hartfalen kan hebben. Het omgekeerde kan echter ook. Het is dan ook bekend dat de bepaling van het inspanningsvermogen door middel van het meten van de maximale zuurstofconsumptie tijdens ergometrie een belangrijke prognostische parameter is, die onafhankelijk is van de hemodynamische parameters.

Het bestaan van ventriculaire ritmestoornissen wordt gezien als een belangrijke prognostische factor. Dit wordt mede ingegeven door het hoge percentage gevallen van plotse hartdood in de groep patiënten met hartfalen. Ofschoon er een duidelijke relatie bestaat tussen de mate en de ernst van de ventriculaire ritmestoornissen en de ernst van hartfalen, is de aanwezigheid ervan waarschijnlijk eerder een aanwijzing voor de slechte hemodynamische conditie dan een voorspeller van plotse hartdood. Dit wordt mede ingegeven doordat behandeling van de ventriculaire ritmestoornissen met antiaritmica geen prognostische verbetering geeft. Hierbij speelt mede een rol dat de meeste antiaritmica negatief inotroop zijn en dat bovendien de kans op pro-aritmie bestaat.

Er bestaat een duidelijke relatie tussen de mate van activatie van het neurohumorale systeem bij patiënten met hartfalen en de prognose. Verhoogde plasmaspiegels van noradrenaline, atriaal natriuretisch peptide en renine-activiteit zijn geassocieerd met een ongunstige prognose van patiënten met hartfalen. Ook hierbij geldt dat de mate van neurohumorale activatie correleert met de ernst van hartfalen en er is dan ook verder onderzoek nodig om antwoord te geven op de vraag of deze biochemische afwijkingen direct bijdragen aan een verhoogde mortaliteit of slechts een weerspiegeling zijn van de ernst van de onderliggende aandoening.

1.6 Conclusie

De afgelopen twintig jaar is veel vooruitgang geboekt ten aanzien van een beter begrip van hartfalen in de pathofysiologie. Jarenlang werd hartfalen gezien als een hoofdzakelijk hemodynamisch probleem. De afgelopen vijftien jaar is duidelijk geworden welke belangrijke rol de neurohumorale activatie speelt bij de ontwikkeling van hartfalen. Recente inzichten in de betekenis van genetische predispositie en moleculaire veranderingen bij hartfalen dragen verder bij aan een beter inzicht in het complexe syndroom dat hartfalen is. Toch wordt hartfalen nog steeds gekenmerkt door een sombere prognose met een hoge morbiditeit en mortaliteit. De eerder geciteerde uitspraak van Lewis indachtig, zal het accent daarom in toenemende mate komen te liggen op de preventie van hartfalen. Dit betekent vooral het identificeren van patiënten die een verhoogde kans op het ontwikkelen van hartfalen hebben. Hierdoor kan er tijdig gestart worden met adequate interventie, medicamenteus of niet-medicamenteus, afhankelijk van het onderliggende probleem.

Literatuur

CBO-richtlijn. Hartfalen 2010. Utrecht: CBO, 2010.

Dickstein K et al. ESC Guidelines for the diagnosis and treatment of acute and chronic heart failure 2008. Eur Heart J 2008;29:2388-2442.

Jackson G, Gibbs CR, Davies MK, Lip GYH. ABC of heart failure. Pathophysiology. BMJ 2000;320:167-70.

McMurray J, Komajda M, Anker S, Gardner R. Heart failure: epidemiology, pathophysiology and diagnosis. In: The ESC textbook of cardiovascular medicine. Oxford: Blackwell Publishing, 2006:685-719.

Packer M. The neurohumoral hypothesis: a theory to explain the mechanism of disease progression in heart failure. J Am Coll Cardiol 1992;20:248-54.

Poole-Wilson PA. Relation of pathofysiologic mechanisms to outcome in heart failure. J Am Coll Cardiol 1993;22:22A-9A.

Voors AA, Boer RA de. Hartfalen: klinische aspecten, diagnostiek en behandeling. In: Wall EE van der et al. Cardiologie. Houten: Bohn Stafleu van Loghum, 2008:219-22.

2 Klinische begrippen

B.T.J. Meursing

> In dit hoofdstuk bespreken we de belangrijkste klinische begrippen die betrekking hebben op het interpreteren van met name anamnese en lichamelijk onderzoek bij hartfalen.

2.1 Inleiding

De diagnose hartfalen is er één met verstrekkende gevolgen. Verdere evaluatie en vaak ook verwijzing zijn het gevolg, om nog maar niet te spreken van het meestal levenslange medicatiegebruik en de herhaalde controles bij de arts en in het laboratorium. Het op terechte gronden stellen van de diagnose en het voorschrijven van een behandeling doen de prognose en de kwaliteit van leven van de patiënt echter duidelijk verbeteren. Het is van groot belang de diagnose hartfalen niet ten onrechte te stellen.

De nu volgende klinische begrippen vormen de basis van de diagnostiek.

2.2 Klinische begrippen

Onder hartfalen verstaat men de situatie waarin het hart niet in staat is voldoende bloed naar de weefsels van het lichaam te pompen om aan de metabole behoeften te voldoen.

Wanneer de oorzaken van hartfalen worden teruggebracht tot de kern, zijn deze:
– onvoldoende vulling;
– gestoorde contractie;
– gestoorde relaxatie;
– onvoldoende lediging.

In het klinisch spraakgebruik werden nogal eens de termen 'backward failure' en 'forward failure' gebruikt. Beide termen zijn weliswaar gedateerd, maar worden hier toch besproken en wel omdat ze verhelderend werken bij de interpretatie van de anamnese en het lichamelijk onderzoek. De term 'backward failure' duidt op de situatie dat er, door onvoldoende lediging van een hartkamer, stuwing optreedt in het atrium en het veneuze systeem dat uitmondt in dit atrium. Er bestaat een 'backward failure' van de rechterhartkamer (halsvenenstuwing, oedeem, leverstuwing) en van de linkerhartkamer (longstuwing, longoedeem).

> De termen 'forward- en backward failure' helpen bij het denken over de effecten van hartfalen en de invloed op klachten en verschijnselen.

De term 'forward failure' duidt op klinische tekenen dat het hart te weinig bloed uitpompt om aan de behoefte van het weefsel te voldoen. Verminderde perfusie van de hersenen veroorzaakt verwardheid en onrust; verminderde perfusie van de skeletspieren veroorzaakt krachtverlies en vermoeidheid; verminderde perfusie van de nieren leidt tot water- en zoutretentie. Verminderd hartminuutvolume, of dit nu door een 'forward failure' van de rechter- of de linkerhartkamer ontstaat, veroorzaakt daarnaast vrijwel altijd kortademigheid zonder dat longstuwing of longoedeem aanwezig hoeft te zijn.

Vermindering van het hartminuutvolume van de rechterhartkamer veroorzaakt een daling van het aanbod aan de linkerhartkamer. Dit is de oorzaak waardoor een 'forward failure' van de rechterhartkamer door contractiliteitsverlies een 'forward failure' van de linkerhartkamer induceert. Deze laatste wordt dan veroorzaakt door een verminderde vullingsdruk van de linkerkamer. Een typisch en ook regelmatig voorkomend voorbeeld uit de alledaagse praktijk is de patiënt met het onderwand- en rechterkamerinfarct. De rechterkransslagader voorziet niet alleen de onderwand van de linkerhartkamer, maar ook de rechterhartkamer van bloed. Sluit dit vat proximaal af, dan ontstaat naast disfunctie van de linkerhartkamer, disfunctie van de rechterhartkamer. Men ziet dan een patiënt die hypotensief is, een normaal ademgeruis zonder crepitaties over de longen heeft en fors gestuwde halsvenen toont. Door de verminderde systolische functie van de rechterhartkamer stijgt de druk in het rechteratrium (halsvenenstuwing) en daalt tevens het aanbod aan de linkerhartkamer. Deze heeft vanwege een afgenomen functie door het myocardinfarct echter juist een hogere vullingsdruk nodig om de systemische bloeddruk op peil te kunnen houden. Nu het aanbod verminderd is, waardoor de vullingsdruk verlaagd is, kan de linkerkamer niet meer dan een hypotensie genereren. Verbeteren wij de vullingsdruk van de linkerkamer weer door volume-infusie, dan blijkt deze ondanks het onderwandinfarct weer een normotensieve circulatie te kunnen onderhouden. We overvullen de rechterhartkamer in dat geval tijdelijk om een betere vullingsdruk in de linkerhartkamer te krijgen.

Naast de termen 'forward failure' en 'backward failure' spreekt men wel van links- en rechtsdecompensatie. Deze begrippen kunnen aanvullend aan elkaar gebruikt worden. Zo zal een 'backward failure' van de linkerkamer een linksdecompensatie geven, waarbij door longstuwing klachten van kortademigheid ontstaan. Blijft deze longstuwing bestaan, dan zal deze op zichzelf een extra belasting voor de rechterhartkamer gaan worden, omdat er ook een verhoogde druk in de longcirculatie (pulmonale hypertensie) zal ontstaan. Vervolgens kan de rechterhartkamer decompenseren, waardoor ook een 'backward failure' van rechts kan ontstaan. Door een tevens optredende 'forward failure' van de rechterhartkamer verdwijnen nu vaak tekenen van links decompensatio cordis door het verminderde aanbod aan de linkerharthelft.

Het hartminuutvolume is de hoeveelheid bloed die het hart per minuut rondpompt. Dit hoeft bij het bestaan van hartfalen niet altijd verlaagd te zijn. Zo is het hartminuutvolume bij hartfalen heel vaak nog toereikend in rust of bij lichte inspanning, maar schiet het bij zwaardere inspanning tekort. Dit geldt ook voor andere omstandigheden van verhoogde metabole behoefte, bijvoorbeeld koorts bij een infectieziekte of lichamelijke inspanning. Bij deze verhoogde metabole behoefte schiet het hart tekort en wordt niet voldaan aan de behoefte van weefsel. Ook de nierperfusie en daardoor de glomerulaire filtratiesnelheid kunnen dan dalen, met water- en zoutretentie als gevolg. Rust en verlaging van de metabole behoefte doen de nierperfusie verbeteren, waardoor een versterkte diurese kan ontstaan. Deze meest voorkomende vorm van hartfalen noemt men ook wel 'low output failure', ondanks het feit dat het hartminuutvolume niet altijd tekort hoeft te schieten. Deze 'low output failure' staat tegenover een zogenoemde 'high output failure'. In de laatste situatie is de vraag van de weefsels zo exorbitant groot dat het hart niet aan de vraag kan voldoen. Dit kan bijvoorbeeld ontstaan bij een thyreotoxicose. Ook kan men een 'high output failure' zien wanneer de weefsels niet optimaal van bloed kunnen worden voorzien, omdat het bloed voordat het bij deze weefsels is direct overloopt naar het veneuze vaatbed. Dit kan bij arterioveneuze shunts optreden.

Men kan het hartminuutvolume non-invasief (echocardiografie en MRI) en invasief (met behulp van een swan-ganz-katheter en de thermodilutiemethode) meten.

> De relaxatie van het hart in de diastole is een actief proces.
> Ziekten die dit proces beïnvloeden kunnen leiden tot diastolisch hartfalen.

Wij kunnen onderscheid maken tussen systolische, diastolische en gecombineerde vormen van hartfalen. Bij hartfalen is men veelal geneigd primair te denken aan een tekortschietende systolische functie, waardoor hetzij een 'forward' hetzij een 'backward failure' van de linker- of rechterhartkamer ontstaat. Verandering in dit denken ontstond toen men ontdekte dat de relaxatie in de diastole voor een belangrijk deel ook actieve componenten heeft. Ook de vullingsfase van de hartkamers kan dus vertraagd c.q. moeizamer verlopen. Dit kan soms de enige oorzaak zijn waardoor klachten van hartfalen ontstaan bij een ongestoorde systolische linkerkamerfunctie. Een goed voorbeeld is de linkerkamerhypertrofie die ontstaan is op basis van een hypertensie. Bij de dikkere en stijvere linkerhartkamer moet de vullingsdruk oplopen, wil eenzelfde einddiastolisch volume kunnen ontstaan.

Bovendien blijkt bij de hypertrofie vaak een relaxatiestoornis te bestaan, waardoor de vullingsdruk verder moet stijgen. Door de verhoogde vullingsdruk die wordt opgebouwd ontstaat er een verhoogde druk in de linkerboezem, die op zijn beurt invloed heeft op de druk in de longvenen en het longcapillaire vaatbed. In het vaatbed zal stuwing ontstaan, waardoor er klachten van links decompensatio cordis (o.a. dyspnoe) optreden, ondanks dat er een goede systolische linkerkamerfunctie bestaat. Het onderscheid tussen systolisch en diastolisch falen wordt gemaakt door de ejectiefractie te bepalen, maar ook andere echocardiografische parameters spelen een rol; in de ESC-richtlijnen wordt gesproken van *hfref* (*heart failure with reduced ejectionfraction*, ofwel systolische disfunctie) en *hfpef* (*heart failure with preserved ejection fraction*, ofwel diastolische disfunctie). Het onderscheid is vooral belangrijk in verband met de therapie. Het is bijvoorbeeld duidelijk dat er bij deze diastolische vorm van hartfalen geen plaats is voor het voorschrijven van positief inotrope stoffen. Soms geeft men juist negatief inotrope medicatie om het klachtenpatroon te verbeteren. Nogmaals, de systolische functie is bij deze vorm van hartfalen goed.

Het probleem van de systolische disfunctie spreekt voor zichzelf. Dit is bij een meerderheid van de patiënten met hartfalen het hoofdprobleem. Men schat dat 40% van de patiënten met hartfalen een zuiver systolische disfunctie en 50% een gecombineerde systolische en diastolische disfunctie heeft. Slechts 10% zou een zuiver diastolische disfunctie tonen.

Patiënten met coronarialijden en een doorgemaakt myocardinfarct vormen een goed voorbeeld van een gecombineerde systolische en diastolische disfunctie. Door het myocardinfarct is enerzijds een vermindering van de systolische functie opgetreden, anderzijds is het stijvere litteken van het infarct minder elastisch (lees: stijver) tijdens de vullingsfase, waardoor ook een instroombelemmering ontstaat. Hoe men aan de hand van klinische en laboratoriumgegevens kan trachten te deduceren of er sprake is van een in hoofdzaak systolische of juist diastolische disfunctie of dat er sprake is van een gecombineerde disfunctie, komt verderop in dit boek ter sprake.

Een maat voor de systolische functie van de hartkamers is de ejectiefractie. Deze term komt veelvuldig voor in de literatuur over hartfalen. De ejectiefractie kan berekend worden met behulp van nucleair geneeskundig onderzoek, echocardiografisch onderzoek, MRI en angiografisch onderzoek waarbij er een linkerkamerangiogram is gemaakt. Men berekent de ejectiefractie door het kleinst gemeten volume (eindsystolische volume) af te trekken van het grootst gemeten volume (einddiastolische) en dat getal weer te delen door het grootste (einddiastolische) volume. Het getal dat nu is verkregen wordt vervolgens met 100 vermenigvuldigd en in procenten uitgedrukt. De normale waarde ligt rond de 60 tot 65%. Sommige therapieën, zoals een biventriculaire pacemaker en implanteerbare defibrillator, worden mede op indicatie van de ejectiefractie toegepast. Ook prognostisch is de ejectiefractie een zeer belangrijk gegeven.

Ten slotte willen wij nog stilstaan bij het tijdsaspect. Dit werd reeds genoemd in paragraaf 1.2. Het zal duidelijk zijn dat bij de chronische vorm allerlei compensatiemechanismen (hypertrofie, dilatatie, water- en zoutretentie) tijd hebben gehad zich te ontwikkelen. Zo kan een chronische, langzaam verergerende aorta-insufficiëntie jaren (zo niet decaden) goed verdragen worden, doordat er een compensatoire dilatatie van de linkerkamer ontstaat die het lekvolume (regurgitatievolume) opvangt. Hierdoor ontstaat er geen of vrijwel geen stijging van de linkerboezemdruk. Ontstaat er een acute aorta-insufficiëntie, bijvoorbeeld ten gevolge van een perforatie van een van de cusps van de aortaklep bij een endocarditis of ten gevolge van een dissectie van de ascenderende aorta, dan wordt een normale nog niet geadapteerde linkerkamer plotseling 'overvallen' door een groot regurgitatievolume. Een zeer ernstig zieke hypotensieve patiënt met fulminant longoedeem is het resultaat. Bij dergelijke vormen van plots ontstaan hartfalen vindt men dan ook vrijwel nooit een vergroot hart, perifeer oedeem en een toegenomen lichaamsgewicht.

3 De anamnese

B.T.J. Meursing

In dit hoofdstuk bespreken wij de belangrijkste klachten van de hartfalenpatiënt. U zult attent worden op sommige ogenschijnlijk atypische klachten van de patiënt en herkent u deze als afkomstig van hartfalen.

3.1 Anamnestische bevindingen

In de anamnese van een patiënt met hartfalen komt vrijwel altijd dyspnoe als klacht naar voren. Vooral de patiënt met een 'backward failure' van de linkerhartkamer benoemt deze klacht als hoofdklacht. Ook patiënten met forward failure van de linker- of rechterhartkamer (ten gevolge van het afgenomen hartminuutvolume) en patiënten met een backward failure van de rechterhartkamer (ten gevolge van pleuravocht dat ontstaat door stuwing in de vv. pleurales, die voor een groot deel uitmonden in de v. cava superior) kunnen over dyspnoe klagen. In tabel 3.1 zijn de klachten van hartfalen, zowel rechts als links, nog eens naast elkaar weergegeven.

Tabel 3.1 Klachten bij hartfalen.				
	rechterhartfalen		*linkerhartfalen*	
	acuut	*chronisch*	*acuut*	*chronisch*
dyspnoe	+++	+	++++	++
orthopnoe	++	–	++++	++
paroxismale nachtelijke dyspnoe	–	–	++++	++

	rechterhartfalen		linkerhartfalen	
	acuut	chronisch	acuut	chronisch
pijn in de buik	+++	–	–	+++
vol gevoel in de buik	–	++++	–	++
eetlustvermindering	–	+++	–	++
oedeem	–	++++	–	+
gewichtstoename	–	++++	–	+
moeheid	–	+++	–	+++

–: meestal afwezig, niet pathognomonisch; +: mate van aanwezigheid.

3.1.1 Kortademigheid

Kortademigheid (dyspnoe) is een subjectieve sensatie die ontstaat wanneer de ademarbeid toegenomen is. Bij de patiënt met 'backward failure' van de linkerhartkamer ontstaat een stijvere long, doordat de long meer vocht en bloed bevat. Deze restrictieve longfunctiestoornis doet de vitale capaciteit en het tidal volume dalen, terwijl compensatoir de ademfrequentie stijgt. Ook door pleuravocht ontstaat restrictie.

> In de anamnese van een patiënt met hartfalen komt vrijwel altijd dyspnoe als klacht naar voren.

Aanvankelijk zijn er alleen klachten bij zware inspanning, maar uiteindelijk ook in rust. Bij patiënten die door andere ziekten (reumatoïde artritis, claudicatio intermittens) weinig inspanning kunnen verrichten, kan de eerste fase van achteruitgang onopgemerkt blijven. Ook is het bij oudere of obese patiënten nogal eens gebruikelijk dat leeftijd en/of lichaamsgewicht al snel geaccepteerd worden als oorzaak van de kortademigheid. Het niveau waarop de patiënt zijn klachten ervaart, wordt ingedeeld volgens de New York Heart Association (NYHA-)classificatie (tabel 3.2).

Tabel 3.2	Indeling van hartpatiënten volgens New York Heart Association (NYHA-)classificatie.
klasse	klachten
I	asymptomatisch
II	asymptomatisch in rust, bij forse inspanning klachten, zoals veel traplopen, grasmaaien
III	asymptomatisch in rust, klachten bij geringe inspanning, zoals dagelijkse bezigheden
IV	klachten in rust

Naast dyspnoe d'effort kunnen bij hartfalen twee specifieke vormen van kortademigheid optreden: orthopnoe en paroxismale nachtelijke dyspnoe. Men spreekt van orthopnoe wanneer de patiënt aangeeft dat hij meer kortademigheidsklachten heeft als hij plat in bed ligt. De patiënt vertelt meestal dat hij al meer kussens onder zijn hoofd legt. Deze dyspnoe ontstaat direct (binnen 1-2 minuten) wanneer de patiënt plat gaat liggen. Op zichzelf is het symptoom niet specifiek voor hartfalen en kan het bij iedere vermindering van de vitale capaciteit ontstaan. De orthopnoe bij hartfalen ontstaat door redistributie van het intravasculaire volume in de liggende houding. Bloed dat in de grote venen aanwezig is, wordt kortdurend versneld aangeboden aan de nog adequaat functionerende rechterhartkamer, die het zonder mankeren het longvaatbed inpompt. De afvloed uit de long is echter beperkt door de falende linkerhartkamer. De longveneuze en longcapillaire stuwing zorgt dat de long in zeer korte tijd stijver wordt, met dyspnoe als gevolg. Er is dus geen interstitieel oedeem nodig voor het optreden van orthopnoe. Als de situatie geleidelijk aan verslechtert, kan het zo ver komen dat de patiënt zittend in de stoel of vooroverhangend aan tafel moet slapen. Soms hoort men bij orthopnoe klachten over een houdingsafhankelijke niet-productieve prikkelhoest.

Aanvallen van paroxismale nachtelijke dyspnoe treden meestal op terwijl de patiënt al ligt te slapen. De patiënt schrikt wakker door ernstige kortademigheid die zeker niet snel wegzakt bij houdingsverandering zoals bij de orthopnoe. De patiënt gaat vanwege de kortademigheid direct op de rand van zijn bed of op een stoel zitten. Hij hapt naar adem. Door de stuwing in de bronchiale mucosa en de compressie van de kleine bronchi door interstitieel oedeem ontstaat een bronchospasme dat het verlengde exspirium veroorzaakt. Hieraan ontleent het zijn naam: cardiaal astma. Meestal duurt het 15-30 minuten voordat een lichte aanval langzaam afzakt. De aanval gaat met angst en onrust gepaard. Vaak durft de patiënt niet meer in bed te gaan liggen, ook niet nadat de symptomen verdwenen zijn. Ontstaat er alveolair oedeem naast het interstitieel oedeem, waardoor de patiënt het klassieke roze schuimende sputum gaat ophoesten, dan is het klassieke asthma cardiale een feit.

Deze aanvallen van nachtelijke dyspnoe worden veroorzaakt door een combinatie van factoren. Hierbij spelen zeker de redistributie van het bloedvolume (zoals beschreven bij de orthopnoe), de vermindering van de contractiliteit door afname van de adrenerge prikkels tijdens de slaap en een vermindering van de activiteit van het ademcentrum een rol. De belangrijkste factor is waarschijnlijk de langzame redistributie van het interstitiële vocht dat zich elders heeft opgehoopt (bijv. oedeem in het onderbeen). Dit verklaart ook waarom de klacht later en langzamer ontstaat dan de orthopnoe en ook trager verdwijnt. Laat hier reeds benadrukt worden dat het feit dat de klacht zittend langzaam verdwijnt geen reden mag zijn om de klacht onbehandeld te laten. De angst van de patiënt is namelijk terecht: de aanval kan door een neerwaartse spiraal van hypoxie naar toename van ischemie via afname van contractiliteit overgaan naar een fulminant asthma cardiale.

Soms kan het lastig zijn een onderscheid te maken tussen een cardiaal of pulmonaal bepaalde kortademigheid. In hoofdstuk 4 over het lichamelijk onderzoek en hoofdstuk 8 over Vo_2max-meting en inspanningsonderzoek wordt hierop specifiek teruggekomen. Anamnestisch hoort men vaak van patiënten met pulmonaal bepaalde dyspnoe dat de kortademigheid afneemt als het sputum eenmaal is opgehoest. Dit lucht meer op dan alleen rechtop zitten. Ook het anamnestische gegeven dat de dyspnoe begon met een hoestaanval, pleit voor een pulmonale origine. Een voorgeschiedenis in een van beide richtingen kan steun geven.

Als men de klacht 'benauwdheid' anamnestisch aan het uitdiepen is, is het verstandig deze term nooit van de patiënt over te nemen en zelf te interpreteren. Altijd moet de vraag volgen: 'Wat bedoelt u met benauwdheid? Bedoelt u druk of pijn op de borst of kortademigheid?'

3.1.2 Andere klachten

Zoals reeds eerder aangegeven, kunnen er bij hartfalen naast dyspnoe andere klachten bestaan die een enkele maal kortademigheid zelfs naar de achtergrond dringen. Hypoxie en/of het verminderde hartminuutvolume kunnen cerebrale verschijnselen veroorzaken (onrust, verwardheid, nachtmerries en zelfs hallucinaties). Vermoeidheid en zwakte zijn algemene en vage klachten, die, behalve bij een veelheid aan andere oorzaken, ook bij hartfalen kunnen voorkomen. Deze klacht ontstaat door 'forward failure', waardoor de skeletspieren niet goed doorbloed kunnen worden. In zeldzame gevallen kan de klacht door de behandeling worden geïnduceerd. Wanneer door diuretica een relatieve hypovolemie wordt gecreëerd, kan een in dat geval te intensieve behandeling van hartfalen de oorzaak van de vermoeidheid zijn. Ook elektrolytstoornissen (hyponatriëmie en -kaliëmie) kunnen vermoeidheidsklachten veroorzaken of versterken.

Tijdens de anamnese wordt onder andere gevraagd naar het bestaan van nycturie. Hiermee wordt niet de frequentie van nachtelijke mictie bedoeld (deze is immers ook bij een cystitis verhoogd).

> Er is sprake van nycturie wanneer de diurese 's nachts groter is dan overdag.

De oorzaak is dat 's nachts door de rust (verminderde zuurstofvraag) en de horizontale houding een verbetering van de nierperfusie optreedt. Overdag wordt het beperkte hartminuutvolume geredistribueerd ten gunste van bijvoorbeeld skeletspieren en treedt er een reflexmatige vasoconstrictie op in de nieren.

Wanneer er een rechts decompensatio cordis bestaat, kunnen bovenbuiksklachten ontstaan door stuwing in de lever en het splanchnicusgebied. Bij acute leverstuwing kan dit tot pijn in de rechterbovenbuik leiden, die veroorzaakt wordt door rek van het leverkapsel. Bij relatief snel ontstaan van rechterhartfalen ervaart de patiënt meestal een zwaar of vol gevoel in de (rechter)bovenbuik. Wanneer rechts decompensatio cordis langzaam ontstaat, hoeft leverstuwing in het geheel geen klachten te geven.

Bovenbuiksklachten, soms zelfs hevige en scherpe pijn, kunnen ook ontstaan op basis van een ernstige 'forward failure' van de linkerhartkamer. Het hartminuutvolume kan dan zo beperkt zijn dat bij het eten gastro-intestinale ischemie ontstaat, waardoor pijnklachten ontstaan.

Het lichaamsgewicht neemt pas relevant toe wanneer in de systemische circulatie oedeem en/of ascites ontstaat en er dus een rechterhartfalen optreedt. Bij een links decompensatio cordis is de stijging van het lichaamsgewicht door vochtretentie minder uitgesproken. Het gewicht is dan ook vooral bij de patiënt met rechterhartfalen een interessante parameter om te vervolgen wanneer therapie gestart wordt.

Ascites is een zeldzaam teken van hartfalen, dat vooral bij een ernstige tricuspidalisinsufficiëntie of een pericarditis constrictiva optreedt. De vaak als klacht naar voren gebrachte 'bollere buik' berust zelden op ascites.

Oedeem heeft talloze oorzaken, waaronder vele niet-cardiale (tabel 3.3). Slechts oedeem dat gepaard gaat met gestuwde halsvenen moet men als cardiaal duiden. Bij hartfalen lokaliseren oedemen zich in de laagst gelegen delen van het lichaam (enkels en stuit). Bij bedlegerige patiënten kan sacraal oedeem optreden. Gezwollen vingers en handen die patiënten soms melden, moet men dan ook niet snel als teken van rechterhartfalen interpreteren. Soms is het oedeem bij een decompensatio cordis echter zo massaal, dat men dit zelfs op de buikhuid en op de rug ter hoogte van de schouderbladen kan aantonen.

Tabel 3.3	Niet-cardiale oorzaken van oedeem.
verhoogde veneuze druk in de v. cava inferior - v. cava trombose - compressie of ingroei door neoplasma	
verhoogde veneuze druk in de beenvenen - veneuze klepinsufficiëntie - bekkenvenentrombose - compressie of ingroei door neoplasma	
verhoogde capillaire permeabiliteit - allergische reactie - infectieus of trauma - medicamenteus	
verminderde afvloed van lymfe - idiopathisch - lymfkliermetastasen of proliferatieve ziekten - posttraumatisch of postchirurgisch	
afgenomen oncotische druk - bij eiwitverlies of verminderde aanmaak	

Ten slotte moet men de anamnese afsluiten met differentiaaldiagnostische vragen die (in)direct een aanwijzing kunnen geven over de oorzaak van het hartfalen. Denk hierbij aan het bestaan van angina pectoris, klachten van ritmestoornissen of juist klachten die in de richting van een pulmonale aandoening kunnen wijzen.

4 Het lichamelijk onderzoek

B.T.J. Meursing

> Na het lezen van dit hoofdstuk bent u in staat de belangrijkste tekenen te benoemen die u bij het lichamelijk onderzoek van de hartfalenpatiënt kunt aantreffen. U kunt uitleg geven over de oorzaak van deze tekenen en bent in staat ze op te sporen. Routinematig deze tekenen herkennen vergt praktijkonderwijs en praktische oefening.

4.1 Inleiding

Door lichamelijk onderzoek is de anamnestisch vermoede diagnose vrijwel altijd te bevestigen. Dat er hierbij aandacht voor details moet zijn, spreekt voor zich. Helaas raakt in het geneeskunde curriculum het lichamelijk onderzoek steeds vaker op de achtergrond en weten jonge artsen vaak meer van technische onderzoeken dan van het basale specifieke hartonderzoek.

4.2 Observatie

Een van de eenvoudigste maar vaak veronachtzaamde methoden is observatie. Is de patiënt kortademig wanneer hij rustig stilzit, spreekt of zich uit- en aankleedt? Worden de hulpademhalingsspieren gebruikt? Geeft de patiënt al orthopnoe aan wanneer hij op de onderzoeksbank gaat liggen? Ook het schudden van de hand kan al belangrijke informatie opleveren. Zo is de acuut kortademige patiënt met een asthma cardiale vaak bleek en perifeer koud en klam. De pulmonaal kortademige patiënt is vrijwel altijd perifeer warm.

In eerste instantie richt men zich vooral op onderzoek van:
– radialispulsaties ('de pols'),
– de bloeddruk,
– de halsvenen,

- het hart,
- de longen,
- de lever,
- perifeer oedeem.

4.2.1 De pols

De polsfrequentie is niet specifiek behulpzaam bij het stellen van de diagnose. De polsslag is tachycard als hij meer dan 100 slg/min bedraagt en bradycard wanneer hij minder dan 60 slg/min is. Over het algemeen is de polsslag van de gedecompenseerde patiënt aan de snelle kant (> 80 slg/min). Is de pols (relatief) traag dan is er vaak sprake van (co)medicatie. Zowel bij bradycardieën, tachycardieën als bij een normale polsfrequentie kan echter hartfalen bestaan. Naast frequentie dienen respectievelijk regulariteit en irregulariteit te worden genoteerd en, indien aanwezig, polsdeficit. Onder dit laatste verstaat men het verschil tussen de hartfrequentie (dus de met de stethoscoop boven het hart getelde frequentie) en de aan de a. radialis gepalpeerde polsfrequentie. Vooral bij boezemfibrilleren met een hoge kamerrespons kan er een groot polsdeficit aanwezig zijn. Het belang van het polsdeficit is dat de 'loze' contracties van het hart geen bijdrage leveren aan de hemodynamiek. Reductie van het polsdeficit door aanpassing van de medicatie draagt dan ook bij aan een herstel van de compensatie.

4.2.2 De bloeddruk

Ook de bloeddruk is niet specifiek behulpzaam bij het stellen van de diagnose hartfalen. Hartfalen hoeft niet gepaard te gaan met een lagere bloeddruk. Ook 'forward failure' en lage bloeddruk hoeven niet altijd samen te gaan. Behalve door slagvolume wordt de bloeddruk immers bepaald door de perifere vaatweerstand. Als deze laatste hoog is, kan er bij een 'forward failure' toch een normale of zelfs hoge bloeddruk bestaan.

Wel is bij bloeddrukmeting een andere bevinding mogelijk die sterk pleit voor het bestaan van hartfalen: de pulsus alternans. Hierbij komen bij bloeddrukmeting, bij een regulair hartritme, aanvankelijk slechts de korotkovtonen van slag 1, 3, 5, 7, 9 enzovoort door. Pas wanneer de bloeddrukmanchet 10 tot 20 mmHg omlaag is gebracht, worden alle tonen gehoord. Soms is de pulsus alternans zo uitgesproken dat deze zelfs aan de a. femoralis voelbaar is. Soms wordt de alternans over het gehele bloeddruktraject waargenomen (totale alternans). Zelden is hij zo uitgesproken dat de aortaklep bij slag 2, 4, 6, 8 enzovoort in het geheel niet opent. Men kan een pulsus alternans versterken door het veneuze aanbod te reduceren (de patiënt laten zitten). Het fenomeen wordt veroorzaakt doordat alternerende slagen een afgenomen inotropie hebben, omdat een groot aantal myocardcellen niet volledig hersteld is na de vorige slag. De pulsus alternans moet onderscheiden worden van de pulsus bigeminus.

> De pulsus alternans wordt vooral bij die vormen van hartfalen gevonden die veroorzaakt worden door systolische disfunctie, ongeacht de oorzaak.

Zeker wanneer de pulsus alternans samengaat met een bij auscultatie aanwezige derde toon, is er sprake van een ernstige vorm van hartfalen.

Een ander fenomeen dat tijdens de bloeddrukmeting bij de dyspnoïsche patiënt kan worden aangetroffen, is de pulsus paradoxus. Bij iedereen fluctueert de systolische bloeddruk iets, parallel aan en geïnduceerd door de ademhaling. Bij inspiratie is de systolische druk iets lager en bij expiratie iets hoger. Dit komt door de fluctuatie in de veneuze return aan de linkerkamer vanuit de long. Bij inspiratie is deze geringer dan bij expiratie. Dit noemt men een pulsus paradoxus. Deze is normaliter niet meer dan 5 à 10 mm Hg. Onder bepaalde omstandigheden kan deze versterkt zijn, dat wil zeggen dat het verschil tussen systolische druk tijdens inspiratie en die tijdens expiratie toegenomen is. Men kan de pulsus paradoxus alleen maar meten en bepalen met behulp van de gewone handmatige bloeddrukmeter en de stethoscoop. Eerst wordt de bloeddruk gemeten. Daarna pompt men de bloeddrukmeter 20 mmHg boven de gevonden systolische waarde. De patiënt wordt verzocht gewoon door te ademen. Men luistert nu kortdurend (5 à 10 sec) of er bij die waarde al korotkov-tonen te horen zijn. Zo niet, dan laat men de druk 5 mmHg zakken en herhaalt de auscultatie. De eerste waarde waarop men af en toe de korotkov-tonen hoort (met name tijdens de expiratie), is de bovengrens van de bloeddrukwaarde. De tweede waarde is die waarbij alle korotkov-tonen hoorbaar zijn. Als men op deze wijze bijvoorbeeld de waarden 130 mmHg (waarde waarbij de eerste tonen hoorbaar waren) en 95 mmHg (waarde waarbij iedere toon hoorbaar is) heeft gevonden, is een versterkte pulsus paradoxus aanwezig (immers > 10 mmHg) en bedraagt 35 mmHg. Voorbeelden van ziektebeelden waarbij een toegenomen pulsus paradoxus kan optreden, zijn: toegenomen pericardvocht/tamponnade, longembolie, exacerbatie COPD, pneumothorax en ondervullingsshock. Als bij een toegenomen pericardeffusie een pulsus paradoxus bestaat van meer dan 20 mmHg, pleit dit sterk voor een belangrijke instroombelemmering (harttamponnade). Voorwaarden voor adequate meting zijn: afwezigheid van versterkte ademhaling en regulair hartritme.

Hypertensie is een belangrijke bevinding bij het bestaan van hartfalen en dient direct behandeld te worden, om de weerstand waartegen het hart moet pompen zo snel mogelijk te reduceren. De aanwezigheid van hypertensie moet doen denken aan de mogelijke aanwezigheid van een diastolische disfunctie. Indien halsvenenstuwing afwezig is, bestaat er een hoge specificiteit en positief voorspellende waarde (100%) voor het, vaak mede, aanwezig zijn van diastolische disfunctie.

4.2.3 De halsvenen

Stuwing in de halsvenen is een conditio sine qua non voor de diagnose rechts decompensatio cordis. De halsvenen kan men zien als het 'peilglas' van de rechterharthelft. Als de afvloed vanuit de halsvenen en de terugvloed naar de halsvenen vanuit de rechterhartboezem intact zijn, mogen op basis van de hoogte van de pulsaties en/of het niveau van de collaps van de halsvenen conclusies worden getrokken over de hoogte van de rechterboezemdruk.

De halsvenenpulsaties zijn bij sinusritme tweetoppig. Vlak voor het begin van de systole van de hartkamers vindt de boezemcontractie plaats. Hierdoor wordt een optimale vulling van de hartkamers tot stand gebracht. In de halsvenen ziet men de eerste top verschijnen. Naar de atriumcontractie noemt men dit een a-top. Vervolgens starten de hartkamers met de systole, waardoor de atrioventriculaire kleppen sluiten en de annulus fibrosus (de fibreuze ring die de basis van het hart vormt) naar beneden wordt verplaatst. Hierdoor worden de atria vergroot en daalt de boezemdruk; het x-dal is zichtbaar in de halsvenenpulsatie. Gedurende de kamersystole gaat de veneuze instroom in de hartboezems vanzelfsprekend door. Deze instroom veroorzaakt geleidelijk aan weer een toename van de druk in de rechterboezem, die vlak voor het einde van de kamersystole piekt in de v-top. De tweede top van de halsvenenpulsatie is zichtbaar. Met het intreden van de diastole zakt de rechterhartkamerdruk na korte tijd onder de rechterboezemdruk waarna de tricuspidalisklep opent. De snelle vullingsfase vindt plaats en de rechterboezemdruk zakt snel. Het y-dal is zichtbaar in de halsvenenpulsatie. Na de snelle vullingsfase volgt in de diastole van de hartkamers de langzame vullingsfase om vervolgens bij het bestaan van een sinusritme weer gevolgd te worden door de boezemcontractie. De snelle vullingsfase en boezemcontractie kunnen gepaard gaan met extra harttonen (zie par. 4.2.4).

Er zijn twee waarnemingen aan de halsvenenpulsatie mogelijk, waardoor de drukken in de rechterhartboezem kunnen worden geschat:
1. de hoogte van de pulsaties, terwijl de romp van de patiënt een hoek van 45° met de benen maakt op de onderzoeksbank en de benen horizontaal liggen;
2. het niveau van collaps van de halsvenen. Soms moet men de patiënt hierbij platleggen om het niveau van collaps te zien; soms is het niveau van de collaps nog niet bij de kaakhoek zichtbaar wanneer de patiënt zit.

Beide methoden vergelijken respectievelijk het niveau van pulsatie en het niveau van collaps met het niveau waarop de richel voelbaar is tussen manubrium en corpus sterni. Deze richel heet de angulus Ludovici. De pulsatie mag niet meer dan 4 cm boven de angulus Ludovici liggen; het collapsniveau moet 2-3 cm lager liggen. Men spreekt van gestuwde halsvenen en dus van rechts decompensatio cordis, als het collapsniveau meer dan 2 cm onder de angulus Ludovici ligt. De boezemcontractie (a-top) kan krachtiger zijn zonder dat er van stuwing sprake is. Dit is bijvoorbeeld te zien bij een milde pulmonale hypertensie. Vrijwel altijd gaan beide bevindingen samen: hoger niveau van pulsaties en collaps. Omdat de rechterhartkamer eigenlijk geen diastolische relaxatiestoornissen kent, is het waarnemen van halsvenenstuwing bij decompensatio cordis vrijwel altijd een teken dat er sprake is van een systolische rechterkamerdisfunctie.

Soms zijn er wel forse a-toppen te zien, maar is het collapsniveau van de halsvenenpulsaties nog normaal. Als er in die situatie toch twijfel heerst over het bestaan van een rechterhartfalen, kan het teken van de hepatojugulaire reflux worden gecontroleerd. Terwijl de halsvenenpulsaties en vooral het collapsniveau duidelijk zichtbaar zijn, oefent men gedurende ongeveer dertig seconden met de vlakke hand geleidelijk druk op de rechterbovenbuik uit. Tevoren krijgt de patiënt goede instructies dat hij rustig moet dooradem. Bestaat er een (latente) rechtsdecompensatie, dan zal het niveau van collaps van de halsvenenpulsatie stijgen. Dit wordt veroorzaakt doordat de rechterhartkamer het toegenomen aanbod van veneus bloed dat uit de lever wordt weggedrukt niet kan verwerken, en dit leidt tot een drukstijging in de rechterhartboezem. Los van het feit dat hierdoor een niet-evidente rechtsdecompensatie duidelijk wordt, kan op deze manier ook aangetoond worden dat de (licht) vergrote lever zijn oorzaak vindt in een falen van de rechterharthelft. Laat vooral duidelijk zijn dat er zonder halsvenenstuwing geen sprake is van rechts decompensatio cordis.

4.2.4 Het hart

Fysisch-diagnostisch onderzoek van het hart bij het vermoeden van het bestaan van hartfalen kan de diagnose zeer waarschijnlijk maken. Bij vrijwel alle chronische vormen van hartfalen is het hart vergroot. Uitzonderingen worden gevormd door restrictieve cardiomyopathieën en pericarditis constrictiva. Percussie van de hartgrenzen is geen betrouwbare methode om de hartgrootte vast te stellen. Beter is het de plaats van de ictus cordis te zoeken en te bepalen of deze zich buiten de medioclaviculairlijn bevindt. Een enkele maal is enkele centimeters buiten de sternale rand ook een ictus voelbaar van de rechterhartkamer. Dit is altijd pathologisch. Aan de ictuspulsatie kan men meerdere kwaliteiten toekennen. Hiervoor wordt verwezen naar de cardiologische literatuur.

> Bij systolische disfunctie ontstaat vaker en in hogere mate een dilatatie van het hart, terwijl de vergroting bij diastolische disfunctie niet uitgesproken is.

Bij auscultatie zijn veranderingen aan de harttonen waar te nemen, en extra harttonen. Geruisen kunnen oorzaak, aanleiding of gevolg zijn van hartfalen. Ze zijn hier echter niet diagnostisch voor. Voor een uitgebreide beschrijving hiervan wordt naar de cardiologische literatuur verwezen. In dit hoofdstuk worden slechts de mitralisklepinsufficiëntie en de aortaklepstenose beschreven.

De eerste harttoon die gevormd wordt door sluiting van mitralis- en tricuspidalisklep valt vlak na het begin van de systole. Men kan de eerste harttoon identificeren door tegelijkertijd de a. carotis te palperen. Bij het begin van de systolische carotispulsatie is de eerste toon hoorbaar. De tweede harttoon wordt gevormd door het sluiten van de pulmonalis- en aortaklep en valt aan het einde van de systole c.q. het begin van de diastole.

De derde toon ontstaat tijdens de snelle vullingsfase. Deze valt dus achter de tweede harttoon. Deze toon is het beste aan de apex te horen, terwijl de patiënt in linkerzijligging ligt en men de klok van de stethoscoop gebruikt voor de auscultatie. De toon is laagfrequent van karakter en soms 'voelt' men de toon eerder in de gehoorgang dan dat deze wordt gehoord. Na de snelle en langzame vullingsfase (respectievelijk 80% en 5% van de vulling) volgt de boezemcontractie (15% van de vulling). Tijdens deze boezemcontractie kan een vierde toon ontstaan, die dus vlak voor de eerste toon valt.

De derde en vierde toon hoeven niet direct op pathologie te duiden. De derde toon kan op jonge leeftijd (meestal niet meer na het 35e jaar) ook fysiologisch aanwezig zijn. Onderscheid tussen een fysiologische en een pathologische derde toon kan worden gemaakt door de patiënt te laten zitten. De fysiologische derde toon verdwijnt dan. Wordt bij een patiënt die men verdenkt van hartfalen de derde toon waargenomen, dan is de bevinding zeer specifiek. De derde toon bij hartfalen wordt vooral waargenomen bij een hoge vullingsdruk, de vierde toon vooral bij een stijve ventrikel. De derde toon is zowel bij de systolische als bij de diastolische disfunctie waar te nemen. Naarmate hij duidelijker aanwezig is, blijkt de systolische functie van de linkerkamer slechter te zijn. De vierde harttoon komt vaak voor bij een stijvere linkerhartkamer en wordt daarom vaker gehoord bij diastolisch hartfalen. Bij ouderen hoort men soms een vierde toon zonder dat er cardiale pathologie kan worden aangetoond.

Wanneer naast de eerste en de tweede toon, een derde of een vierde harttoon of beide worden waargenomen, kan de auscultatie gelijken op een galop. Deze auscultatoire bevinding heet dan ook galopritme.

Wanneer alle vier de harttonen aanwezig zijn en de diastole relatief kort is (bij hogere frequenties) kunnen de derde en de vierde harttoon samenvallen. Dit noemt men een summatiegalop.

Er wordt onderscheid gemaakt naar systolische, diastolische en continue geruisen. Hier worden de systolische geruisen van het fysiologische ejectiegeruis, de mitralisklepinsufficiëntie en de aortaklepstenose beschreven. Tezamen vormen zij meer dan 90% van de waargenomen geruisen. Voor beschrijving van de andere geruisen verwijzen wij naar de cardiologische literatuur.

> Een geruis heeft een bepaalde luidheid, die genoteerd dient te worden.

Een graad 1-geruis is een geruis dat met aandacht luisterend in een stille omgeving waarneembaar is, een graad 2-geruis is een geruis dat men direct hoort. Een graad 3-geruis is een luid geruis. Bij graad 4 en hoger is het geruis te voelen wanneer men de hand op de borst legt. In totaal zijn er zes gradaties in luidheid van geruisen beschreven. De notitie van een graad 2-geruis is daarom 2/6. Verder wordt de vorm genoteerd (crescendo-decrescendo; bandvormig), de lengte (vroegsystolisch, laatsystolisch, holosystolisch), het punctum maximum (PM) van het geruis en of dit geruis uitstraalt naar oksel, rug, hals en/of hoofd en de aard van het geruis (ruw, blazend).

Een fysiologisch ejectiegeruis is een geruis dat in aansluiting aan de eerste toon te horen is, een crescendo-decrescendo karakter heeft, waarvan de overgang van het crescendo naar het decrescendo karakter (het maximum van het geruis) vóór het midden van de systole ligt en de kwaliteit muzikaal (in ieder geval niet brommend of schavend) is. Het heeft zelden een luidheidgradatie van meer dan 2. Meestal is het PM 4 Li of apex. Het onderscheid met een lichte aortaklepstenose kan voor het ongeoefende oor lastig zijn.

Een aortaklepstenosegeruis is een crescendo-decrescendo geruis met een brommend, schavend karakter. Zelden is het geruis graad 1/6. Vaak 3 of zelfs 4/6. Het geruis is goed hoorbaar in rugligging, maar kan vaak beter worden gehoord in zittende houding. Het geruis straalt uit over het aortatraject en heeft een PM 4 Li of 2 à 3 Re. Over de carotiden hoort men een voortgeleid geruis. Op hogere leeftijd kan het PM naar de apex verschuiven en kan het onderscheid met een mitralisklepinsufficiëntie lastig worden.

Als de aortaklepstenose ernstiger wordt, verschuift het maximum van het geruis (de cresc.-decresc. overgang) naar de tweede helft van de systole (laatsystolisch maximum), ontstaat er een vierde toon, wordt de upstroke van de a. carotis trager en kan er een trilling (fremmissement) op de borstkas voelbaar worden. Treedt er hartfalen op dan wordt het geruis minder luid dan tevoren en schuift ook het maximum van het geruis terug naar de midsystole.

Een mitralisklepinsufficiëntiegeruis is een laat- of holosystolisch geruis met een bandvorm en een blazend karakter. Het PM ligt vrijwel altijd ter hoogte van de apex en het geruis is beter hoorbaar in linkerzijdeligging. Het geruis kan uitstralen naar de oksel, paravertebraal en soms naar de schedel (kukelfenomeen[1]). Het geruis kan variëren in luidheid van 1 tot 6. Indien de insufficiëntie ernstig wordt, ontstaat een duidelijke derde toon en soms een laagfrequent, diastolisch flowgeruis.

---

1 Janssen et al: Het kukelfenomeen: een Nederlands begrip in de fysische diagnostiek van mitralisinsufficiëntie (Ned Tijdschr Geneesk 1984;128:1229) ontleent de term uit een verhaal van Marten Toonder en verwijst naar een mitralisklepinsufficiëntie op grond van een chordaruptuur.

4.2.5 De longen

In combinatie met de bevindingen bij anamnese en andere onderdelen van het fysisch-diagnostisch onderzoek komt men veelal door onderzoek van de longvelden tot de diagnose linksdecompensatie.

Door percussie over beide longvelden is het mogelijk verkorting van de percussie op het spoor te komen, die kan duiden op het bestaan van pleuravocht. Pleuravocht vindt men bij hartfalen vooral wanneer er tevens een rechtsdecompensatie aanwezig is, maar het kan ook ontstaan bij falen van de linkerhartkamer. Het is eiwitarm (transsudaat) en wordt veroorzaakt door stuwing in de vv. pleurales, die voor het overgrote deel in de v. cava uitmonden. Een deel mondt echter uit in de vv. pulmonales, zodat ook bij links decompensatio cordis pleuravocht kan ontstaan. Wanneer het pleuravocht eenzijdig is, is het vaak rechts gelokaliseerd. Door middel van onderzoek van de eiwitconcentratie kan punctaat naar transsudaat en exsudaat (niet-cardiaal pleuravocht) worden onderscheiden.

Tijdens auscultatie over beide longvelden zijn bij het bestaan van een linkerhartkamerfalen (laat-)inspiratoire crepitaties over de basale longvelden te horen. Afwezigheid van crepitaties sluit echter een linkerhartfalen niet uit. Zelfs als er een belangrijk verhoogde pulmonaal veneuze druk is, hoeven er geen crepitaties te zijn. Het exspirium kan zowel bij pulmonale als bij cardiale oorzaken verlengd zijn.

> De fijne crepitaties die bij hartfalen hoorbaar zijn, moet men leren onderscheiden van de grovere crepitaties bij fibrose (op hogere leeftijd).

4.2.6 De buik

De lever neemt in omvang toe bij falen van de rechterhartkamer. Dit treedt vaak op voordat oedeem ontstaat. Bij palpatie is de lever bij het bestaan van rechtsdecompensatie gevoelig. Dit verdwijnt als de decompensatie chronisch wordt. De leverrand is stomper geworden door congestie. Bij een belangrijke tricuspidalisinsufficiëntie zijn systolische pulsaties voelbaar aan de lever. De hepatojugulaire reflux is in paragraaf 4.2.3 beschreven.

De aanwezigheid van ascites kan worden vastgesteld door de 'shifting dullness'. Hierbij verschuift de lijn van een gedempte percussie in de flanken in vergelijking met de scheidingslijn in zijligging. Ascites treedt niet frequent op bij hartfalen. Het wordt vooral gezien bij een tricuspidalisklepinsufficiëntie en bij pericarditis constrictiva.

4.2.7 Enkel- en/of sacraal oedeem

De mate van veneuze drukverhoging en de ernst van de oedemen correleren opvallend genoeg niet goed met elkaar. Als er eenmaal oedeem merkbaar wordt, is er reeds een toename van minimaal vijf liter interstitiële vloeistof ontstaan. Het oedeem is 'pitting' en wordt gevonden op de laagst gelegen delen (enkels of sacrum). Als oedeem langdurig aanwezig is, gaat de huid pigmentaties tonen en indureren. Komt de huid ernstig onder spanning te staan, dan kunnen er fissuren optreden en kan vocht uittreden. Dit laatste is een indicatie voor zwachtelen. Het in het algemeen zwachtelen van oedemateuze benen heeft weinig zin. Men verplaatst het oedeem slechts. Beter zou zijn om de veneuze druk te verlagen met (hoger gedoseerde) diuretica. Oedeem wordt vooral gezien bij systolisch hartfalen. Klachten over dikke handen of vingers berusten eigenlijk nooit op hartfalen.

5 Hartfalen: laboratoriumonderzoek

S.F.A.S. de Jong

> Na het lezen van dit hoofdstuk bent u in staat aan te geven wanneer u laboratoriumonderzoek moet doen bij de hartfalenpatiënt en wat u moet doen met afwijkende uitkomsten.

5.1 Inleiding

In dit hoofdstuk worden de belangrijkste laboratoriumtests beschreven bij patiënten met hartfalen. Niet alleen om een indruk te krijgen van de algemene klinische conditie van de patiënt, maar ook om steun te geven aan het stellen van de diagnose hartfalen.

> Hartfalen is een systemische ziekte waarbij de gevolgen in verschillende systemen tot uiting kunnen komen. Daarom is een (uitgangs)laboratoriumonderzoek noodzakelijk.

Patiënten met hartfalen krijgen bovendien medicatie voorgeschreven, waaronder diuretica, ACE-remmers, angiotensine (AT-)II-antagonisten of aldosteronblokkers. Laboratoriumonderzoek wordt ingezet bij het starten en titreren van medicatie en om het effect hiervan op langere termijn te controleren.

Er is nog geen unieke, opzichzelfstaande diagnostische laboratoriumtest voor hartfalen. De biomarkers, de één overtuigender dan de ander, geven een indruk van de prognose en leveren een bijdrage aan de risicostratificatie.

5.2 Laboratoriumonderzoek in het diagnostisch traject van hartfalen

5.2.1 Algemeen

Om te beginnen wordt bij patiënten met de verdenking hartfalen standaard laboratoriumonderzoek (zie tabel 5.1) verricht, waaruit dan eventueel behandelbare oorzaken zoals anemie of hypothyreoïdie naar voren komen. Tevens zijn hiermee gevolgen van hartfalen, zoals nier- en leverfunctiestoornissen, te objectiveren. Verder verkrijgt men een algemene indruk van aanwezige comorbiditeit bij de patiënt met hartfalen.

Tabel 5.1   Standaard laboratoriumonderzoek bij verdenking hartfalen.

routine (zoals beschreven in de richtlijnen over hartfalen van de Nederlandse Vereniging Voor Cardiologie (NVVC)):
- Hb, TSH, cholesterol, nierfunctie en elektrolyten, transaminasen, GGT en AF

of routine zoals beschreven in ESC-richtlijnen:
- Hb, leukocyten, trombocyten, elektrolyten, creatinine, glomerulaire filtratiesnelheid, glucose, leverfunctietests en urinesediment
- aanvullende tests, afhankelijk van klinisch beeld en comorbiditeit

5.2.2 Biomarkers

Biomarkers kunnen verschillende pathofysiologische *pathways* van hartfalen duidelijk maken. Daarnaast kennen we inmiddels de biomarkers van inflammatie (CRP, TNF-alfa, ST2, galactine 3) en extracellulaire matrix remodeling (matrix metalloprotease). Er zijn echter aanwijzingen dat ook de neurohormonale markers afkomstig van norepinefrine, renine, aldosteron, endotheline en arginine-vasopressineactiviteit zijn toegenomen bij patiënten met hartfalen.

'Brain' natriuretisch peptide (BNP) is een algemene biomarker die bij hartfalen frequent wordt bepaald. Het BNP wordt door ventriculaire myocyten uitgescheiden bij een verhoogde ventriculaire vullingsdruk. BNP wordt proteolytisch afgesplitst van het prohormoon proBNP, waarbij het fysiologisch inactieve fragment NT-proBNP in de circulatie wordt uitgescheiden.

Er is een verschil in halfwaardetijd. BNP heeft een halfwaardetijd van 12-22 minuten en het NT-proBNP heeft een halfwaardetijd van 60-90 minuten. NT-proBNP wordt voornamelijk renaal geklaard. BNP en NT-proBNP worden beide gebruikt in de diagnostiek, zonder significant aantoonbare verschillen. BNP heeft zelf natriuretische, diuretische en vasodilaterende eigenschappen, waardoor volumeoverbelasting en hypertensie gereduceerd worden. De plasmaconcentratie van BNP is verhoogd bij patiënten met hartfalen. Er zijn echter meerdere redenen voor een toename van de BNP-concentratie zonder dat er sprake is van hartfalen (zie tabel 5.2). BNP kan

Tabel 5.2	Oorzaken verhoogd BNP/NT-proBNP zonder hartfalen.
inflammatoire hartziekten	
systemische arteriële hypertensie met LVH	
longembolie (waarschijnlijk dan wel RV-falen)	
nierinsufficiëntie	
levercirrose met ascites	
endocriene stoornissen - hyperaldosteronisme - adrenale tumoren - hyperthyreoïdie	

geen onderscheid helpen maken tussen systolisch en diastolisch hartfalen. De hoogte van het BNP in de circulatie is positief geassocieerd met de hartfalenklasse (NYHA-classificatie). Tevens is de BNP-concentratie bij patiënten met hartfalen positief gerelateerd aan de cardiovasculaire mortaliteit en de mate van rehospitalisatie binnen dertig dagen. Bij de patiënt met acute dyspnoe geeft een BNP-waarde van > 100 pg/ml aan, dat er sprake is van hartfalen met een sensitiviteit, specificiteit en positief voorspellende waarde van resp. 90%, 76% en 83%. Indien er in dezelfde situatie een BNP-concentratie van < 100 pg/ml wordt gemeten, sluit dit de diagnose hartfalen met zekerheid uit. Een

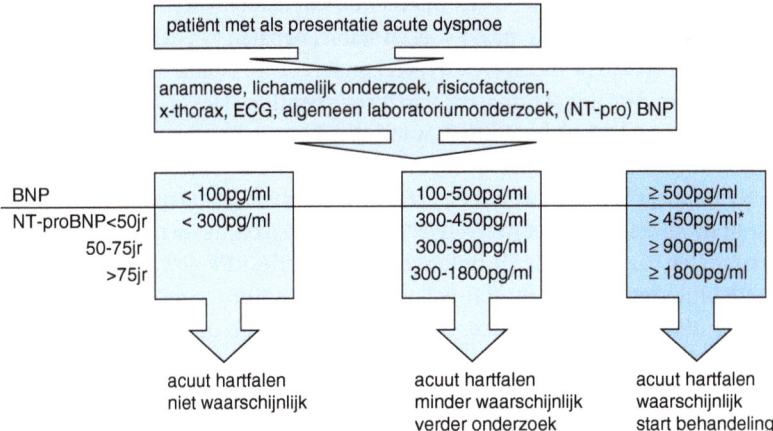

Figuur 5.1
Stroomdiagram met referentiewaarden BNP/NT-proBNP-concentratie, om de diagnose hartfalen te stellen bij de patiënt die zich presenteert met dyspnoe.
* Bij GFR < 60 ml/min/1,73m² geldt als referentiewaarde NT-proBNP > 1200 pg/ml.

BNP-waarde van > 500 pg/ml is vrijwel bewijzend voor hartfalen. Een BNP-concentratie tussen de 100-500 pg/ml, een grijze zone, maakt de diagnose hartfalen aannemelijk, maar aanvullend onderzoek (ECG, X-thorax, echocardiografie) is noodzakelijk om de diagnose te stellen dan wel uit te sluiten. Onafhankelijk van de uiteindelijke diagnose is er bij een verhoogd BNP een hoger mortaliteitsrisico dan bij patiënten met een normaal BNP. Bij geleidelijk ontstaan van hartfalen wordt een lager afkappunt (35 pg/ml) gehanteerd om hartfalen uit te sluiten.

Op dit moment wordt BNP/NT-proBNP wereldwijd gebruikt bij de diagnostiek van acuut hartfalen. Toch zijn er ook enkele kanttekeningen te maken bij de interpretatie van het BNP/NT-proBNP. De concentratie NT-proBNP heeft een onafhankelijke, omgekeerde relatie met de klaring (GFR). De concentratie BNP/NT-proBNP neemt toe met de leeftijd. Vrouwen hebben hogere BNP- en NT-proBNP-waarden dan mannen. Tevens is bij een hogere BMI een significant lagere BNP-concentratie gevonden. Er wordt in dat kader gesproken over de 'obesity paradox'; het blijkt dat obese patiënten met hartfalen een gelijke of zelfs betere overleving hebben dan niet-obese patiënten. In 'the Breathing not Properly multinational study' werd een gemiddelde BNP-concentratie gevonden van 516,7 ± 505,9 pg/ml bij patiënten met een BMI < 20 kg/m^2 en een BNP van 176,3 ± 270,5 pg/ml bij BMI ≥ 40 kg/m^2. Na multivariate analyse werd er echter geen onafhankelijke correlatie tussen BNP en BMI gevonden, waaruit geconcludeerd kan worden dat er geen specifieke samenhang is tussen obesitas en natriuretisch peptide. Er wordt gesuggereerd dat medicijnen zoals diuretica, RAAS-remmers, dopamineantagonisten, amiodaron en mogelijk ook allopurinol en statine lagere BNP-concentraties geven, terwijl digoxine en aspirine de concentratie lijken te verhogen.

Er bestaat een grote variabiliteit in kinetiek van het natriuretische peptide BNP en NT-proBNP. Dit maakt snel en stabiel bepalen van deze marker moeilijk. Een van de meest recente, veel onderzochte biomarkers is het MR-proANP (mid-regional pro-atrial natriuretic peptide). Het MR-proANP heeft een hogere biologische stabiliteit, waarbij een immunoassay, op standaardwijze uitgevoerd, gericht is op het midsegment van het molecuul. MR-proANP ontstaat eveneens vanuit een reactie op ventrikelwandspanning. Het heeft in vergelijking met het BNP/NT-proBNP eenzelfde waarde voor het vaststellen van verminderde linkerventrikelfunctie (EF < 40%). Het MR-proANP blijkt een sterkere mortaliteitsvoorspeller te zijn dan de BNP's.

Ook afkomstig van precursor-actieve peptiden, zoals de BNP's en MR-proANP, is het MR-proADM (mid-regional pro-adrenomedullin). Met gelijke biologische activiteit komt MR-proADM ook vrij in de circulatie als reactie op een cardiovasculair gestoorde vochtbalans. Het verschil zit in de reactie op andere stimuli in de perifere circulatie. MR-proADM veroorzaakt vasodilatatie, toename van cardiac output en induceert diurese en natriurese. Het is net als het MR-proANP stabieler dan de BNP's en volgens standaard immunoassaytechnologie te bepalen. Recente publicaties tonen dat het een sterkere mortaliteitsvoorspeller is bij patiënten met dyspnoe op de Spoedeisende Hulp dan het BNP/NT-proBNP.

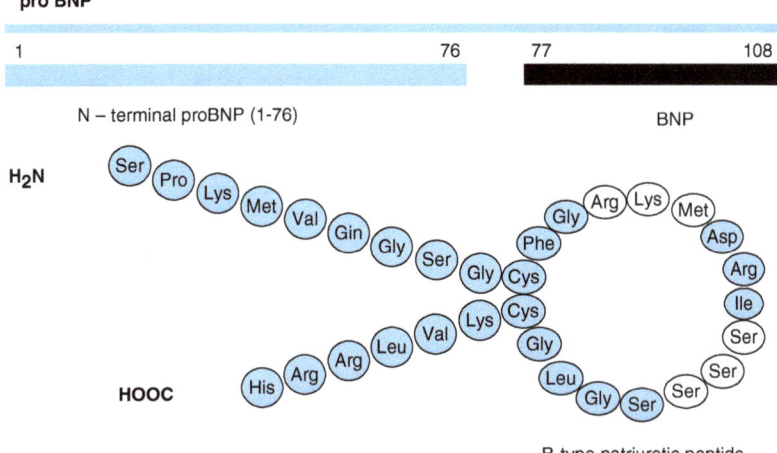

Figuur 5.2
'Brain' natriuretisch peptide (BNP) is gesynthetiseerd als een hoog moleculair gewicht voorloper. Biologisch actief BNP heeft een aminozurensequentie van 77-108 en het N-terminal proBNP heeft een sequentie van 1-76. Het onderste diagram geeft de aminozurensequentie weer en de ringstructuur met 17 aminozuren die voorkomen bij alle natriuretische peptiden.

Biomarkers zijn dus van waarde om de pathofysiologie van hartfalen beter te kunnen begrijpen. Zoals bijvoorbeeld het ANP en BNP die vrijkomen bij hogere vullingsdruk en wandrek, maar ook het hier niet verder beschreven ST2 in het kader van inflammatie. De ideale biomarker zou een hoge sensitiviteit en een hoge specificiteit moeten hebben om hartfalen te kunnen diagnosticeren, waarbij een methode gebruikt kan worden die snel en reproduceerbaar is. Of we deze in de hiervoor genoemde biomarkers dan wel in een combinatie ervan hebben gevonden, moet aanvullend onderzoek uitwijzen.

5.2.3 Troponinen

De cardiale troponinen, troponine I (cTnI) en troponine T (cTnT), zijn eiwitten in myocyten die verantwoordelijk zijn voor het reguleren van de hartspiercontractie. Een verhoogde troponinewaarde werd lang geassocieerd met myocardiale necrose in het kader van een acuut coronairsyndroom. In een groot onderzoek van 67.924 acuut gedecompenseerde patiënten met hartfalen werden troponinen bekeken in relatie tot verdere 'events'. Patiënten die werden opgenomen met een cTnI ≥ 1,0 μg/l of cTnT ≥ 0,1 μg/l hadden een hogere mortaliteit na opname ten opzichte van patiënten met lagere troponinewaarden (fig. 5.3).

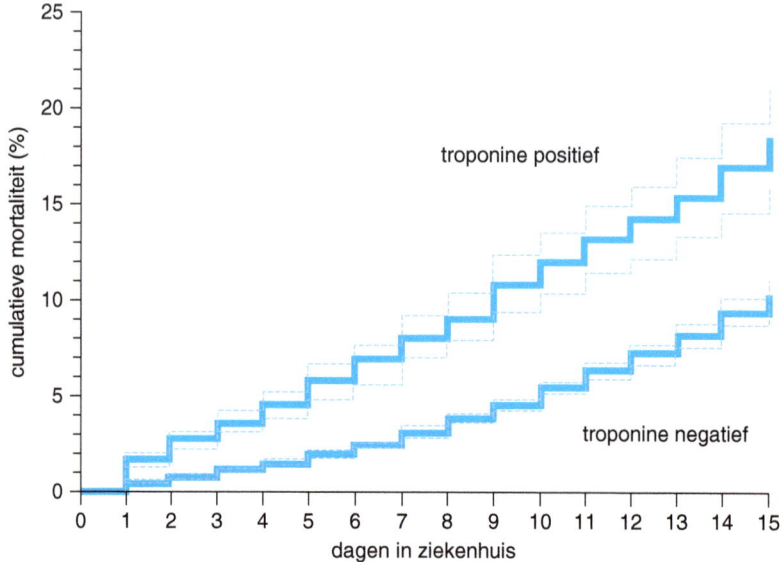

Figuur 5.3
Mortaliteit in relatie tot aantal dagen in het ziekenhuis en troponinestatus bij presentatie
p < 0,001 via de log-rank test. Gestippelde lijnen geven 95% betrouwbaarheidsintervallen weer.

Tevens was er sprake van een langere duur van de ziekenhuisopnamen en werd er meer aanvullend onderzoek verricht. Troponine speelt dus behalve een rol bij het acuut coronairsyndroom ook een belangrijke rol bij de risicostratificatie bij acuut hartfalen.

5.2.4 Diversen

Het is verstandig om bij elke presentatie van acuut hartfalen specifiek bloedonderzoek naar de etiologie te overwegen. Bijvoorbeeld bij een verdenking op een ontsteking gemedieerde hartziekte zal op het algemeen laboratoriumonderzoek (Hb, leukocyten en differentiatie, CRP, leverfuncties, nierfuncties, elektrolyten, schildklierfunctie en cardiale enzymen) specifiek bloedonderzoek volgen naar enerzijds immunologische en anderzijds infectieuze oorzaken.

Verder is bekend dat een lage vitamine D-concentratie veranderingen veroorzaakt in de mineraalhuishouding en er myocardiale disfunctie kan optreden bij patiënten met chronisch hartfalen. Er is groeiend bewijs dat circulerende 25-OHD-spiegels > 40 ng/ml noodzakelijk zijn om goede vitamine D-activiteit te bewerkstelligen. Een aantal studies laat zien dat bij patiënten met chronisch hartfalen frequent verlaagde 25-OHD-spiegels (< 20 ng/ml) worden waargenomen. Er is een omgekeerde relatie aangetoond tussen het NT-proANP en 25-OHD, zodat er speculaties zijn over de correlatie tussen de ernst van hartfalen en de NT-proANP-concentratie. (Vitamine D-suppletie wordt dan ook soms voorgesteld bij de behandeling van patiënten met chronisch hartfalen.) Veranderingen in het calciummetabolisme en het systemische mineraalmetabolisme bij patiënten met chronisch hartfalen lijken veel op de observaties bij essentiële hypertensie. Behandeling van hypertensie werd succesvol na suppletie met vitamine D-preparaten dan wel UVB-straling bij te lage spiegels vitamine D en/of 25-OHD. Dagelijks 50-100 µg vitamine D is de meest praktische manier om de concentratie vitamine D te verhogen.

5.3 Laboratoriumonderzoek als hulpmiddel voor de prognose bij patiënten met hartfalen

Ondanks therapie en verbeterde methoden om de diagnose hartfalen te stellen, blijft hartfalen over het algemeen een slechte prognose hebben met een hoge mortaliteit en frequente hospitalisatie. Optimale behandeling vraagt om identificatie van hoogrisicopatiënten, zodat een agressievere strategie gevolgd kan worden met optimale behandeling.

In deze paragraaf wordt nagegaan hoe de prognose van patiënten met hartfalen met behulp van laboratoriumonderzoek kan worden bepaald (zie ook hoofdstuk 21). In totaal zijn er meer dan zestig parameters die gerelateerd zijn aan de mortaliteit bij hartfalen (tabel 5.3). Deze hebben ieder afzonderlijk een significant positief voorspellende waarde in een univariate analyse, maar de meeste houden hun voorspellende waarde niet bij multivariate regressieanalyse. Het mag duidelijk zijn dat de clinicus niet alle parameters kan bekijken alvorens de patiënt in een laag- of hoogrisicogroep te stratificeren en de vraag is tevens of het combineren van parameters zinvol is.

In de huidige ESC-richtlijnen wordt een stijging van het BNP/NT-proBNP, van andere biomarkers, hyponatriëmie en een verhoogde concentratie troponinen sterk geassocieerd met een slechtere prognose van een patiënt met hartfalen. Overige, minder sterke voorspellers, maar ook aanwijzing gevend voor een slechte prognose bij hartfalen, zijn gestegen creatinine, ureum, bilirubine, anemie en urinezuur.

> De natriuretische peptiden geven dus behalve aanvulling op de diagnostiek een beeld van de prognose.

Tabel 5.3	Prognostische parameters bij hartfalen.
demografische parameters - gevorderde leeftijd - etiologie - geslacht/ras - symptoomspreiding - diabetes - obesitas - eerder myocardinfarct - verminderde nierfunctie	biochemische markers - elektrolyten - ureum en creatinine - plasma norepinefrine - plasma aldosteron - plasma endotheline - angiotensine II - B-type natriuretisch peptide
functionele parameters - NYHA-klasse - zes minuten-looptest - inspanningsduur - maximale zuurstofconsumptie - anaerobe drempel ventrikelfunctie - ejectiefractie - verhouding hart/long - ventrikeldimensie - sfericiteits index - ventrikelmassa/wandspanning - mitralisklepinsufficiëntie	elektrofysiologische parameters - toename hartfrequentie - afname heart rate variability - verlengde QRS-duur - geleidingsvertraging (bundeltakblok) - afwijkend single averaged ECG - T-golf alternans - cardiale aritmie - atriumfibrilleren - 'nonsustained' ventrikeltachycardie - ventrikeltachycardie
hemodynamische parameters - intracardiale drukken - cardiac output/index - systemische en pulmonale weerstanden - restrictieve vulling ventrikel - AV-zuurstofverschil	Farmacologie - ACE-remmer/A-II-receptorblokker - bètablokker - spironolacton - vasodilatatoren - antiaritmica

In een multicentre trial werd gekeken naar het BNP bij opname. Een BNP-concentratie van > 200 pg/ml had een hogere *event rate* (optelsom bij gebeurtenissen) van 29% ten opzichte van 9% bij de groep met de BNP-concentratie < 200 pg/ml. Ook bij het NT-proBNP liet een verhoogde concentratie een vijfmaal zo hoog mortaliteitsrisico zien na 76 dagen. In 2001 beschreven Koglin et al. dat ernstig hartfalen met een persisterend hoog BNP/NT-proBNP, ondanks optimale medicamenteuze behandeling, een slechtere prognose heeft dan bij dalende concentraties. In een recent overzichtsartikel over biomarkers bij hartfalen wordt gesuggereerd dat patiënten met chronisch hartfalen de beste prognose hebben als er tijdens opname ≥ 30% afname van de concentratie natriuretische peptiden is. Men gaf aan dat bij ontslag gestreefd moet worden naar een BNP-concentratie < 350 ng/l en/of een NT-proBNP concentratie < 4000 ng/l.

Anemie is al langere tijd beschreven als een onafhankelijke risicofactor voor ziekenhuisopname en mortaliteit. De meest belangrijke onderliggende oorzaken zijn hemodilutie, nierinsufficiëntie, ondervoeding, chronische ontsteking, verminderde beenmergfunctie, ijzerdeficiëntie en medicatie. Correctie van anemie is nog niet een bewezen therapie bij hartfalen.

Tijdens onderzoek naar nieuwe laboratoriumbepalingen die inzicht geven in de risicostratificatie bij patiënten met chronisch hartfalen, kwam men tot de bevinding dat een hogere RDW (red cell distribution width) een sterke onafhankelijke voorspeller is van morbiditeit en mortaliteit. RDW is een kwantitatieve maat voor anisocytose. Hogere RDW-waarden tonen een grotere variatie in grootte van de rode bloedcellen.

5.4 Laboratoriumonderzoek als therapiebewaking bij chronisch hartfalen

Het doel van het behandelen van chronisch hartfalen is het verminderen van morbiditeit en mortaliteit. Om dit te kunnen bereiken wordt gebruikgemaakt van een behandelalgoritme waarbij laboratoriumonderzoek gedurende de gehele behandeling noodzakelijk is. De hartfalenverpleegkundige kan hierbij naast de arts een belangrijke rol spelen, zodat de patiënt wordt beschermd tegen het optreden van bijvoorbeeld hyperkaliëmie dan wel prerenale nierinsufficiëntie. Tabel 5.4 geeft een overzicht van de meest voorkomende, afwijkende laboratoriumwaarden bij patiënten met hartfalen.

ACE-remmers, aldosteronantagonisten en angiotensinereceptorblokkers dienen gestart te worden na het controleren van nierfunctie en elektrolyten. Eén tot twee weken na starten van de behandeling zal dit moeten worden herhaald.

Hyperkaliëmie > 5,0 mmol/l en serumcreatinine > 220 µmol/l zijn een contra-indicatie om de hiervoor genoemde drie middelen te starten. Na ophogen van de medicatie dienen de nierfunctie en elektrolyten na één en vier weken opnieuw gecontroleerd te worden, waarbij een bepaalde achteruitgang mag worden geaccepteerd (zie par. 14.3, cardiorenaal syndroom). Wanneer de onderhoudsdosering van medicatie is bereikt, wordt geadviseerd dit nogmaals te controleren na één, drie en zes maanden en daarna om de zes maanden.

Diuretica zullen in combinatie met de hiervoor genoemde medicamenten opgetitreerd worden met controle van nierfunctie en elektrolyten. Kaliumsuppletie zal afhangen van de comedicatie en de uitgangswaarden van elektrolyten en nierfunctie. Stijging van het urinezuur kan aanwezig zijn bij jicht, wat specifieke behandeling voor jicht noodzakelijk maakt in de vorm van allopurinol, colchicine of prednison. Het is verstandig NSAID's te vermijden, vanwege de kans op aanzienlijke verslechtering van de nierfunctie. Eventueel dienen de diuretica te worden aangepast.

Tabel 5.4	Overzichtstabel laboratoriumonderzoek.	
afwijkend	oorzaak	klinische consequentie
Hb anemie	chronisch hartfalen, hemodilutie, ijzerverlies of verminderde aanmaak, nierfalen, chronische ziekten	diagnostische work-up overweeg behandeling
urinezuur verhoogd (> 500 µmol/l)	diuretica, jicht, maligniteit	allopurinol, verminder zo mogelijk diuretica
stijging creatinine	nierziekten ACE-I/ARB/aldosteronblokker	MDRD (modification of diet in renal diseases) berekenen medicatie aanpassen controleer kalium, ureum en evt. pH
ureum	aanvullend; zie creatinine	
natrium hyponatriëmie (< 135 mmol/l)	chronisch hartfalen, hemodilutie vrijkomen AVP, diuretica	overweeg waterrestrictie verminder diuretica ultrafiltratie, vasopressineantagonist
hypernatriëmie (> 135 mmol/l)	hyperglykemie dehydratie	waterintake verhogen diagnostische work-up
kalium hypokaliëmie (< 3,5 mmol/l)	diuretica, sec. hyperaldosteronisme	risico aritmie overweeg kaliumsupplementen
hyperkaliëmie (> 5,5 mmol/l)	nierfalen kaliumsuppletie RAAS-blokkers	stop kaliumsparende medicatie controleer nierfunctie en pH let op bradycardieën
glucose hyperglykemie (> 6,5 mmol/l)	diabetes, insulineresistentie	evaluatie hydratiebehandeling glucose-intolerantie
albumine hoog (> 6,5 mmol/l)	diabetes, insulineresistentie	evaluatie vochtstatus, behandel glucose-intolerantie
laag (< 30 g/l)	slechte voeding, renaal verlies	diagnostische work-up

afwijkend	oorzaak	klinische consequentie
troponine T stijging	myocytennecrose langdurige ischemie ernstig hartfalen myocarditis, sepsis nierfalen, longembolie	evalueer patroon van toename (milde toename kan voorkomen bij ernstig HF) CAG, spiraal CT of VP-scintigrafie
ASAT ALAT transaminasestijging	leverdisfunctie rechtsfalen medicatie	diagnostische work-up herevaluatie medicatie
CRP > 10 mg/l neutrofiele leukocytose	infectie inflammatie	diagnostische work-up
INR > 2,5	overdosis anticoagulantia leverfalen (door stuwing?)	evalueer dosering leverfunctiecontrole
BNP > 500 pg/ml NT-proBNP > 2000 pg/ml	toename spanning ventrikelwand	hartfalen is waarschijnlijk indicatie voor echocardiogram overweeg behandeling HF
BNP < 100 pg/ml NT pro-BNP < 300 pg/ml	normale wandspanning	diagnose HF herevalueren zonder behandeling; HF niet waarschijnlijk
TSH hyper/hypothyreoïdie	amiodaron	behandeling schildklier herevalueer indicatie amiodaron

De vraag kan worden gesteld of het bepalen van natriuretische peptiden zoals het BNP/NT-proBNP ook een rol speelt bij de behandeling van chronisch hartfalen.

Medicamenteuze behandeling zorgt voor afname van de ventrikelwandspanning. Enerzijds door verminderde preload en afterload, anderzijds door het tegenhouden van ventriculaire remodellering en het handhaven van een euvolemische situatie. Natriuretische peptiden zijn geschikt om direct een indruk te verkrijgen van de ventrikelwandspanning. Er zijn reeds diverse studies verricht naar het gebruik van BNP/NT-proBNP tijdens de behandeling. Hierbij werd een afname in het aantal gevallen van hospitalisatie en overlijden gezien. Helaas werden hierbij wisselende streefwaarden voor

BNP en NT-proBNP gebruikt, wat implementatie in de praktijk moeilijk maakt. In een BNP-geleide versus symptoomgeleide hartfalentherapie studie (TIME-CHF) kwam naar voren dat behandelen op geleide van het NT-proBNP de prognose bij patiënten jonger dan 75 jaar wel, maar de prognose van patiënten ouder dan 75 jaar niet verbetert.

> Hieruit valt te concluderen dat het BNP/NT-proBNP op dit moment vooral een essentiële plaats inneemt in de diagnostiek bij de patiënt met acute dyspnoe.

Er blijft echter twijfel bestaan over de relevantie van het bepalen van natriuretische peptiden tijdens de behandeling. Aanvullend onderzoek met eventuele andere biomarkers wordt verricht. Wat nu het meest betrouwbaar en kosteneffectief is, zal uit nieuwe studies moeten blijken.

Literatuur

Adwaruddin S, et al. Renal function, congestive heart failure, and amino terminal pro-brain natriuretic peptide measurement (PRIDE study). JACC 2006;47:91-7.
Braunwald. Biomarkers in heart failure. New Engl J Med 2008;358:2148-59.
Chen et al. Biomarkers in heart failure. Heart 2010;96:314-20.
Dennert et al. Acute virale myocarditis. Eur Heart J 2008;29:2073-82.
Emdin et al. Old and new biomarkers of heart failure. Eur J Heart Fail 2009;11:331-5.
ESC Guidelines for the diagnosis and treatment of acute and chronic heart failure. Eur J Heart Fail 2008;10:933-89.
Felker et al. Red Cell Distribution Width as a novel prognostic marker in heart failure. J Am Coll Cardiol 2007;50:40-7.
Hillege HL et al. Renal function, neurohormonal activation, and survival in patients with chronic heart failure. Circulation 2000;102(2):203-10.
Horwich et al. B Type natriuretic peptide levels in obese patients with advanced heart failure. JACC 2006;47:85-90.
Januzzi et al. NT-proBNP testing for diagnosis and short-term prognosis in acute destabilized heart failure: an international pooled analysis of 1256 patients: the international collaborative of NT-proBNP study. Eur Heart J 2006;27:330-7.
Jourain et al. Plasma brain natriuretic peptide-guided therapy to improve outcome in heart failure: the STARS-BNP Multicenter Study. J Am Coll Cardiol 2007;49(16):1733-9.
Kimmenade van et al. Usefulness of intermediate amino-terminal pro-Brain Natriuretic Peptide concentrations for diagnosis and prognosis of acute heart failure. Am J Cardiol 2006;98:386-90.
Kimmenade van et al. Utility of aminoterminal Pro-Brain Natriuretic Peptide, Galectin-3, and Apelin for the evaluation of patients with acute heart failure. J Am Coll Cardiol 2006;48:1217-24.

Koglin et al. Role of Brain Natriuretic Peptide in risk stratification of patients with congestive heart failure. J Am Coll Cardiol 2001;38:1934-41.

Lainchbury JG. Brain natriuretic peptide and n-terminal brain natriuretic peptide in the diagnosis of heart failure in patients with acute shortness of breath. J Am Coll Cardiol 2003;42:728-35.

Maisal et al. Primary results of the Rapid Emergency Department Heart Failure Outpatient Trial (REDHOT): a multicenter study of B-type natriuretic peptide levels, emergency department decision making, and outcomes in patients presenting with shortness of breath. J Am Coll Cardiol 2004;44:1328-33.

Maisel et al. Rapid measurement of B type natriuretic peptide in the emergency diagnosis of heart failure. New Engl J Med 2002;347:161-7.

Moertl et al. Comparison of midregional proatrial and B type natriuretic peptides in chronic heart failure. JACC 2009;53:1783-90.

Mohammed et al. Natriuretic peptide guided heart failure management. Curr Clin Pharmacol 2009;4:87-94.

Peacock et al. Cardiac troponin and outcome in acute heart failure. New Engl J Med 2008;358:2117-26.

Pfisterer et al. BNP-guided vs. symptom-guided heart failure therapy. The trial of Intensified vs Standard Medical Therapy in Elderly patients with Congestive Heart Failure (TIME-CHF); randomized trial. JAMA 2009:301(4):383-92.

Prakash et al. The key to unraveling the mystery of mortality in heart failure. An integrated approach. Circulation 2003;107:1719-21.

Shah et al. STARBITE: a randomized pilot trial of BNP-guided therapy in patients with advanced heart failure. Circulation 2006;114(II):528.

Von Hoeling et al. Mid Regional Pro-Adrenomedullin as a novel predictor of mortality in patients with chronic heart failure. Eur J Heart Fail 2010 Mar.

Yandle T, Troughton R. Improving risk stratification in heart failure: A role for new biomarkers? Editorial. Eur J Heart Fail 2010;12:315-8.

Zitterman et al. Vitamin D insufficiency in congestive heart failure: Why and what to do about it? Heart Fail Rev 2006;11:25-33.

Zittermann et al. Low vitamin D status: A contributing factor in the pathogenesis of congestive heart failure? J Am Coll Cardiol 2003;41:105-12.

6 Het elektrocardiogram

B.T.J. Meursing

Na het lezen van dit hoofdstuk bent u in staat om de plaats van het elektrocardiogram in de diagnostiek en behandeling van hartfalen te benoemen. Van enkele ritmestoornissen kunt u het algemene elektrocardiografische beeld beschrijven.

6.1 Inleiding

Het is noodzakelijk bij een patiënt bij wie hartfalen wordt vermoed een elektrocardiogram (ECG) te maken. Belangrijk zijn aard van het hartritme, frequentie, kamerritme, geleidingsstoornissen en tekenen van hypertrofie, dilatatie of infarcering.

Een normaal elektrocardiogram sluit hartfalen bijna zeker uit.

Het moge duidelijk zijn dat een uitvoerige bespreking van de elektrocardiografie buiten het bestek van dit boek valt.
Wij beperken ons tot een zeer summiere uitleg en illustreren vooral de stellingname dat bij iedere patiënt met de verdenking hartfalen een ECG moet worden gemaakt.

6.2 Enkele basale begrippen

Het elektrocardiogram (ECG) is een grafische weergave in de tijd van de in het hart bestaande potentiaalverschillen. Deze verschillen worden aan de huid gemeten door middel van op verschillende plaatsen aangebrachte elektroden. Door verschillende combinaties van elektroden te gebruiken leidt men twaalf ECG-afleidingen af van negen op de huid geplaatste elektroden en één nulpunt. Deze twaalf afleidingen zijn te beschouwen als twaalf verschillende observatieposten van waaruit de optredende polariteitsveranderingen die gedurende de hartcyclus ontstaan zijn waar te nemen.

Verandering in de polariteit begint in de hartcyclus met depolarisatie. De cellen worden minder negatief. De voorkant van een zogeheten depolarisatiefront is positief geladen. Beweegt het depolarisatiefront over het hart in de richting van een elektrode dan registreert de elektrode een positief golffront dat op de elektrode afkomt. Bij afspraak wordt door de machine een positieve, naar boven gaande, deflexie geschreven. De achterkant van het front is negatief geladen en de machine zal een negatieve deflexie schrijven.

Na depolarisatie volgt repolarisatie om tot herstel en vervolgens tot de uitgangssituatie te komen.

De elektroden worden op de rechter- en linkerarm, linkerenkel en (zes) op de borstwand (V-afleidingen) aangebracht. De neutrale afleiding (aarde) zit op de rechterenkel. De zogenoemde afleiding I wordt verkregen door de rechterarm te vergelijken met de linkerarm. Ieder depolarisatiefront dat in de richting van de linkerarm loopt, geeft bij deze afleiding een positieve uitslag. Afleiding II vergelijkt rechterarm (−) met linkervoet (+). Afleiding III vergelijkt linkerarm (−) met linkervoet (+). Bij afleiding aVR vergelijkt men de met elkaar doorverbonden linkervoet en linkerarm (−) met de rechterarm (+). Bij afleiding aVL vergelijkt men de met elkaar doorverbonden linkervoet en rechterarm (−) met de linkerarm (+). Bij afleiding aVF vergelijkt men de met elkaar doorverbonden linker- en rechterarm (−) met de linkervoet (+). De V1- tot en met V6-afleidingen verkrijgt men door deze afleidingen (+) te vergelijken met de met elkaar doorverbonden extremiteitafleidingen. De V-afleidingen hebben ieder een heel specifieke plaats op de borstkas.

6.3 Normaalwaarden van het elektrocardiogram

Voor alle onderdelen van boezem- en kamerdepolarisatie zijn er elektrocardiografische normaalwaarden. Afwijking van de norm betekent niet altijd abnormaliteit en evenmin een absolute diagnose. Drogbeelden en varianten van de norm bestaan. Zo hebben de diverse elektrocardiografische kenmerken die op een linkerboezemdilatatie kunnen duiden, een sensitiviteit die varieert van 13% tot 80% en een specificiteit van 65% tot 100%.

Tabel 6.1	Normale geleidingstijden en voltages.	
geleidingstijden	P-top voltages	R-voltages
P-top breedte: 0,12 s	afleiding II: hoogte 2,5 mm	afleiding I max: 15 mm
PQ-tijd: 0,12–0,20 s	breedte: 0,12 s	afleiding aVL max: 13 mm

geleidingstijden	P-top voltages	R-voltages
QRS breedte: 0,08-0,10 s	terminaal neg, deel V1: - breedte < 1,0 mm	afleiding III max: 20 mm
QT-tijd: < 0,5(R-R s)	- diepte < 1,0 mm	afleiding V5 max: 25 mm
QTc-tijd: 0,32-0,43 s		afl.V1(S) + (R)V5 max: 35 mm

6.4 Enkele anatomische en elektrofysiologische aspecten

Bij de inmonding van de v. cava superior in de rechterboezem ligt een groepje gespecialiseerde hartspiercellen die tot spontane depolarisatie in staat zijn. Dit gebied noemt men de sinusknoop (zie fig. 6.1). De depolarisatie van dit zeer kleine gebied is op het oppervlakte-ECG niet zichtbaar. Pas wanneer de elektrische puls uit de sinusknoop treedt en over de atria wordt voortgeleid, is dit op het ECG te zien. Het proces van depolarisatie van de beide atria wordt op het ECG benoemd als P-top (fig. 6.2). Vormveranderingen van de atria, bijvoorbeeld dilatatie, zijn op het ECG waar te nemen als vormverandering van de P-top. Zo kan men een linker- of rechterboezemdilatatie op het spoor komen. Het vinden van elektrocardiografische aanwijzingen voor het bestaan van een linker- of rechterboezemdilatatie kan steun geven aan de op een andere grond gestelde diagnose hartfalen.

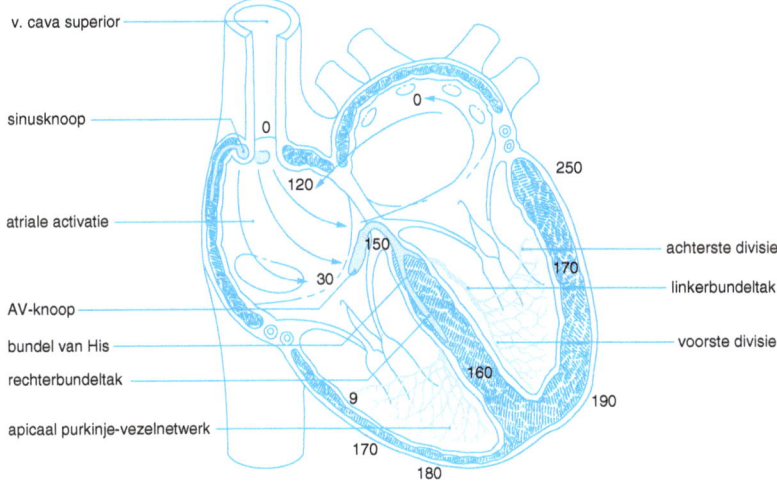

Figuur 6.1
Het elektrische geleidingssysteem van het hart met de aankomsttijden van de impuls in milliseconden, waarbij het vertrek uit de sinusknoop op 0 milliseconden is gesteld.

Ook ritmeveranderingen of ritmestoornissen zullen zich uiten door vormverandering en/of frequentieverandering van de P-toppen (zie fig. 6.4). Soms, zoals bij een atriumflutter of atriumfibrillatie, verdwijnen de P-toppen en

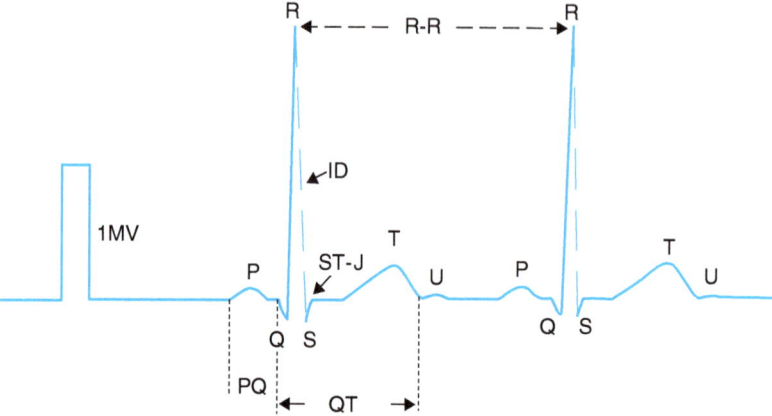

Figuur 6.2
Deflexies en intervallen van het ECG. Afhankelijk van de gekozen afleiding zal het ECG-beeld een andere vorm hebben. De componenten zijn dezelfde. De P-top representeert de depolarisatie van de atria en het QRS-complex de depolarisatie van de hartkamers. Uit het P-P- of R-R-interval kan men, als de registratiesnelheid bekend is, de frequentie berekenen (bron: Roelandt et al., 1995).

worden flutter- of fibrillatiegolven zichtbaar als uiting van de elektrische activiteit van de atria (zie fig. 6.5).

> Het vastleggen van boezemfibrillatie met snelle kamerrespons kan betekenen dat hiermee de oorzaak van hartfalen is vastgelegd, of dat een te behandelen facet van het hartfalen is ontdekt.

De atrioventriculaire knoop (AV-knoop; zie fig. 6.1) is normaliter de enige plaats waarlangs de elektrische impuls, afkomstig uit de sinusknoop, de ventrikels kan bereiken. Het depolarisatiefront wordt in de AV-knoop even opgehouden. Dit is van belang voor de hemodynamiek. De beide ventrikels moeten immers niet eerder beginnen met de contractie dan op het moment dat de beide atria hun contractie voltooid hebben. Hierdoor wordt een optimale vulling van de beide kamers gewaarborgd.

Is er geen voortgeleiding over de AV-knoop meer mogelijk dan zal zich in de ventrikels een ontsnappingsritme (escaperitme; zie fig. 6.6) moeten openbaren, anders ontstaat een asystolie en dus een circulatiestilstand. Dit ritme heeft altijd een lage intrinsieke frequentie. De sinusknoopactiviteit en dus de boezemdepolarisatie gaan echter in die situatie vaak door en de boezems en kamers hebben nu ieder hun eigen ritme. Men spreekt dan van AV-dissociatie. Zowel de trage kamerfrequentie als het feit dat er geen coördinatie meer aanwezig is tussen boezem- en kamercontractie, kan de oorzaak zijn van

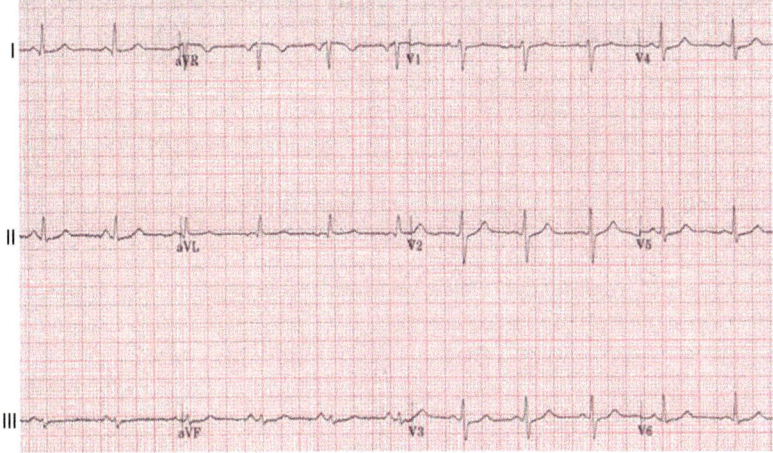

Figuur 6.3
Een normaal 12-kanaals rustelektrocardiogram. Men leest van links naar rechts. Afleiding I, II en III zijn als eerste onder elkaar geschreven, vervolgens aVR, aVL en aVF. Daarna V1 tot en met V3 en ten slotte V4 tot en met V6.

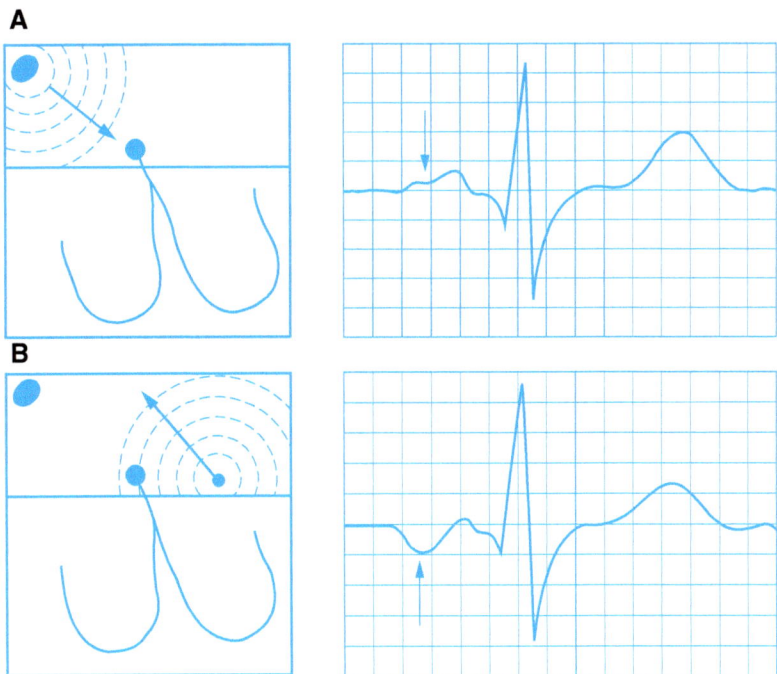

Figuur 6.4
Schematische voorstelling van hoe bij een activatie vanuit de sinusknoop (A) en vanuit een ectopisch centrum in het atrium (B) de P-top morfologie wordt beïnvloed.

het ontstaan van hartfalen. Vanzelfsprekend kunnen door deze situatie ook andere symptomen ontstaan.

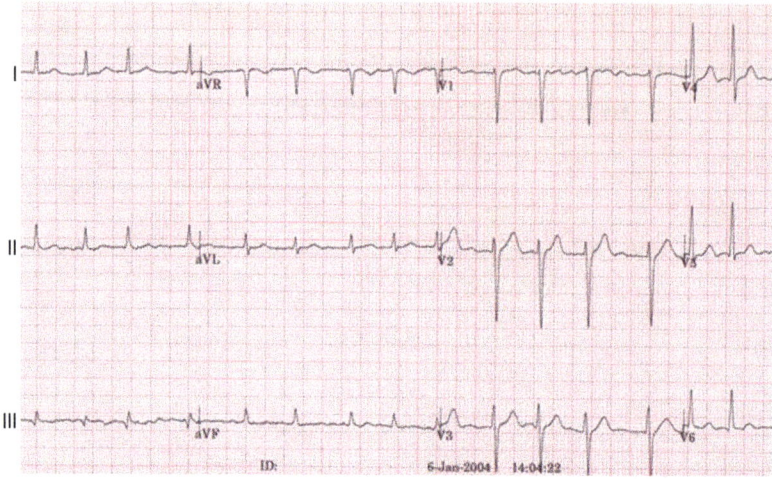

Figuur 6.5
Het ECG toont als basisboezemritme atriumfibrilleren. Dit is duidelijk omdat P-toppen ontbreken en er een undulatie van de basislijn zichtbaar is (fibrillatiegolven). Deze fibrillatiegolven zijn vooral goed zichtbaar in afleiding V1. Een tweede eigenschap van atriumfibrilleren is tevens zichtbaar: geen R-R-interval is gelijk.

Nadat het elektrische depolarisatiefront via de AV-knoop, de bundel van His en de beide bundeltakken het purkinje-systeem (zie fig. 6.1) bereikt heeft, kan depolarisatie van de beide hartkamers gaan plaatsvinden. Doordat door dit proces een veel grotere hoeveelheid myocardcellen wordt gedepolariseerd, is op het ECG een beduidend grotere deflexie (vijf- tot tienmaal) zichtbaar dan bij de depolarisatie van de boezems. Men noemt deze uitslag het QRS-complex (zie fig. 6.2).

Ook hier geldt dat bij hypertrofie of dilatatie de grootte en in mindere mate de breedte van de deflexie zal toenemen. Neemt het aantal myocardcellen echter af, bijvoorbeeld door een myocardinfarct, dan zal men op het ECG een minder grote uitslag zien. Heeft er in het verleden een transmuraal infarct plaatsgevonden, dan is zelfs een gebied van elektrische 'stilte' waar te nemen. In dat geval kijkt men als het ware in een elektrisch gat en ziet het depolarisatiefront (door het gat) vanuit de caviteit van de linkerkamer zich naar epicardiaal uitbreiden. Er wordt op het ECG een pathologisch brede Q-deflexie (initieel-negatieve deflexie) geschreven (zie fig. 6.7).

Het depolarisatiefront kan ook vertraagd (bepaalde gebieden van) de rechter- of linkerhartkamer bereiken door geleidingsvertraging in het myocard of in het specifieke prikkelgeleidingssysteem van het hart. Hierdoor kan een bepaalde dissynchronie in de kamercontractie ontstaan, die de pompwerking minder efficiënt doet worden. Normaliter vindt de vroegste activatie plaats

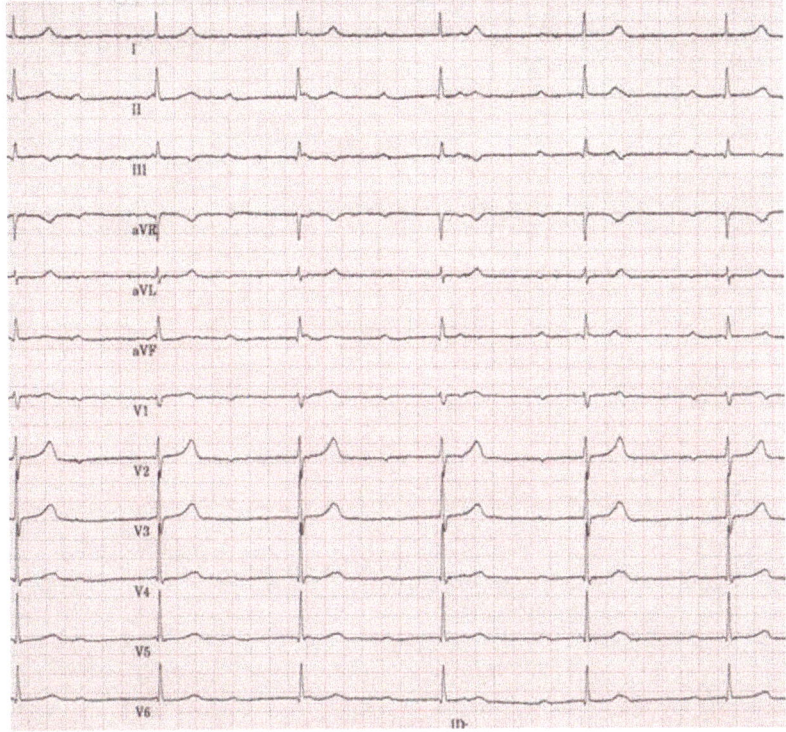

Figuur 6.6
Het ECG toont een totaal AV-blok. De P-toppen lopen onafhankelijk van de QRS-complexen. De QRS-complexen zijn in dit geval smal. Het escaperitme is dus in de AV-knoop of bundel van His gelegen.

aan de linkerkant van het intraventriculaire septum. De activatie (lees ook contractie) breidt zich vervolgens in zeer korte tijd (80-100 milliseconden) over de beide hartkamers uit. Dit gebeurt echter in een zodanige volgorde dat een optimaal hemodynamisch resultaat het gevolg is. De kameractivatie vindt het vroegst apicaal en endocardiaal plaats en breidt zich vervolgens naar basaal en epicardiaal uit. De caviteit wordt op die manier vanaf de punt richting geopende uitlaatkleppen verkleind. Treedt in dit activatiepatroon dissynchronie op, dan is het niet moeilijk voor te stellen dat de lediging van het hart minder efficiënt zal verlopen. Het ene gedeelte van het hart ontspant immers alweer wanneer andere delen nog gaan beginnen met de contractie. Dit heeft slechts een intracavitaire verplaatsing van volume tot gevolg en resulteert niet in een voorwaartse stroom in de uitstroombaan. Men onderscheidt een linker- en een rechter bundeltakblokpatroon (zie fig. 6.7 en 6.8).

Ischemie zorgt ervoor dat de plateaufase, die de individuele hartspiercel kan bereiken bij depolarisatie, minder hoog zal worden. Als een deel van het hart, bijvoorbeeld de voorwand, door coronarialijden een periode van ischemie doormaakt, zullen alle cellen in het betreffende perfusiegebied eenzelfde

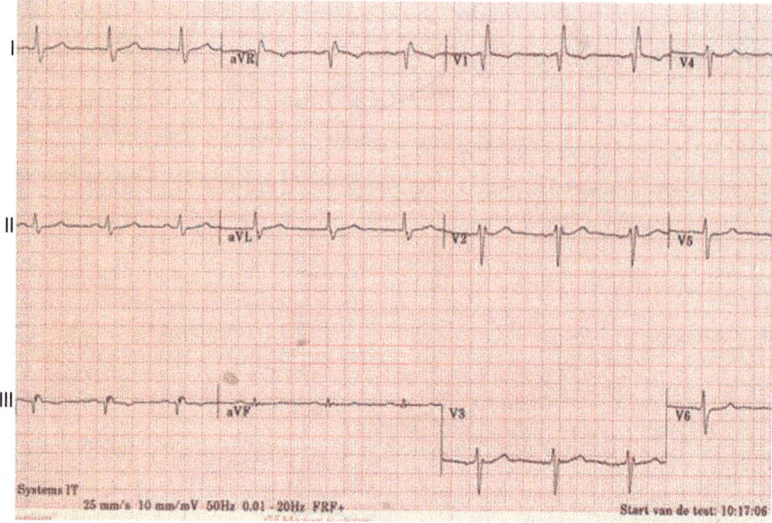

Figuur 6.7
Het ECG toont een sinusritme en een verbreed QRS-complex. Het betreft hier een rechterbundeltakblok. In afleiding III is een Q zichtbaar.

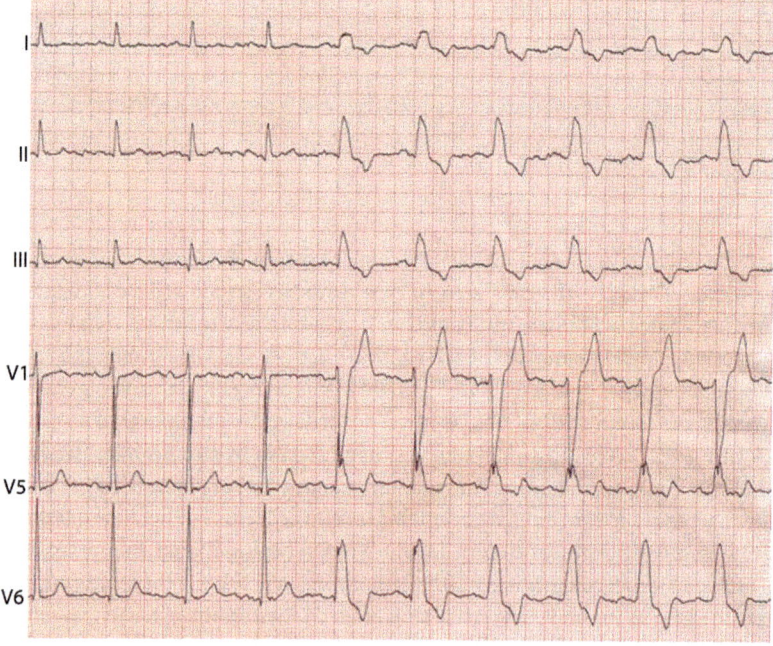

Figuur 6.8
Het ECG laat een sinusritme zien (basislijn toont ook wat storing; de P-toppen zijn het best herkenbaar in de onderste afleiding). Iets links van het midden ziet men een QRS-verbreding ontstaan. Het betreft een linkerbundeltakblok (LBTB).

maar lagere plateaufase van het actiepotentiaal bereiken. Dit plateau ligt enkele millivolts lager dan bij de andere hartspiercellen. Het gevolg van het bestaande potentiaalverschil is een lekstroom tussen ischemische en normale hartspiercellen. Op het ECG is dit waarneembaar als deviatie van het ST-segment. Er kunnen ST-segmentelevaties en -depressies worden onderscheiden. ST-segmentelevaties ziet men vooral bij transmurale ischemie (zie fig. 6.9). Onbehandeld kan dit zeer snel tot infarcering leiden. ST-segmentdepressies kunnen duiden op non-transmurale ischemie, maar kunnen ook door vele andere oorzaken ontstaan (medicatie, elektrolytstoornissen, secundair bij hypertrofie, als normale variant, enz.). Zeker in de populatie patiënten met hartfalen staat de aanwezigheid van ST-segmentdepressies niet gelijk aan het bestaan van ischemie.

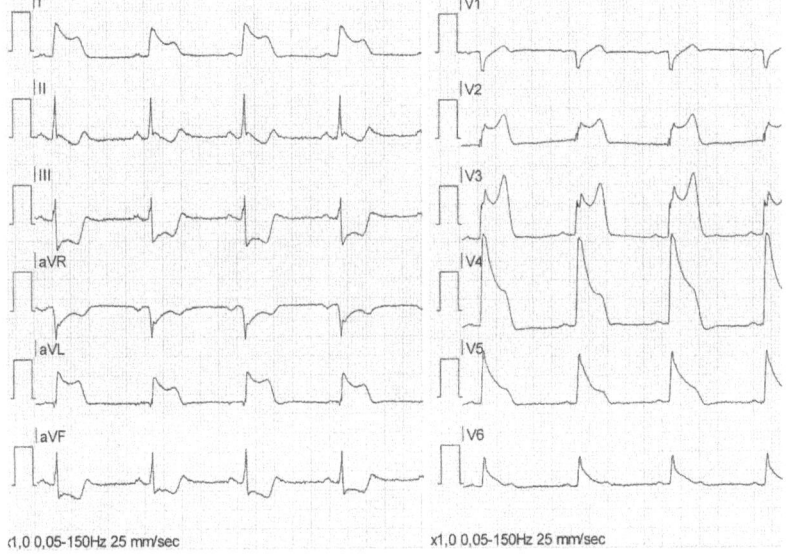

Figuur 6.9
Een 12-kanaals ECG van een hyperacuut voorwandinfarct, waarbij ST-elevaties zichtbaar zijn in de afleidingen I, aVL en V2 tot en met V6. De ST-elevaties bij een transmuraal infarct ouder dan 30 tot 60 minuten zijn vaak boogvormig (concaaf; alsof de wind eronder zit).

7 Aanvullend onderzoek: de thoraxfoto

B.T.J. Meursing

Na het lezen van dit hoofdstuk bent u in staat om de plaats van de thoraxfoto in de diagnostiek en behandeling van hartfalen te benoemen en om de verschillende onderdelen van het hart op de X-thorax aan te geven.

7.1 Inleiding

De thoraxfoto is meestal het eerste röntgenologische onderzoek dat de patiënt ondergaat. Hij kan behulpzaam zijn bij het opsporen van hartfalen. De techniek is snel en ruim voorhanden.

Het ontbreken van intrapulmonale tekenen van links decompensatio cordis op de thoraxfoto sluit hartfalen echter niet uit.

7.2 Beoordeling en interpretatie

Bij het beoordelen van een thoraxfoto moet men in de eerste plaats weten hoe de foto gemaakt is: voor-achterwaarts (de 'bed-thorax') of achter-voorwaarts (de 'staande-thorax'). Doordat de vergrotingsfactor (door de andere afstand van röntgenbron-hart-röntgenplaat) bij de bed-thorax groter is, wordt het hart op deze foto groter afgebeeld (zie fig. 7.1a en b). De hartgrootte varieert op de thoraxfoto eveneens met de mate van inspiratie en het moment binnen de hartcyclus waarbij de foto genomen werd.

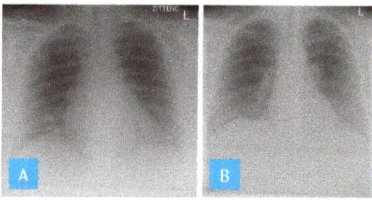

Figuur 7.1 a en b
Een duidelijk zichtbaar verschil tussen de staande (achter-voorwaartse) röntgenopname van de thorax en de zittende thoraxfoto, gemaakt terwijl dezelfde patiënte halfzittend in bed lag.

> Men moet voorzichtig zijn met het interpreteren van de hartgrootte op een voor- achterwaartse foto (beeldthorax).

De hartgrootte wordt vaak aangegeven met de cor-thoraxratio (CTR; zie fig. 7.2). De CTR dient men alleen bij de staande foto te bepalen. Men meet de CTR door midden over de wervelkolom een rechte streep te trekken. Ter linker (A) en ter rechter zijde (B) meet men (vaak op verschillende niveaus) in centimeters de grootste afstand tot de hartschaduwgrens. Deze twee metingen (A en B) telt men bij elkaar op en deelt men door de grootste afstand door de thorax (van wand tot wand; C). Aldus komt men tot een CTR die < 0,50 dient te zijn. Het hart is meestal, vooral bij de chronische en systolische vorm van hartfalen, vergroot.

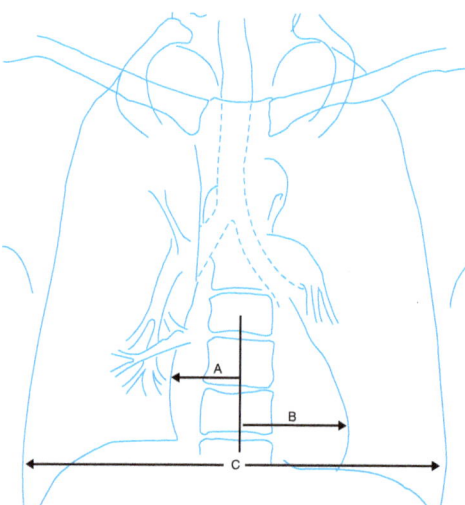

Figuur 7.2
De bepaling van de cor-thoraxratio (CTR). Men meet vanaf het midden van de wervelkolom de grootste afstand naar de buitenrand van de hartcontour (in de figuur resp. A en B). Dit getal wordt gedeeld door de grootste diameter van de thorax (C).

Tezamen met de dwarse foto is men aan de hand van de achter-voorwaartse foto goed in staat te benoemen welke delen van het hart een groter volume in beslag nemen. Dit is deels het gevolg van het effect dat gedilateerde hartstructuren op de omgeving hebben, deels doordat zij een andere verhouding krijgen in vergelijking met belendende structuren (rechterkamervergroting wordt beoordeeld ten opzichte van het sternum). De basis is echter dat men herkent welke delen van het hart de hart- en mediastinumcontour op de achter-voorwaartse en de dwarse opname vormen (zie fig. 7.3a en b).

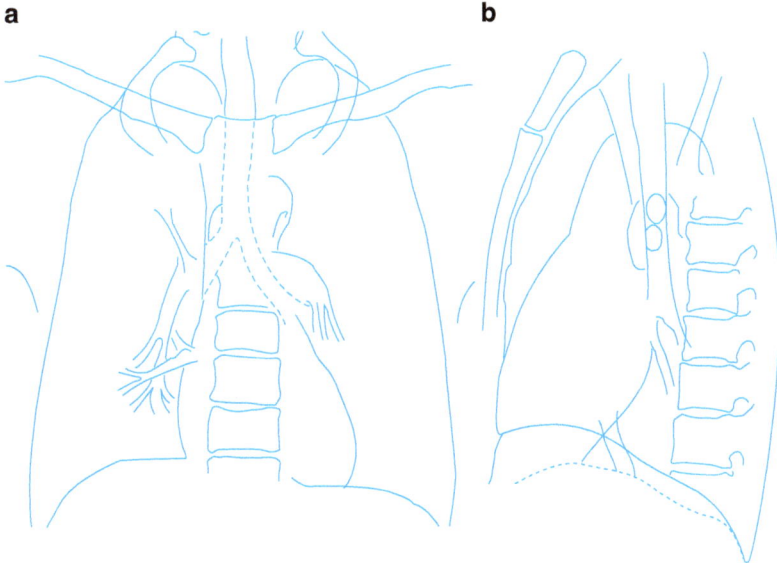

Figuur 7.3
a en b: Schematische weergave van de achter-voorwaartse en de dwarse opname bij een röntgenopname van de thorax (zie tekst).

Op de achter-voorwaartse foto ziet men aan de rechterkant van de hart- en mediastinumcontour, vanaf het diafragma naar boven, de beschaduwing die wordt gevormd door de rechterhartboezem, vervolgens de onderste rechterlongvenen, de rechter a. pulmonalis, de bovenste rechterlongvene en ten slotte de v. cava superior. In de v. cava superior kan men soms, als een dubbelcontour, een ovaal van de v. azygos zien. Deze ziet men in de hoek die de trachea met de rechterhoofdbronchus maakt. Bij rechts decompensatio cordis is zowel de v. cava superior als de v. azygos verwijd. Dan valt met name de dubbelcontour meer op.

De linkerkant van de hart- en mediastinumcontour wordt gevormd door de linkerhartkamer, het linkerhartoor (appendix van het linkeratrium), de linker a. pulmonalis, de bovenste longvene en de aortaboog (ook wel aortaknop genoemd). Als er sprake is van een rechterhartkamerdilatatie, kan de linkerhartcontour zomaar niet meer door de linker- maar door de rechterhartkamer worden vormgegeven. Men zou dan abusievelijk kunnen denken dat de linkerkamer vergroot is. Onderscheid is te maken met behulp van de dwarse foto.

Een typisch voorbeeld van invloed op de omgeving is de, op de achter-voorwaartse thoraxfoto, zichtbare verandering die optreedt bij een linkerboezemdilatatie. De hoek die de rechter- en linkerhoofdbronchi maken wordt door linkeratriumdilatatie meer dan 90 graden. Men beschrijft dit ook wel als: 'de carinahoek is stomp'. Soms is in de hartfiguur een dubbelcontour te zien van het vergrote linkeratrium.

De dwarse foto (fig. 7.3b) toont ons aan de voorzijde (dus direct achter het sternum) de rechterkamer met aansluitend de rechterkameruitstroombaan die overgaat in de aorta ascendens. Aan de achterzijde is de v. cava inferior te zien, de linkerkamer, het linkeratrium met daarboven een wirwar van longvenen en arteriën.

Normaliter loopt de rechterkamer slechts over eenderde deel aansluitend aan het sternum en buigt daarna van het sternum af. Vergroot de rechterhartkamer dan loopt deze hoger achter het sternum op.

Aan de achterzijde toont de linkerhartkamer een vergroting door uit te bollen achter de v. cava inferior.

Waar mogelijk is vergelijking van de huidige foto met eerdere foto's wenselijk en vaak behulpzaam om tot een goed oordeel te komen over het al dan niet aanwezig zijn van stuwing.

7.3 Röntgenologische tekenen van stuwing

Er is een aantal kenmerken dat op stuwing in de longcirculatie kan duiden. In volgorde van belangrijkheid noemen wij hier:
- redistributie in de longvaten;
- toegenomen drukte van de hilus vaattekening;
- kerley-lijnen (A, B en C);
- peribronchiale cuffing;
- interstitiële tekening;
- pleuravocht (transsudaat);
- toegenomen interlobaire lijntekening en 'vanishing tumor'.

Ook de drukte van de longvaattekening en de mate van redistributie (zie later) worden door de aard van de foto en de houding van de patiënt beïnvloed. Afhankelijk van de stralengang door de thorax en de inspiratiestand kan de hoeveelheid intralobair vocht wel of net niet zichtbaar zijn op de foto.

Normaliter is in staande positie de bloedstroom naar (a. pulmonalis) en van (v. pulmonalis) de ondervelden groter dan naar de bovenvelden. Dit is een zichtbaar effect van de zwaartekracht op de staande thoraxfoto. De vaten naar en van de bovenvelden zijn dus minder dik dan de vaten zichtbaar in de ondervelden. Redistributie is een van de vroegste tekenen van stuwing in de longcirculatie. Het wordt veroorzaakt doordat door de stuwing de weerstand in de ondervelden toeneemt en de bloedstroom meer naar de bovenvelden wordt gedirigeerd. De vaten naar de bovenvelden en de vaten naar de ondervelden worden even dik of de vaten naar de bovenvelden worden zelfs dikker dan die naar de ondervelden. Men noemt dit redistributie. Als dit optreedt, is er reeds een duidelijke verhoging (> 18 mmHg) van de pulmonaal-veneuze druk (normaal < 13 mm Hg) aanwezig. Eerst ziet men dit fenomeen in de longvenen optreden, maar later bij voortschrijdende decompensatie ook in de a. pulmonalis. De hili worden drukker.

Stijgt de druk verder (> 20 mmHg), dan kunnen tekenen van interstitieel oedeem zichtbaar worden (kerley-A-, -B- en -C-lijnen, peribronchiale en perivasculaire 'cuffing'). De A-lijnen zijn zichtbaar op de achter-voorwaartse foto als dunne lijnen die vanuit de hilus naar perifeer lopen, de B-lijnen zijn meestal vlak boven het diafragma te zien loodrecht op de borstkaswand en de C-lijnen zijn zichtbaar op de dwarse foto. Deze verlopen vanuit de hilus naar perifeer. Met name de B-lijnen ziet men regelmatig. Het is vaak een teken van langdurige stuwing. De B-lijnen zijn met vocht gevulde septa die de secundaire lobuli van elkaar scheiden. De A- en C-lijnen zijn oedemateuze interlobulaire bindweefselsepta. Soms kan een loket vocht zich tussen de verschillende longkwabben vormen en het (drog)beeld van een tumor geven. Ontwatering doet de tumor verdwijnen. Vandaar dat deze uiting van linksdecompensatie ook wel 'vanishing tumor' wordt genoemd.

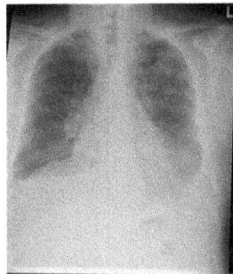

Figuur 7.4
Een voorbeeld van een kerley-C-lijn, zichtbaar als een dunne lijn komend vanuit de rechterhilus.

Pas wanneer de druk tot boven de 25 mmHg stijgt, wordt alveolair oedeem zichtbaar. Klassiek en met name bij de acute vorm kan dan een vlindervormige beschaduwing over de beide longvelden ontstaan.

Bij chronische decompensatie kunnen deze tekenen echter soms pas bij nog hogere drukken optreden en verliest de thoraxfoto belangrijk aan sensitiviteit.

Pleuravocht ontstaat vaker bij een rechtsdecompensatie. Dit komt doordat het merendeel van de v. pleurales uitmonden in de v. cava superior. Een minderheid, en dan vooral de v. pleuralis van de linkerpleura, mondt uit in de longvenen. Bij een linksdecompensatie ontstaat daarom veelal in de linkerpleuraholte een effusie, bij rechtsdecompensatie is er of rechts of beiderzijds pleuravocht.

8 Cardiopulmonale inspanningstest

A. van Veen en R. Janssen

Na het lezen van dit hoofdstuk begrijpt u meer van inspanningsfysiologie en zijn de mogelijkheden van de geïntegreerde cardiopulmonale inspanningstest bij de diagnostiek van hartfalen, maar ook bij longafwijkingen, duidelijker.

8.1 Inleiding

De diagnose hartfalen is gemakkelijk gesteld indien er sprake is van cardiomegalie en een verminderde ejectiefractie. In geval van dyspnoe en vermoeidheid, met een normale hartgrootte, een aspecifiek afwijkend ECG en een normale ejectiefractie, wordt een diagnose stellen al een stuk lastiger. Een verminderde inspanningstolerantie is een van de belangrijkste symptomen van hartfalen, maar kan natuurlijk ook vele andere oorzaken hebben. De geïntegreerde cardiopulmonale inspanningstest (CPET) is een onderzoek waarbij zowel het cardiovasculaire als het respiratoire systeem geëvalueerd wordt en kan veel meer vragen beantwoorden dan een inspanningstest waarbij slechts ECG en bloeddruk worden geregistreerd.

De indicaties voor het verrichten van een CPET zijn het uitwerken van de differentiaaldiagnose van dyspnoe, inschatten van inspanningsbeperking, vaststellen van de inspanningscapaciteit voor revalidatie, inschatten van operatierisico, vaststellen van de ernst en prognose van hartfalen en COPD en meten van het effect van therapie. In dit hoofdstuk ligt de focus op de diagnostiek van verminderde inspanningstolerantie.

8.2 De cardiopulmonale inspanningstest (CPET)

De CPET is een test waarbij de maximale inspanningscapaciteit wordt bepaald en de limiterende factor wordt vastgesteld. Er worden hierbij dus twee belangrijke vragen beantwoord: 1) Is er sprake van een afgenomen inspanningstolerantie? en 2) Waardoor wordt deze inspanningsbeperking veroorzaakt? Ligt deze beperking op cardiovasculair, pulmonaal, musculair of neuropsychologisch gebied (tabel 8.1)? De inspanningstest heeft bij een gezond individu een cardiovasculaire limitatie, door het bereiken van de maximale hartfrequentie (220 – leeftijd). Hierbij wordt een maximale zuurstofopnamecapaciteit (VO_2 max) bereikt van > 85% van voorspeld. Deze VO_2 max is afhankelijk van leeftijd, geslacht en gewicht en is als volgt te berekenen:

mannen: gewicht × (50,72 – 0,372 × lft)/ 1000
vrouwen: (43 + gewicht) × (22,78 – 0,17 × lft)/ 1000

Tabel 8.1	Bepalingen tijdens cardiopulmonale inspanningstest op verschillende gebieden.
maximale test	HR, lactaat, VEmax, pO_2, pCO_2
cardiovasculair	$\Delta VO_2/\Delta W$, HRR, O_2 pols, BP, ECG
ventilatoir	VE max, BR, VE/VCO_2, EELV
gaswisseling	$P(A-a)O_2$, $P(a-ET)CO_2$, Vd/Vt, $EqCO_2$
metabolisme	AT, RQ, lactaat

Ook de maximale belastbaarheid kan men voorspellen. De VO_2 in rust bedraagt namelijk 3,5 ml/min/kg en behoort tijdens inspanning met ongeveer 10 ml/min/Watt toe te nemen. Het voorspelde inspanningsvermogen ligt dus op (VO_2 max voorspeld – VO_2 max in rust)/10.

Om te mogen concluderen dat er sprake is van een afgenomen inspanningstolerantie en daarbij vast te leggen wat de beperkende factor is, dient de patiënt maximaal te hebben gefietst. Er zijn vijf parameters waarop mag worden vastgesteld dat de inspanningstest maximaal was:
– bereiken van de maximale hartfrequentie (220 – leeftijd);
– bereiken van het maximale ademminuutvolume (37,5 × FEV_1);
– optreden van verzuring, met een lactaatproductie van ≥ 7 mmol;
– optreden van hypoxemie (daling tot < 80 mmHg);
– optreden van hypercapnie (stijging tot > 45 mmHg).

8.3 Metingen tijdens de cardiopulmonale inspanningstest

De inspanning wordt geleverd door middel van fietsergometrie. Na drie minuten onbelast fietsen wordt de weerstand iedere minuut met een vaste belastingsstap van 5-30 Watt opgehoogd. Het streven is de maximale inspanningscapaciteit te bereiken in acht tot tien minuten. Tijdens de fietstest worden verschillende primaire parameters geregistreerd, waaruit vervolgens weer andere gegevens berekend kunnen worden (tabel 8.2).

Tabel 8.2	Metingen en afgeleiden tijdens CPET.
primaire meting	*afgeleide parameters*
maximale zuurstofopname (VO_2 max)	koolzuurequivalenten VE/VCO_2
maximale CO_2-productie (VCO_2 max)	zuurstofequivalenten VE/VO_2
ventilatie	anaerobe drempel (AT)
ademfrequentie	respiratoir quotiënt (RQ) = VCO_2/VO_2
teugvolume	O_2-pols
$ETCO_2$ en ETO_2	$\Delta VO_2/\Delta W$
werkbelasting fiets	$P(A-a)O_2$, $P(a-ET)CO_2$, Vd/Vt
bloeddruk	
ECG	
saturatie	
bloedgassen en lactaat	

De gemeten waarden worden tegen elkaar uitgezet in de negen plots van Wasserman (fig. 8.1).

De cardiovasculaire parameters worden weergegeven in plots 2, 3 en 5, de ventilatoire parameters in de plots 1, 4 en 7 en informatie over de gaswisseling vinden we in de plots 6, 8 en 9.

8.4 Cardiovasculaire parameters

8.4.1 VO_2 ten opzichte van weerstand in Watt (plot 3)

De relatie van de VO_2 ten opzichte van de weerstand in Watt (plot 3) weerspiegelt de hoeveelheid zuurstof die wordt opgenomen per geleverde eenheid arbeid. $\Delta VO_2/\Delta Watt$ behoort ongeveer 10 ml/min/kg te zijn en is verlaagd bij een stoornis in het zuurstoftransport.

De VO_2 is namelijk het product van de hartfrequentie en de VO_2 per hartslag, de O_2-pols. De O_2-pols reflecteert de hoeveelheid zuurstof die per hartslag wordt afgeleverd (VO_2/hartfrequentie), en wordt bepaald door het

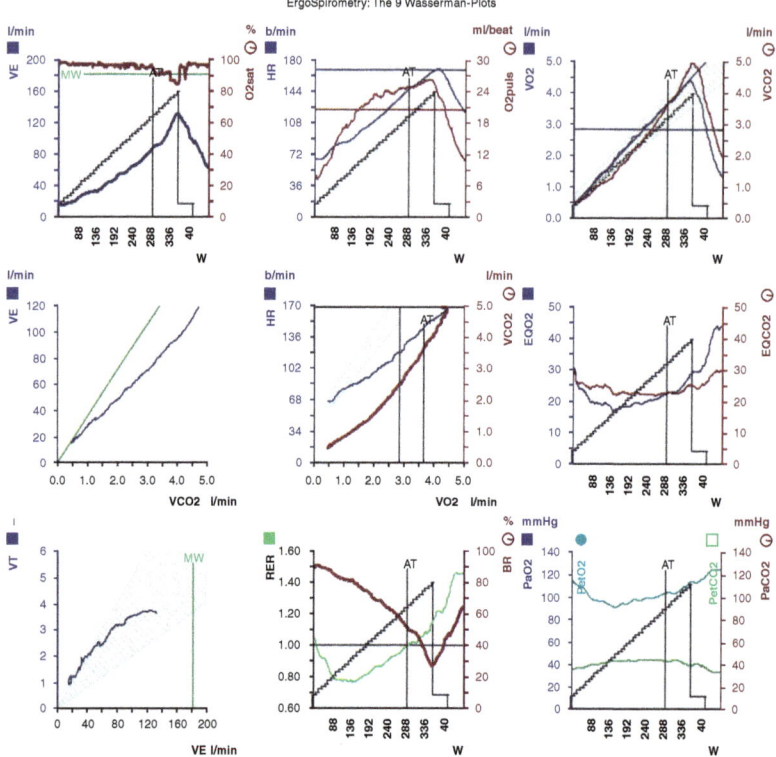

Figuur 8.1
Negen plots van Wasserman bij een normale inspanningstest.

slagvolume en door de mate van zuurstofextractie in de weefsels: O_2 pulse = $CO \times C(a-v)O_2$.

Als het slagvolume maximaal is, de zuurstofextractie maximaal is en de maximale hartfrequentie wordt bereikt, bereikt ook de VO_2 zijn maximum.

Een afname van het slagvolume treedt op bij hartfalen, bij dynamische hyperinflatie, maar ook bij een slechte conditie. Een verlaagde zuurstofafgifte per hartslag zien we bij hypoxemie, anemie, CO-intoxicatie en bij onvermogen tot verzuring.

8.4.2 O_2-pols en hartfrequentie ten opzichte van weerstand in Watt (plot 2)

De O_2-pols wordt berekend uit de metingen van de VO_2 max en de hartfrequentie. De O_2-pols neemt tot ongeveer halverwege de inspanning toe door toename van het slagvolume, daarna door toename van de maximale zuurstofextractie $C(a-v)O_2$. De zuurstofextractie neemt toe door een verzuring in de spieren, waardoor de Hb-zuurstofdissociatiecurve naar rechts verschuift, en O_2 dus gemakkelijker wordt afgestaan aan de weefsels. In het geval van hartfalen zal het slagvolume onvoldoende toenemen en zal dus ook de O_2-pols nooit het voorspelde maximum bereiken. Tijdens een normale inspanningstest zal de O_2-pols blijven toenemen tot het einde van de test. In geval van hartfalen zal deze curve afbuigen op een submaximale waarde. Om het tekort aan toename in slagvolume te compenseren, zal de hartfrequentie hoog zijn ten opzichte van de geleverde inspanning en ook te snel stijgen. Het verschil tussen de voorspelde en de werkelijk behaalde hartfrequentie wordt de hartfrequentiereserve (HRR) genoemd en deze hoort ≤ 15 slagen per minuut te zijn. Een te grote HRR wijst op een niet-maximale test, of op een inspanningsbeperking door een andere dan cardiale oorzaak.

8.4.3 Anaerobe drempel (AT; plot 5).

In geval van onvoldoende zuurstof zal via de anaerobe glycolyse glucose worden omgezet in pyrodruivenzuur en lactaat. De VO_2 op het moment dat het lactaatgehalte gaat stijgen, noemt men de anaerobe drempel (AT). Het gevormde lactaat wordt direct gebufferd door HCO_3^- tot H_2O en CO_2. De CO_2-productiesnelheid neemt dus toe en komt bovenop de metabole CO_2-productie. De VCO_2 zal hierdoor boven de AT harder stijgen dan onder de AT. Dit ziet men terug in plot 5, waar de relatie VCO_2/VO_2 wordt weergegeven, en die men kan gebruiken om de AT te bepalen via de V-slope methode. Een lage anaerobe drempel past bij hartfalen, maar ook bij deconditionering en spierzwakte. Bij een actieve persoon zal de AT bereikt worden als de VO_2 gestegen is tot tienmaal de uitgangswaarde. Bij een inactieve persoon met slechte conditie zal de AT al bereikt worden als de VO_2 met een factor 4 is toegenomen. Bij patiënten met hartfalen wordt de AT al bereikt na een verdubbeling van de VO_2. Men spreekt van een verlaagde AT als deze bereikt wordt bij een VO_2 die lager is dan 40% van de voorspelde maximale VO_2.

> De normale mens wordt circulatoir beperkt en het bereiken van een ventilatoire beperking op basis van een verlaagde ademreserve is dus altijd afwijkend.

8.5 Ventilatoire parameters

8.5.1 Maximale ventilatie en ademreserve (plot 1, 4 en 7)

De ventilatie zal in eerste instantie toenemen door een toename van het teugvolume, daarna door toename van de ademfrequentie. De maximale vrijwillige ventilatie (MVV) wordt bepaald door het maximale teugvolume en de maximale ademfrequentie en is te voorspellen door de FEV_1 te vermenigvuldigen met 35-40. Door dit getal af te trekken van de daadwerkelijk gemeten maximale ventilatie, wordt de ademreserve (breathing reserve, BR) bepaald. Indien de ademreserve < 11 liter is of minder dan 15% van het MVV, spreekt men van een ventilatoire beperking. Anders dan COPD, zal hartfalen niet tot een verlaagde ademreserve leiden. Zoals eerder vermeld, wordt de normale mens circulatoir beperkt en het bereiken van een ventilatoire beperking op basis van een verlaagde ademreserve is dus altijd afwijkend, ook bij een normale VO_2 max.

De relatie van de ventilatie met de geleverde inspanning en de CO_2-productie zegt iets over de efficiëntie van de ademhaling. Een hoge ventilatie in relatie tot de VCO_2 past bij diverse longziekten, hyperventilatie, bij doderuimte ventilatie (pulmonale hypertensie en hartfalen), metabole acidose en hyperthyreoïdie.

Door tijdens de inspanningstest de inspiratoire capaciteit (IC) te bepalen, kan de rustlus van de ademhaling goed geplaatst worden ten opzichte van de geforceerde flow-volume curve en is het eindexpiratoire longvolume (EELV) te bepalen. Bij obstructief longlijden neemt door expiratoire flowlimitatie het EELV toe, een proces dat dynamische hyperinflatie heet. Een andere belangrijke parameter bij obstructief longlijden is de inspiratietijd als fractie van de totale ademduur (Ti/Ttot). In rust bedraagt deze ongeveer 0,35 en tijdens inspanning neemt deze toe doordat de eindexpiratoire ademstilstand verdwijnt. Het uitblijven van deze toename past bij obstructief longlijden.

8.6 Gaswisseling

Een indicatie van de gaswisseling wordt verkregen door de saturatie en het end-tidal O_2 (ETO_2) en end-tidal CO_2 ($ETCO_2$) te meten. Indien gaswisseling de primaire interesseparameter is, zoals bij interstitiële longziekten of pulmonale hypertensie, of indien de saturatiemeting onbetrouwbaar is, is het beter een arteriële bloedgasanalyse te verrichten. Hiermee kunnen dalingen in zuurstofspanning, de alveolo-arteriële zuurstofgradiënt (($A - a)O_2$) en het optreden van dode-ruimte ventilatie (Vd/Vt) betrouwbaar bepaald worden.

8.6.1 Verhouding ventilatie/CO_2-productie (VE/VCO_2 = $EqCO_2$) ten opzichte van weerstand (plot 4 en 6)

Tijdens inspanning wordt de verhouding ventilatie/CO_2-afgifte gunstiger. Men gaat efficiënter ademhalen met een betere ventilatie-perfusieverhouding door toename van het teugvolume en door rekruteren van pulmonaal vaatbed. Hierdoor zullen de ventilatoire equivalenten voor CO_2 ($EqCO_2$) dalen tijdens inspanning. Na het passeren van de anaerobe drempel zal de VCO_2 door de metabole acidose echter weer sneller stijgen dan de ventilatie, waardoor de $EqCO_2$ weer toeneemt. Het dieptepunt van de $EqCO_2$ ligt op de AT en hoort < 0,34 te zijn; bij maximale inspanning dient de waarde < 0,39 te zijn. Een verhoogd $EqCO_2$ past bij ventilatie-perfusie *mismatch* en kan wijzen op hyperventilatie (dan tevens een lage $PaCO_2$) of dode-ruimte ventilatie, zoals bij hartfalen of pulmonale hypertensie.

8.6.2 Zuurstofopnameprobleem en dode-ruimte ventilatie (plot 6 en 9).

Bij hartfalen vindt men een verlaagde VO_2 en een verlaagde AT, door een te lage O_2-pols en dus verminderd O_2-transport. De vroege verzuring leidt tot een minder efficiënte ventilatie, die weer leidt tot een verhoogd VE/VCO_2. Hierbij dus een hoge $EqCO_2$ zonder hypoxemie, passend bij dode-ruimte ventilatie door toegenomen ventilatie van slecht geperfundeerde longdelen. In tegenstelling tot emfyseem en pulmonale hypertensie, zien we hierbij meestal geen hypoxemie. Dit heeft alles te maken met de transporttijd van de erytrocyt door het pulmonale vaatbed. De normale transittijd van de erytrocyt is 0,8 seconde en herbergt een enorme reserve. De erytrocyt heeft namelijk slechts 0,3 seconde nodig om zich vol te laden met zuurstof. Bij inspanning zal de transittijd van de erytrocyt onder de cruciale 0,3 seconde blijven, door rekrutering van vaatbed met verbetering van de ventilatie-perfusieverhouding. In geval van emfyseem zal dit vaatbed echter belangrijk zijn afgenomen en in het geval van pulmonale hypertensie is het vaatbed al gerekruteerd in de rustsituatie. Bij inspanning zullen beide dus leiden tot een daling van de PaO_2. Hartfalen leidt wel tot een verstoring van de ventilatie-perfusieverhouding, met toegenomen dode-ruimte ventilatie, maar de transittijd van de erytrocyt is niet verlaagd, zodat de PaO_2 normaal blijft.

8.7 Samenvatting en conclusie

De diagnose hartfalen is niet altijd even gemakkelijk te stellen, en een geïntegreerde inspanningstest kan hierbij behulpzaam zijn. Hartfalen resulteert, door een onvermogen het slagvolume voldoende te laten stijgen, in een verlaagde VO_2 max en een verlaagde AT, wijzend op afgenomen zuurstoftransport. De toename van de VO_2 in relatie tot de belasting is < 10 ml/min/kg (plot 3) en de O_2-pols buigt af bij toenemende belasting op een niveau < 80% van voorspeld (plot 2). De hartfrequentie neemt te snel toe in relatie tot de belasting. Hierbij vindt men een hoge of normale ademreserve en treedt er geen hypoxemie op. Wel zullen er aanwijzingen zijn voor een hoge dode-ruimte ventilatie met een te hoge VE/VCO_2-verhouding. De bevindingen bij hartfalen en de verschillen met COPD en PAH zijn samengevat in tabel 8.3.

Tabel 8.3	Bevindingen bij beperking op cardiaal, pulmonaal en vasculair gebied.			
	hartfalen	COPD	PH	normaal
VO_2	L	L	L	> 85% pred
AT	L	N/L	L	> 40% VO_2 max pred
HRR	N	H/N	N	< 15/min
O_2-pols	L	N/L	L	> 80% pred
BR	H/N	L	N	> 11 liter
$EqCO_2$	H	H	H	< 35
Vd/Vt	H	H	H	< 0,30
PaO_2	N	N/L	L	> 80
$P(A - a)O_2$	N	H	H	< 35

Literatuur

ATS/ACCP. Statement on cardiopulmonary exercise testing. Am J Respir Crit Care Med 2003;167:211-77.

O'Donell DE, Lam M, Webb KA. Measurements of symptoms, lung hyperinflation and endurance during exercise in chronic obstructive pulmonary disease. Am J Respir Care Med 1998;158:1557-65.

Wasserman K, Hansen JE, Sue DY, Stringer WW, Whipp BJ. Principles of exercise testing and interpretation. 4th Ed. Philadelphia: Lippincott, Williams and Wilkins, 2005.

Weisman IM, Zeballos RJ. An integrated approach to the interpretation of cardiopulmonary exercise testing. Clin Chest Med 1994;15:421-45.

9 Het echocardiogram

E.J.P. Lamfers

In dit hoofdstuk wordt een overzicht gegeven van het belang van echocardiografie voor de diagnostiek en evaluatie van de behandeling van de verschillende vormen van hartfalen. Naast een uiteenzetting over de standaardopnamen en de verschillende echotechnieken wordt veel aandacht besteed aan het diagnosticeren van hartfalen met behoud van ejectiefractie. Ook nieuwere technieken, zoals driedimensionale echocardiografie, komen aan bod.

9.1 Inleiding

'Stel de diagnose hartfalen nooit zonder echocardiografie', aldus hartfalenpionier prof. dr. Philip Poole-Wilson tijdens het jaarcongres van de European Society of Cardiology in augustus 2008 in München. Aanleiding hiervoor was de publicatie van de nieuwe richtlijnen voor de diagnostiek en behandeling van de verschillende vormen van hartfalen.

> Stel de diagnose hartfalen nooit zonder echocardiografie.

> Bij het echografisch beoordelen van de rechtsdrukken dient dus altijd een meting van de v. cava inferior betrokken te worden.

9.2 Richtlijnen ESC en echocardiografie

De richtlijnen ESC eisen naast anamnese en lichamelijk onderzoek objectiveerbare kenmerken om de diagnose hartfalen te kunnen stellen. Alleen een overvuld longvaatbed op de thoraxfoto of een verhoogde NT-proBNP is wel objectiveerbaar, maar een onderscheid tussen bijvoorbeeld hartfalen met verlies van ejectiefractie en hartfalen met behoud van ejectiefractie is zonder echocardiografie nu eenmaal niet te stellen. Deze in hoofdstuk 1 van dit boek uiteengezette onderverdeling van hartfalen kan alleen gemaakt worden met beeldvorming van de linkerkamer. Echocardiografie is de meest voor de hand liggende onderzoeksmethode om dit op een snelle, patiëntvriendelijke manier te doen.

Echocardiografie is het met ultrageluid maken van afbeeldingen van het hart. Eigenlijk kan echocardiografie beschouwd worden als de meest klassieke manier van beeldvorming: de percussie. Men biedt namelijk een geluid aan en afgaand op de weerkaatsing van het aangeboden geluid wordt een voorstelling gemaakt van het orgaan dat wordt onderzocht. In de tijd dat Auenbrugger de percussie perfectioneerde was dit met hoorbaar geluid; in de twintigste eeuw werd dat *ultra*geluid, geluid in het niet-hoorbare geluidsspectrum. In het volgende overzicht slaat de term 'echocardiografie' niet alleen op het maken van twee- en driedimensionale afbeeldingen en bewegingspatronen van de hartcompartimenten en hartkleppen, maar ook op de meting van de verschillende snelheden van zowel bloed als ventrikelwanden, zoals die worden verkregen met verschillende dopplermethoden.

Het dopplereffect is in 1842 door Johann Doppler beschreven. Het is het fenomeen dat een geluidsgolf in frequentie verandert wanneer deze door een bewegend object wordt teruggekaatst; de frequentie wordt hoger indien het object (in ons geval de erytrocyt in het hart) naar de waarnemer toe beweegt, en lager indien het object (erytrocyt) van de waarnemer af beweegt. Door deze frequentieverandering te meten kan de snelheid van de erytrocyt worden bepaald. Snelheden van erytrocyten worden omgerekend naar drukverschillen, die gebruikt worden voor hemodynamische analyses.

Color Doppler wordt gebruikt om met kleuring van geluidspixels de omkering van de erytrocyten in de bloedstroom in beeld te brengen, met een rode pixel indien de erytrocyt naar de transducer toe beweegt en blauw bij beweging van de transducer af. Hiermee kan een kwantificatie worden gemaakt van bijvoorbeeld de ernst van een mitralisklepinsufficiëntie, en wel door het oppervlak van de insufficiëntiejet te meten en te relateren aan de grootte van het linkeratrium. Hoe groter het oppervlak en hoe breder het begin van de jet, des te ernstiger is de klepinsufficiëntie.

9.2.1 Standaardopnamen

Het voert te ver om alle echocardiografische modaliteiten in dit overzicht te behandelen. Opnamen worden gemaakt met een transducer die een groot aantal kristallen bevat waarmee ultrageluid wordt uitgezonden en weer opgevangen. De transducer wordt naast het sternum en op de plaats van de puntstoot van het hart, ter hoogte van de vijfde rib, geplaatst. Het standaard echocardiografische onderzoek omvat opnamen om de linker- en rechterkamerdiameter te meten (parasternaal lange as en korte as, fig. 9.1, 9.2 en 9.3), de systolische hartfunctie te bepalen van de linkerkamer (apicale vierkamer), de rechterkamerfunctie te bepalen en klepgebreken te beoordelen.

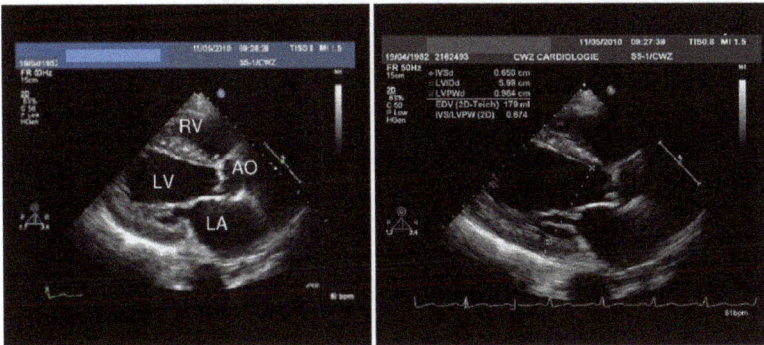

Figuur 9.1
Tweedimensionale afbeelding van het hart, genomen vanaf de sternumrand (parasternale lange-as opname). Rechts de metingen van de wanddikte en diameter van de linkerkamer. LV = linkerventrikel; RV = rechterventrikel; LA = linkeratrium; AO = aortawortel.

Voor de hemodynamiek is met name de apicale vierkameropname belangrijk. Naast het maken van standaardopnamen zijn er bij hartfalen nog verschillende echoprotocollen te hanteren, waarvan de belangrijkste is het bepalen van de ernst van eventuele dissynchronie van linkerkamersegmenten (*intra*ventriculaire dissynchronie) en van de linkerkamer en rechterkamer (*inter*ventriculaire dissynchronie). Intraventriculaire dissynchronie treedt vaak op bij een linkerbundeltakblok, waarbij het verloop van de elektrische impuls door de linkerkamer zo traag is dat de achterwand pas wordt gedepolariseerd wanneer de depolarisatie van het septum al heeft plaatsgevonden. Het heeft een inefficiënte pompbeweging van de linkerkamer tot gevolg en speelt een belangrijke rol bij de verergering van hartfalen.

9.2.2 Transthoracale en transoesofageale echocardiografie

Een groot nadeel van transthoracale echocardiografie is dat men voor een goede beeldvorming sterk afhankelijk is van het echovenster. Adipositas, longemfyseem en thoraxdeformaties veroorzaken alle een minder goede kwaliteit van beeldacquisitie. Om die reden werd eind jaren tachtig van de

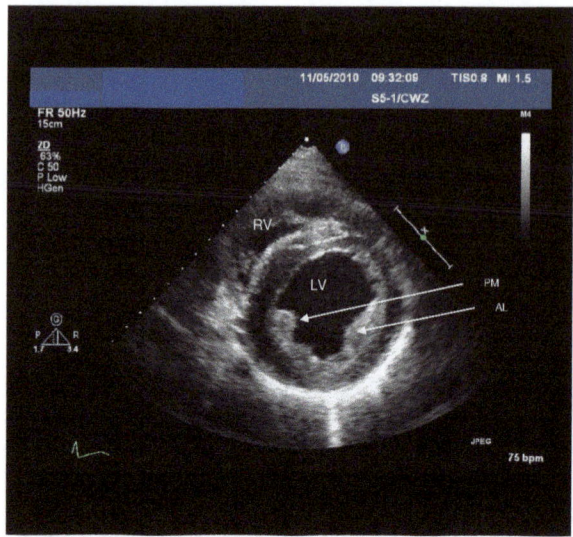

Figuur 9.2
Tweedimensionale afbeelding van het hart, genomen vanaf de sternumrand, met de transducer 90 graden gedraaid ten opzichte van de parasternale lange-as opname (parasternale korte-as opname). De rechterkamer met trabekels ligt tegen de linkerkamer aan. LV = linkerventrikel; RV = rechterventrikel. PM = posteromediale papillairspier. AL = anterolaterale papillairspier.

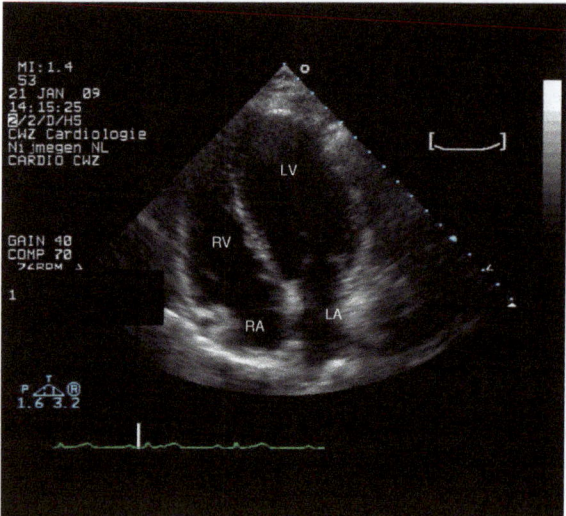

Figuur 9.3
Tweedimensionale afbeelding van het hart, genomen vanaf de apex (apicale vierkameropname). LV = linkerventrikel; RV = rechterventrikel; LA = linkeratrium; RA = rechteratrium. We noemen het de vierkameropname, omdat in één sector vier compartimenten van het hart in beeld zijn gebracht.

vorige eeuw de slokdarmechocardiografie ontwikkeld. Met behulp van een transducer die gemakkelijk is in te slikken en in de slokdarm tegen het hart aangelegd kan worden, is het mogelijk om superieure beeldkwaliteit met een groot oplossend vermogen te verkrijgen (fig. 9.4). Slokdarmechocardiografie heeft daardoor een eigen plaats verworven in het echocardiografisch laboratorium. Die positie is alleen nog maar versterkt door de ontwikkeling van de 3-D-slokdarmechocardiografie.

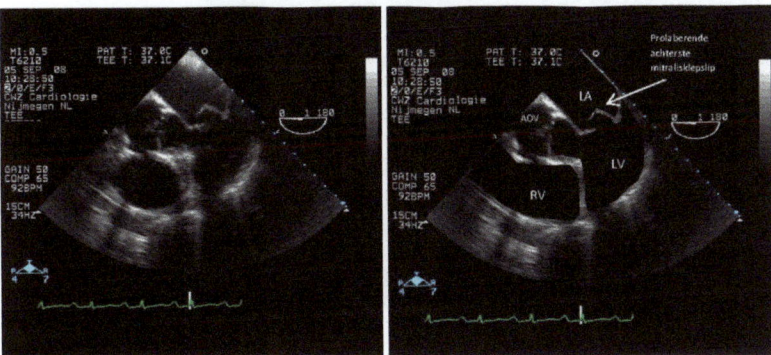

Figuur 9.4
Transoesofageale opname van de mitralisklep; er is een prolaps van de achterste mitralisklepslip zichtbaar. LV = linkerventrikel; LA = linkeratrium; RV = rechterventrikel; AOV = aortaklep.

Slokdarmechocardiografie speelt een belangrijke rol bij het beoordelen van de mitralisklep, met name betreffende de vraag of vervanging dan wel reparatie van de mitralisklep noodzakelijk is in het geval van ernstige mitralisklepinsufficiëntie. Verder is de slokdarmechocardiografie niet meer weg te denken bij het diagnosticeren van endocarditis en bij het vaststellen van cardiale emboliebronnen.

9.2.3 Tissue Doppler imaging (TDI)

Met Tissue Doppler imaging (TDI) kan een weergave worden gemaakt van de bewegingssnelheid van het myocard zelf. Snelheden en versnellingen van het myocard zijn veel lager dan die van de bloedstroom. Indien er geen klepstenose is, beweegt het bloed met een gemiddelde snelheid van ongeveer 1 m/sec door het hart. Snelheden van het myocard liggen rond de 5 à 10 cm/sec. Deze lage snelheden worden zichtbaar gemaakt door de hogere snelheden van de bloedstroom weg te filteren. Deze techniek is van groot belang gebleken bij het diagnosticeren van synchronisatiestoornissen van de linkerkamer als oorzaak van hartfalen. De met TDI gemaakte curve van een bepaald myocardsegment wordt gebruikt om precies vast te stellen op welk moment de systole begint. Indien bijvoorbeeld uit een TDI-meting blijkt dat het begin van de systolische activiteit van de achterwand meer dan 60 msec later begint dan die van de voorwand, dan is dat een teken van intraventriculaire dissynchronie (fig. 9.5).

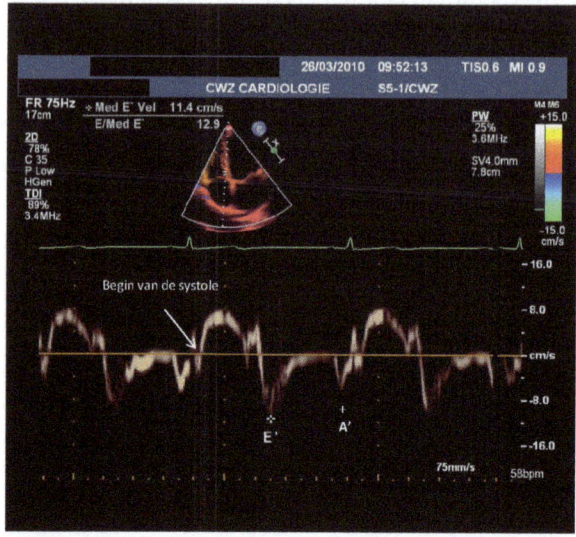

Figuur 9.5
TDI-opname van het basale segment van het onderste gedeelte van het septum. Horizontaal is de tijd aangegeven, verticaal de snelheid, in dit geval de snelheid van het betreffende segment van de linkerkamer. De pijl wijst de curve aan die de systolische beweging van dit betreffende segment kenmerkt. E' is de snelheid die de snelle vulling van de linkerkamer kenmerkt en van belang bij het bepalen van diverse stadia van diastolische disfunctie. A' is het gevolg van de atriale contractie.

9.2.4 Hartfalen met behoud van ejectiefractie en hartfalen met verlies van ejectiefractie

Het is voor de behandeling van belang dat hartfalen wordt onderverdeeld in twee soorten, namelijk die met een normale en die met een verminderde systolische linkerkamerfunctie. De linkerkamerfunctie wordt beoordeeld met de ejectiefractie. Dit is het percentage van de maximale diastolische vulling van de linkerkamer dat per systole wordt uitgedreven (zie ook hoofdstuk 2). Normaal is dit 50 tot 60%. Hartfalen met behoud van ejectiefractie, ook wel aangeduid met de afkorting *hfpef (heart failure with preserved ejection fraction)* is het ziektebeeld dat ook wel diastolisch hartfalen werd genoemd. Men ziet het bij coronarialijden, hypertensie en sommige cardiomyopathieën. Hartfalen met verlies van ejectiefractie of *hfref(heart failure with reduced ejection fraction*, ook wel systolisch hartfalen genoemd) is meestal geassocieerd met een doorgemaakt hartinfarct, maar ook met gedilateerde cardiomyopathie.

> Pathofysiologisch gezien gaat systolisch hartfalen meestal ook met diastolisch functieverlies gepaard, en dat is de reden dat de termen systolisch en diastolisch hartfalen zijn vervangen door hfpef en hfref.

De ESC hartfalenrichtlijn geeft geen afkappunt in ejectiefractie aan. De consensus *diastolische disfunctie* van de ESC hanteert een ejectiefractie van 50% met een niet-gedilateerde linkerkamer.

9.3 Diagnostiek

9.3.1 Tweedimensionale afbeeldingen

Het ligt voor de hand dat de meeste aandacht tijdens de eerste oriënterende echo van de patiënt die van hartfalen wordt verdacht, uitgaat naar de functie van de linkerkamer. Niet alleen wandbewegingsstoornissen, die wijzen op een vroeger doorgemaakt myocardinfarct, maar ook linkerkamerdilatatie, linkerkamerhypertrofie of andere vormen van wandverdikking en de functie van de rechterkamer zijn zowel voor de diagnostiek als voor het bepalen van de prognose van groot belang.

9.3.2 Ejectiefractie

Het bepalen van de ejectiefractie is niet alleen van groot belang voor de keuze van de therapie, het speelt eveneens een rol bij de indicatie voor *device*therapie (inwendige defibrillator (ICD) dan wel pacemakers voor behandeling van dissynchronie (CRT) of beide). Tevens zijn ejectiefractie en linkerkamerdiameters sterk geassocieerd met de prognose, zowel wat betreft overlijden als het optreden van symptomen van hartfalen en ritmestoornissen, met name bij patiënten met een doorgemaakt ST-elevatie myocardinfarct (STEMI). De echocardiografist zal gevraagd worden een zo nauwkeurig en reproduceerbaar mogelijke meting te doen van de ejectiefractie, vooral omdat een waarde kleiner dan 35% een van de indicaties is voor de hiervoor genoemde *device*therapie. Van de verschillende echocardiografische methoden om de ejectiefractie te bepalen lijkt die volgens de zogenoemde simpsonmethode het meest betrouwbaar (fig. 9.6). Er worden twee apicale opnamen gemaakt in vlakken loodrecht op elkaar, met de lengteas van het scanvlak lopend van de apex naar het midden van de mitralisklepannulus. Vervolgens wordt de endocardcontour bepaald in diastole en systole. De opzet is om het volume van de linkerkamer te berekenen tijdens de maximale vulling (einddiastolische volume) en tijdens de maximale ontlediging (eindsystolische volume). Het verschil van deze volumina gedeeld door het einddiastolische volume is de ejectiefractie. Voor de berekening hiervan gaat men van de veronderstelling uit dat de linkerkamer een ellipsvorm heeft met aan één kant het kapje eraf. De lengteas van deze 'ellips' wordt verdeeld in twintig schijven; van iedere schijf wordt het volume berekend, zowel tijdens einddiastole als tijdens eindsystole. Optelling van al deze volumina levert zowel het einddiastolische als het eindsystolische volume op en zo is de ejectiefractie bekend.

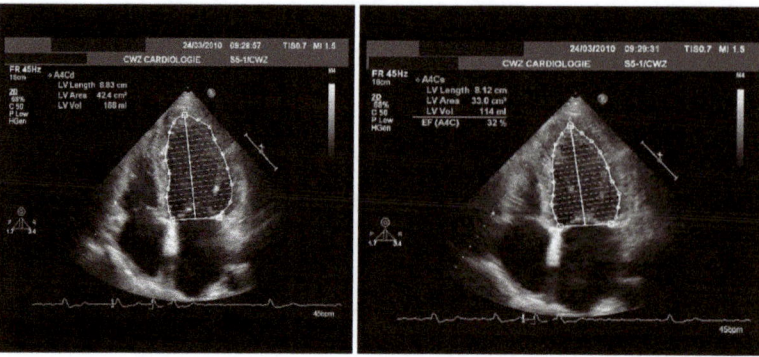

Figuur 9.6
Bepaling van einddiastolische en eindsystolische volumina van de linkerkamer in de vierkamer-opname met de simpson-methode; ejectiefractie is 32%. LA = linkeratrium; RA = rechteratrium; RV = rechterventrikel.

Diverse studies geven aan dat de op deze manier bepaalde ejectiefractie redelijk onafhankelijk is van geometrische afwijkingen van de linkerkamer, zoals het geval is na een infarct of bij aneurysmavorming. De bepaling van de ejectiefractie met behulp van MRI of radionuclide ventriculografie blijkt echter nauwkeuriger dan die met echocardiografie.

9.3.3 Het linkeratrium

De grootte en de functie van het linkeratrium is een belangrijke parameter voor de cardioloog. Een vergroot linkeratrium betekent dat er gezocht moet worden naar een vorm van hartfalen. Ook hartklepafwijkingen, met name van de mitralisklep, alsook langdurig atriumfibrilleren kunnen een vergroot linkeratrium veroorzaken. Erg specifiek is dit echogegeven dus niet, maar de gevoeligheid van een vergroot linkeratrium voor hartziekte is hoog.

9.3.4 Klepafwijkingen

Historisch gezien is de mitralisklepstenose de belangrijkste klepafwijking die geassocieerd is met de klassieke symptomen van hartfalen, zeker wanneer er ook nog atriumfibrilleren bij optreedt. Het is dan ook niet verwonderlijk dat de opnamen met de eerste generatie echoapparatuur zich geconcentreerd hebben rond de mitralisklep (fig. 9.7).

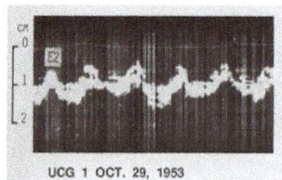

Figuur 9.7
Eerste M-mode registratie, van de mitralisklep.

Met de afname van de incidentie van het ziektebeeld acuut reuma verdween de mitralisklepstenose echter uit de rij van meest voorkomende klepgebreken als oorzaak van hartfalen. De klepafwijking die op dit moment het meest wordt geassocieerd met hartfalen met verlies van ejectiefractie is de mitralisklepinsufficiëntie (fig. 9.8). Zowel structurele afwijkingen van het mitralisklepapparaat als annulusdilatatie door linkerkamerdilatatie, door welke oorzaak dan ook, kunnen een aanzienlijke mitralisklepinsufficiëntie veroorzaken, die op zijn beurt verdere dilatatie en functieverlies van de linkerkamer tot gevolg heeft.

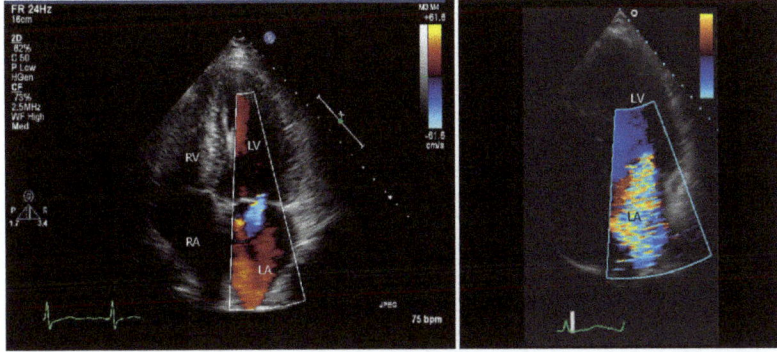

Figuur 9.8
Tweedimensionale vierkameropnamen van het hart bij twee patiënten. Links: er is een lichte mitralisklepinsufficiëntie in beeld gebracht (klein oppervlak). Rechts: zeer ernstige mitralisklepinsufficiëntie (groot oppervlak, de insufficiëntiejet vult bijna het hele linkeratrium en heeft een heel breed begin op de plaats van de sluitingslijn van de mitralisklep, zgn. vena contracta-diameter). RV = rechterventrikel; LV = linkerventrikel; RA = rechteratrium; LA = linkeratrium.

Een langer bestaande aortaklepinsufficiëntie gaat gepaard met een dilatatie van de linkerkamer. Met color Doppler kan ook hier een inschatting worden gemaakt van de ernst van deze klepinsufficiëntie. Een met color Doppler in beeld gebrachte tricuspidalisklepinsufficiëntie kan ook worden gebruikt voor drukmeting, zoals we later zullen zien: de leksnelheid kan worden omgerekend naar de systolische bloeddruk in de a. pulmonalis, om zo een beeld te geven van het bestaan van pulmonale hypertensie. Aortaklepstenose gaat meestal gepaard met angina pectoris of syncope en niet met de klassieke symptomatologie van hartfalen. Alleen in combinatie met een verminderde linkerkamerfunctie, bijvoorbeeld door coronarialijden, en met mitralisklepinsufficiëntie kan een aortaklepstenose een onderdeel zijn van het ziektebeeld. Met behulp van snelheidsmetingen over de aortaklep, al dan niet in combinatie met inotropica, kan de echocardiografist beoordelen in hoeverre een aortaklepstenose een rol speelt bij eventuele symptomen van hartfalen.

9.3.5 Hemodynamiek

Al vroeg in de opkomst van de echocardiografie werden er studies gedaan om de vullingsdrukken te berekenen, zodat de patiënt niet hoeft te worden blootgesteld aan een katheterisatie van de rechterkamer en de pulmonale vaten, met alle nadelen die een invasieve ingreep nu eenmaal met zich meebrengt.

Cardiac output

Met behulp van de snelheidsmeting van bloed over de aortaklep, gecombineerd met de diameter van de annulus van de aortaklep, kan op non-invasieve manier het *stroke volume* worden bepaald. Vermenigvuldiging van het stroke volume met de hartfrequentie levert de cardiac output op. Deze manier staat of valt met de kwaliteit van het echovenster; ook de aanwezigheid van een aanzienlijke aortaklepinsufficiëntie kan leiden tot een overschatting van de uitkomst.

Pulmonale hypertensie

De systolische a. pulmonalisdruk kan worden berekend met behulp van de leksnelheid van de tricuspidalisklepinsufficiëntiejet. Bij de meeste mensen bestaat er een meer of minder uitgesproken tricuspidalisklepinsufficiëntie, die erger wordt met de ernst van de pulmonale hypertensie. Bij pulmonale hypertensie lekt er bloed vanuit de rechterventrikel, via die lekkende tricuspidalisklep, terug het rechteratrium in. Deze lekkage vindt plaats met een bepaalde snelheid die met Doppler te meten is. Een leksnelheid van bijvoorbeeld 4 meter per seconde komt overeen met een drukverval tussen rechterventrikel en rechteratrium van 64 mmHg (gemodificeerde bernouilliformule: het drukverval in een gesloten vloeistofbuis is gelijk aan de snelheid van de vloeistof in het kwadraat, vermenigvuldigd met 4). Stelt men de rechteratriumdruk op 10 mmHg (de bloedkolom in de halsvene in liggende houding collabeert op een punt ter hoogte van de aanhechting van de tweede rib) dan is de systolische bloeddruk in de a. pulmonalis gelijk aan 10 + 64 = 74 mmHg, sterk verhoogd dus.

Er zitten haken en ogen aan de interpretatie van deze leksnelheid. Indien de rechteratriumdruk hoog is, kan de leksnelheid toch normaal zijn (< 2,5 m/sec). Men dient zich dus altijd te vergewissen van de rechteratriumdruk. Bij een normale rechteratriumdruk collabeert de v. cava inferior tijdens inademing meer dan 50%. Indien dit niet het geval is, is de rechteratriumdruk hoger dan 10 mmHg. Bij het echografisch beoordelen van de rechtsdrukken dient dus altijd een meting van de v. cava inferior betrokken te worden (fig. 9.10).

Uiteraard zijn er meer echografische kenmerken van een verhoogde pulmonalisdruk. Een bijkomend resultaat van pulmonale hypertensie is de vormverandering van de rechterkamer. Deze gaat op de vierkameropname lijken op een schoppenaas, met daarbij indeuking van de linkerkamer, die hierdoor

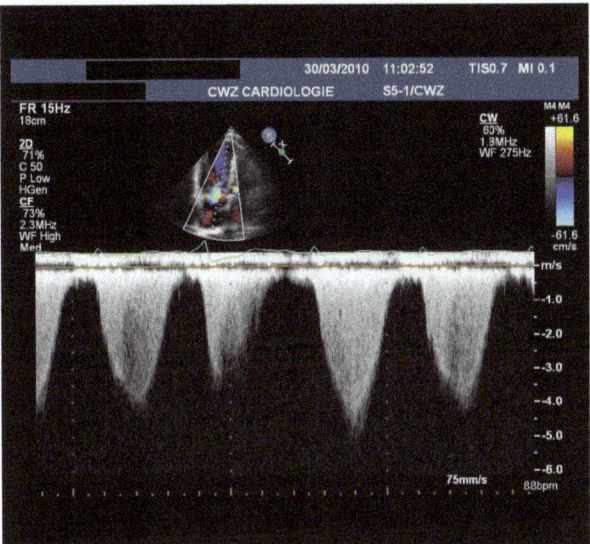

Figuur 9.9
De meting van de snelheid van het bloed van de regurgiterende jet van de tricuspidalisklep met Doppler. De maximale snelheid (na een premature ventriculaire slag) is bijna 5 meter/seconde. De gradiënt tussen de rechterventrikel en het rechteratrium is dan 4×5^2, dus 100 mmHg. Dit is extreem hoog en wijst op een ernstige pulmonale hypertensie.

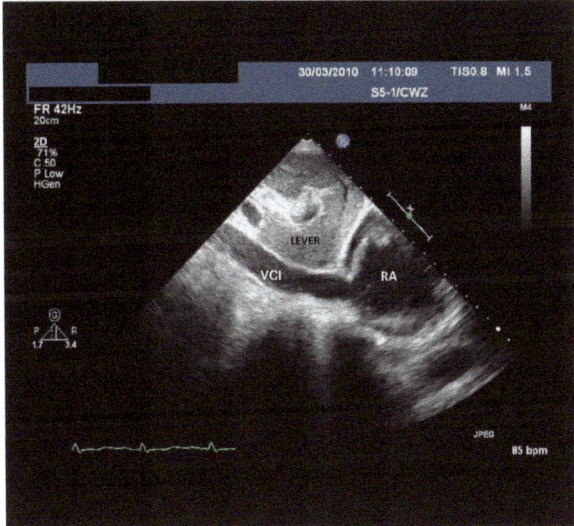

Figuur 9.10
Sterk verwijde v. cava inferior bij een patiënt met ernstige pulmonale hypertensie. RA = rechteratrium; VCI = v. cava inferior.

op de parasternale korteasopname een vorm van de hoofdletter D gaat krijgen (fig. 9.11).

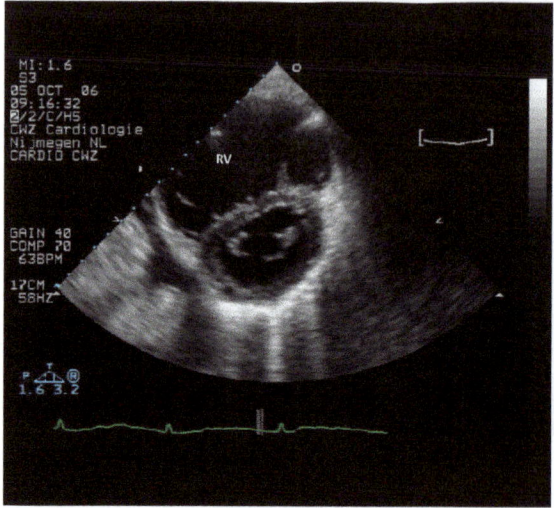

Figuur 9.11
Parasternale korte-as opname. Opvallend is een sterk verwijde rechterkamer; door de hoge druk in de rechterkamer wordt de linkerkamer weggedrukt en vervormd. RV = rechterventrikel.

Hartfalen met behoud van ejectiefractie

De diagnose hartfalen met behoud van ejectiefractie wordt er in dit onderdeel over de hemodynamiek apart uitgelicht, omdat de diagnose stoelt op het vaststellen van diverse stadia van de diastolische disfunctie van de linkerkamer.

De diastole begint met het sluiten van de aortaklep (AVC) en eindigt met het sluiten van de mitralisklep (MVC). De periode tussen sluiten van de aortaklep en openen van de mitralisklep is de isovolumetrische relaxatietijd (IVRT); dat is de tijd dat de linkerkamerwand zich ontspant voorafgaand aan de opening van de mitralisklep, en dus voorafgaand aan de volumetoename en diastolische vulling. De vulling vindt plaats tussen het openen van de mitralisklep (MVO) en het sluiten van de mitralisklep (MVC), en bestaat uit een snelle vulling, een trage vulling en een vulling als gevolg van de atriale contractie (fig. 9.12).

Het begin van de drukcurve van een normale diastole is het gevolg van de relaxatie van het myocard, en wel in de tijd tussen aortaklepsluiting (AVC) en mitralisklepopening (MVO). We zien dan geen verandering in linkerkamervolume (isovolumetrische relaxatie). Vervolgens daalt de linkerkamerdruk onder de linkeratriumdruk en gaat de mitralisklep open. Het bloed wordt als het ware in de linkerkamer gezogen; dit is de snelle vullingsfase. Vervolgens

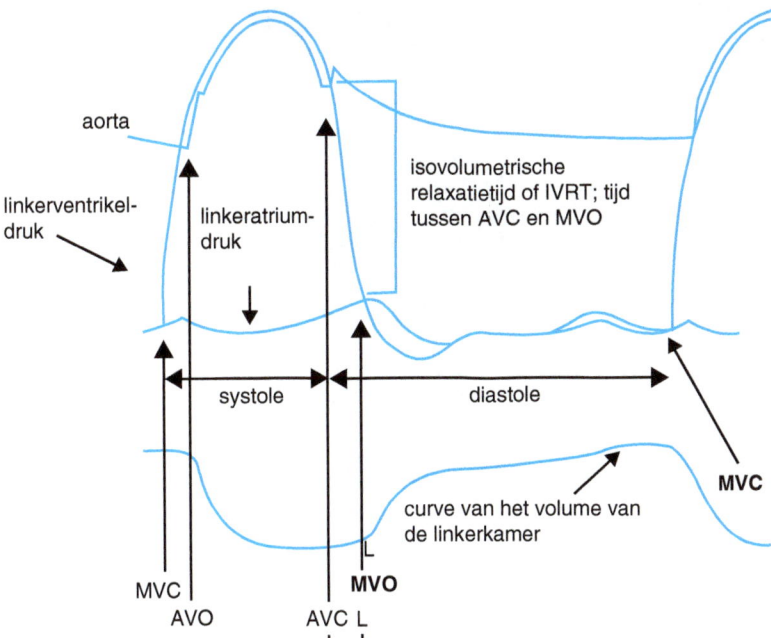

Figuur 9.12
Drukcurven in de aorta, de linkerkamer en in het linkeratrium tijdens systole en diastole. MVC = mitralisklepsluiting; AVO = aortaklepopening; AVC = aortaklepsluiting; MVO = mitralisklepopening; MVC = mitralisklepsluiting. Zichtbaar zijn de snelle vulling, de langzame vulling en de vulling na atriale contractie.

is de linkerkamer geheel ontspannen; de trage vullingsfase. De daaropvolgende atriale contractie levert bij een gezond hart een bijdrage van 20-30% aan verdere vulling van de linkerkamer.

Het eerste verschijnsel van diastolische vullingsproblematiek is een vertraagde relaxatie van de linkerkamerwand, met een later dan normaal openen van de mitralisklep (*gestoorde relaxatie*); in een volgend stadium vinden we een gestoorde snelle en vervolgens een gestoorde trage vulling (*gestoorde compliantie*). Het laatste stadium is een irreversibel verhoogde linkeratriumdruk, in rust dan wel bij inspanning (*restrictie*). De klachten van de patiënt zijn het gevolg van de verhoogde linkeratriumdruk.

Essentieel voor het vaststellen van deze stoornissen is het meten van de bloedstroomsnelheden tijdens de diastole over de mitralisklep (linkerkamer inflow), en wel tijdens de snelle vullingsfase (E-snelheid) en tijdens de atriale contractie (A-snelheid) (fig. 9.13).

In figuur 9.14 zien we de drukcurven en deze snelheden tegelijk afgebeeld. Aan het begin van de diastole is te zien hoe de twee drukcurven als het ware 'om elkaar heen slingeren'; begrip van deze 'slingering' van beide drukcurves

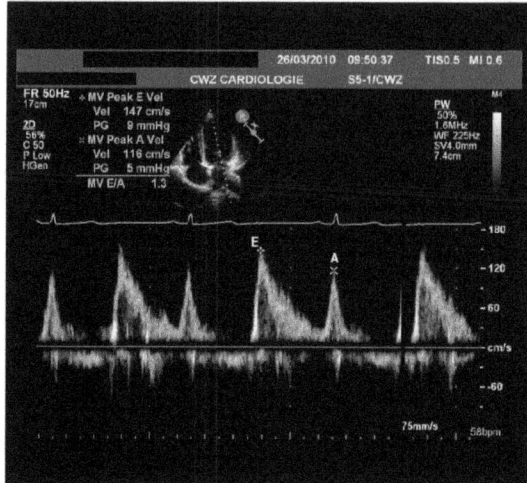

Figuur 9.13
Meting van bloedstroomsnelheden ter hoogte van de mitralisklep in de vierkameropname. E-snelheid in het begin van de diastole en A-snelheid als gevolg van de atriumcontractie (zie het ECG: A-snelheid net na de P-top).

is nodig om de met Doppler te meten diastolische snelheden van de linkerkamer inflow goed te begrijpen. De mitralisklep opent zich (MVO), de al dalende druk in de linkerkamer daalt verder en is even veel lager dan die in het linkeratrium, waardoor het bloed met een relatief hoge snelheid van het linkeratrium de linkerkamer instroomt: de snelle vulling (gearceerd). Meten we op dat moment met Doppler een snelheid, dan is deze relatief hoog (de maximale snelheid van de E-golf, kenmerkend voor de snelle vulling (E-snelheid)).

Vervolgens slingeren de twee drukken een beetje om elkaar heen zonder grote verschillen: de diastase. Daarna volgt de atriumcontractie, waardoor de druk in het linkeratrium wederom even wat hoger is dan die in de linkerkamer, maar niet met zo'n groot verschil als ten tijde van de snelle vulling. Wel is het verschil hoog genoeg om een bloedstroom te veroorzaken: de maximale snelheid van de A-golf (A-snelheid), als gevolg van de contractie van het linkeratrium en additionele vulling van de linkerkamer (arcering). Door de daaropvolgende kamercontractie sluit de mitralisklep en kan de drukopbouw van de systole beginnen. Bij een hart met een normale diastole zal de E-snelheid hoger zijn dan de A-snelheid. De E-snelheid neemt snel af met een steile hellingshoek. Na de E-golf is er even relatief weinig bloedbeweging, totdat de A-golf begint. Figuur 9.14 toont de normale diastolische snelheden over het linkerkamer inflowtraject. Prent de snelheden goed in het hoofd, teneinde de abnormale snelheidsverhoudingen, die we bij diastolisch falen zien, te kunnen begrijpen. Normaal is dus: hoge E, snelle daling tot aan de nullijn, vervolgens even niets, daarna minder hoge A, waarbij de snelheidscurve volledig op de nullijn terugkeert voordat de mitralisklep zich sluit.

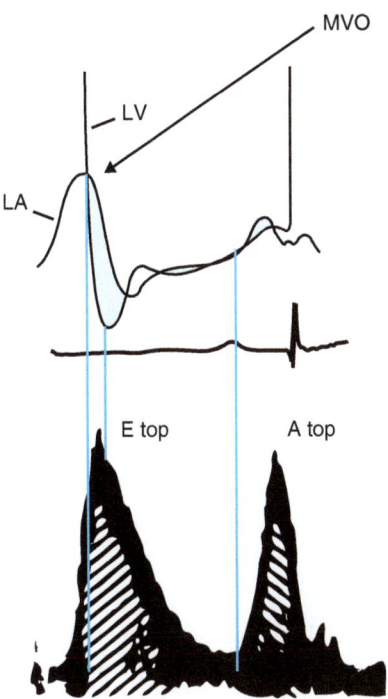

Figuur 9.14
Registratie van drukcurven van linkerventrikel (LV) en linkeratrium (LA), met gelijktijdig de snelheden over de mitralisklep, zoals gemeten met Doppler. De E-snelheid is het gevolg van de snelle vulling, de A-snelheid het gevolg van de atriale contractie.

Bij veranderde drukverhoudingen tussen linkerkamer en linkeratrium kunnen deze snelheidscurven er heel anders gaan uitzien. Dit is bijvoorbeeld het geval bij minder grote drukverschillen vroeg in de diastole (zoals bij ondervulling) of bij een tragere relaxatie van de linkerkamer, waardoor de mitralisklep later opengaat.

Het voert te ver om hier alle parameters te bespreken die een echocardioloog hanteert om de diastolische functie te bepalen. Zo worden de intraventriculaire relaxatietijd (IVRT) die in figuur 9.15 is afgebeeld, en de snelheidspatronen in de v. pulmonalis hier niet verder uitgelegd.

Figuur 9.15 geeft vier snelheidscurven weer; de bijbehorende drukcurven zijn boven de snelheden afgebeeld. De horizontale lijn geeft de normaalwaarde van de einddiastolische druk aan, 12 mmHg.

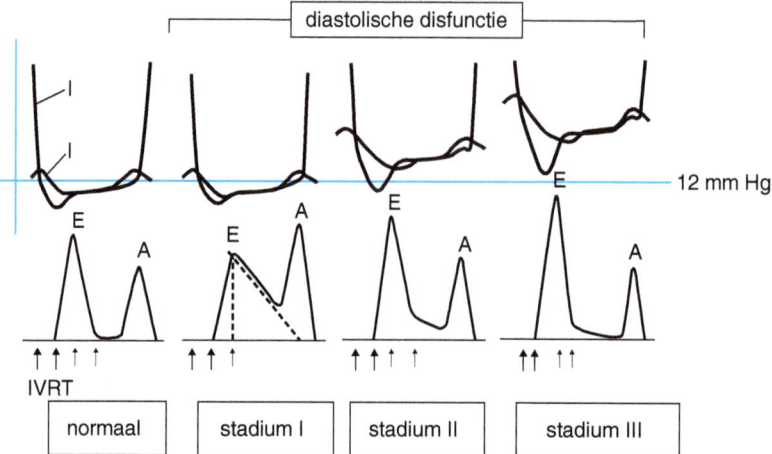

Figuur 9.15
Registratie van drukcurves en doppler-snelheden bij verschillende stadia van diastolisch falen.
Stadium I = relaxatiestoornis; stadium II = pseudonormaal; stadium III = restrictief.

De diastolische functiestoornis, die uiteindelijk leidt tot de klachten en symptomen van hartfalen met behoud van ejectiefractie, verloopt in drie stadia. Deze stadia worden hierna besproken.

Gestoorde relaxatie, stadium I

- De druk tijdens de isovolumetrische relaxatietijd neemt minder snel af, dus de tijd tussen sluiten van de aortaklep en het openen van de mitralisklep neemt toe, en dus neemt de IVRT toe.
- Het drukverschil tussen linkeratrium en linkerkamer aan het begin van de diastole is minder groot.
- De E-snelheid is dus ook lager dan bij een normale relaxatie.
- Het minder grote drukverschil aan het begin van de diastole heeft niet alleen een lagere snelheid tot gevolg, ook de snelle vulling van de linkerkamer duurt langer, waardoor de helling van de afname van de E-golf langer wordt.
- De snelheidscurve tussen E- en A-golf bereikt de nullijn vaak niet meer (pre-A-snelheid > 0).
- Aan het eind van de diastase zijn de drukverhoudingen gelijk aan die van een normale ventrikel, dus volgt er een normale (of iets hogere) A-golf.

Pseudonormalisatie, stadium II

- In een volgend stadium van gestoorde diastole gaat de linkeratriumdruk stijgen. Dit betekent dat de mitralisklep vroeger opengaat, bij een hogere linkeratriumdruk dan wanneer alleen de relaxatie is gestoord. Hierdoor wordt de tijd tussen aortaklepsluiting en mitralisklepopening korter: de IVRT wordt korter en *lijkt dus normaal te zijn*.

– Hetzelfde geldt voor de E- en de A-snelheid. Het snelheidsbeeld van de E- en A-snelheden lijkt op dat van een normaal hart. De nu weer hoger wordende E-snelheid is echter niet het gevolg van het zuigeffect van de vroeg-diastolisch snel dalende, normale, linkerkamerdruk, maar van de stuwkracht van een verhoogde linkeratriumdruk.

Restrictie of stadium III

– De linkeratriumdruk stijgt verder en de E- en A-snelheidsverhouding wordt uitgesproken anders, met een E-golf die minstens anderhalf keer zo hoog is als de A-golf. Er is geen zuigkracht van de linkerkamer; de vulling van de linkerkamer wordt geheel tot stand gebracht door de verhoogde linkeratriumdruk. De hoeveelheid bloed die tijdens de diastole de linkerkamer in wordt gestuwd is laag, de snelheden zijn echter hoog en de snelheidsveranderingen als gevolg van de stugge linkerkamer abrupt. De E-snelheid is het gevolg van een hoge linkeratriumdruk.

Het probleem van 'normaal' en 'pseudonormaal of stadium II'

Om een pseudonormaal en restrictief snelheidspatroon te kunnen onderscheiden van een normaal snelheidspatroon roepen we de hulp in van een derde parameter (naast de E/A-snelheden en de IVRT) en wel de snelheid van de beweging van de mitralisklepannulus ten tijde van de snelle vullingsfase. Deze snelheid wordt met *Tissue Doppler imaging* (TDI) gemeten door gebruik te maken van de 4-C-opname ter hoogte van de septale annulus en de laterale annulus. De bewegingssnelheid van de annulus ten tijde van de snelle vulling wordt aangeduid met E' (spreek uit *E prime*, in het Engels; zie ook fig. 9.5). Deze bewegingen weerspiegelen de volumeveranderingen en zijn minder vullingsafhankelijk dan de mitralisklep inflowsnelheden. De normale snelheid van E' ter hoogte van de septale annulus is ongeveer 10 cm/sec; de E'-snelheid ter hoogte van de basis van de laterale annulus is hoger, meestal rond de 10 à 12 cm/sec. De A'-snelheid is het gevolg van de atriale contractie. E' is normaal gesproken hoger dan A' en is het spiegelbeeld van de mitralisinstroom. E' is dus preload onafhankelijk en correleert goed met de linkerkamerrelaxatie.

Bij een gestoorde relaxatie gaat de E'-snelheid dalen, inherent aan het ziektebeeld van een gestoorde relaxatie. Deze verloopt immers trager. Indien de E'-snelheid onder de 8 cm/sec is, is deze abnormaal laag. Bij stijging van de linkeratriumdruk, wanneer de E-snelheid gaat stijgen, daalt de E'-snelheid verder, totdat het laagste punt bereikt wordt tijdens stadium III, en is dan meestal niet meer dan 2 à 3 cm/sec.

In figuur 9.16 zijn de TDI-curves samen met de drukcurves en de inflowsnelheden weergegeven.

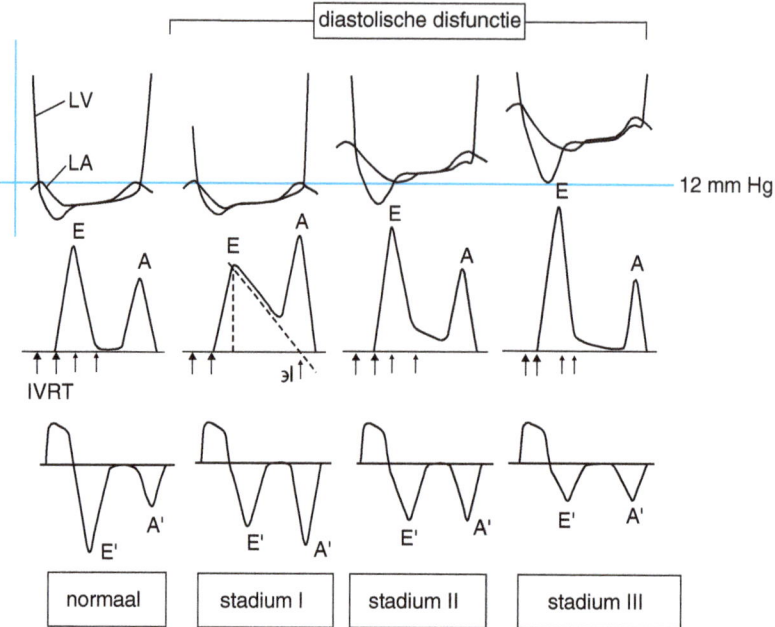

Figuur 9.16
Druk- en snelheidsregistraties, in combinatie met de snelheden van de mitralisklepannulus (E'), in verschillende stadia van diastolisch falen.

Met de combinatie E/A-ratio, IVRT en E' is het mogelijk om *normaal* van *pseudonormaal* en *restrictief* te onderscheiden.

Met behulp van het quotiënt E/E' (spreek uit E over E prime, in het Engels) kan de linkeratriumdruk worden geschat. Hierover zijn diverse studies bij patiënten met stabiel hartfalen gepubliceerd, en deze zijn gevalideerd met invasieve drukmetingen: E/E' > 15: linkeratriumdruk hoger dan 15 mmHg; E/E' < 8: linkeratriumdruk lager dan 15 mmHg; 10 < E/E' < 15: uitkomst onzeker.

9.4 Praktische uitvoering en interpretatie van het echocardiogram

9.4.1 Praktische uitvoering

Wanneer een echocardiogram wordt aangevraagd bij een patiënt die verdacht wordt van hartfalen, is het van belang dat de echocardiografist iets van de voorgeschiedenis weet. Voor het interpreteren van de diastolische parameters is niet alleen de leeftijd van belang, maar ook of de patiënt bekend is met coronarialijden, een infarct heeft gehad of behandeld is voor hypertensie.
– Eerst wordt een oriënterende echo gemaakt (is er een gedilateerde LV, is de ejectiefractie < 50%, is er linkerkamerhypertrofie, hoe ernstig is de mitra-

lisklepinsufficiëntie, wat is de rechterkamerfunctie, de leksnelheid van de tricuspedalisklepinsuffiëntie (TI)-jet en collabeert de v. cava inferior bij inademing).
- Belangrijk is het vaststellen van de linkeratriumgrootte op de parasternale lengteas-opname (PSLAX) en het oppervlak van het linkeratrium op de 4-C-opname.
- Vervolgens worden metingen verricht in de linkerkamer inflow, dus ter hoogte van de tips van de mitralisklep, en meting van E- en A-snelheden en andere, hier niet besproken diastolische parameters.
- Ten slotte registreert men de E' van zowel de septale als de laterale mitralisklepannulus; de beide E'-snelheden worden gemiddeld, waarna parameter E/E' kan worden berekend.

9.4.2 Interpretatie van de parameters

- Een E/A-ratio kleiner dan 1 is het gemakkelijkst te interpreteren: dit wijst op een diastolische disfunctie stadium I, ofwel een relaxatiestoornis. Het betreft dan meestal een patiënt ouder dan 50 jaar, met stabiel hartfalen en met een lage of normale linkeratriumdruk.
- Wordt bij deze patiënt echter een *normale* E/A-ratio gevonden, dan wel een E/A-ratio van meer dan 1, maar niet meer dan 1,5, dan kan er ook *pseudonormalisatie* in het spel zijn. Nu moeten ook andere diastolische parameters betrokken worden bij de beoordeling, en wel de E'-snelheden en de E/E'.
  - Is de E/E' < 8: meestal is er dan geen verhoogde linkeratriumdruk en de gevonden E/A-ratio kan als normaal worden geïnterpreteerd.
  - Is de E/E' > 15: meestal is er een verhoogde linkeratriumdruk en de gevonden E/A-ratio dient als pseudonormaal te worden geïnterpreteerd.
  - Is de E/E' tussen de 8 en de 15: twijfelgeval; men dient andere, hier niet besproken diastolische parameters te gebruiken om de interpretatie volledig te maken.
- Is de E/A-ratio groter dan 1,5 dan moet men sterk denken aan restrictie of stadium III, met een sterk verhoogde linkeratriumdruk. Over het algemeen zal een patiënt met deze ratio een sterk vergroot linkeratrium hebben en zullen ook de andere diastolische parameters wijzen op stadium III.

9.5 Evaluatie van de behandeling

Het spreekt voor zich dat diverse parameters in het beloop van de behandeling echografisch vervolgd kunnen worden. Dit betreft met name de linkerkamerdiameter, de linkeratriumgrootte, de rechterkamerfunctie en de ontwikkeling van verschillende klepinsufficiënties. Daarnaast wordt het echocardiogram veelvuldig gebruikt om het effect van resynchronisatietherapie, na het plaatsen van een biventriculaire pacemaker, te evalueren.

Voor de instelling van de biventriculaire pacemaker bestaat geen gouden standaard. Hoewel er vele studies naar het klinische en echografische effect van biventriculaire pacing zijn gedaan, is er geen consensus over welke methode nu het beste is. Echografisch wordt vooral gebruikgemaakt van TDI van de verschillende segmenten, om het moment vast te stellen waarop de systole begint. Er worden verschillende pacemakerinstellingen gegeven, en de beste instelling is die waarop de verschillende segmenten allemaal op hetzelfde moment de systole beginnen. Hoofdstuk 15 gaat hier dieper op in.

9.6 Toekomst van de echocardiografie bij hartfalen

9.6.1 Real time driedimensionale echocardiografie

De komst van de real time driedimensionale echocardiografie gaf meteen een nieuwe impuls aan het onderzoek naar de hartfalenpatiënten die wellicht kunnen verbeteren na implantatie van een biventriculaire pacemaker (responder). Hiervoor is de zogenoemde dissynchronie-index bedacht. Met behulp van een driedimensionale opname wordt de linkerventrikel in zestien segmenten verdeeld. Vervolgens wordt van elk segment de tijdsduur bepaald vanaf het begin van de systole tot aan het moment dat het volume van het betreffende segment zo klein mogelijk is (*time to minimal systolic volume* of tmsv). Vervolgens wordt van deze zestien tijden het gemiddelde en de standaarddeviatie berekend, en deze standaarddeviatie wordt gedeeld door het RR-interval. Dit is de dissynchronie-index. Verschillende studies met hartfalenpatiënten tonen aan dat bij een patiënt met een dissynchronie-index van 8% of meer een goede reactie op biventriculaire pacing te verwachten is.

9.6.2 Color coded TDI en speckle tracking

Zodra men zich verder gaat verdiepen in de nieuwste echocardiografische technieken en de studies hierover bij hartfalenpatiënten, duiken de termen *color coded TDI* en *strain imaging* met *speckle tracking* op. Het voert te ver om deze technieken in dit overzicht over echocardiografie en hartfalen uitgebreid te behandelen. Daarvoor zijn ze te gespecialiseerd en de inzichten nog te weinig verbreid om in de algemene klinische praktijk te worden toegepast. In feite zijn het technieken om de bewegingen van de verschillende linkerkamersegmenten afzonderlijk in beeld te brengen. Het principe van color coded TDI (een color doppler-methode van alle linkerkamersegmenten met TDI) bestaat uit het vaststellen op welk tijdstip van de cyclus de systole van elk linkerkamersegment begint, zodat men de verschillen hierin kan meten. Met speckle tracking maakt men gebruik van het pixelpatroon van de 2-D-opnamen; hiermee kunnen verschillende bewegingspatronen van de linkerkamersegmenten worden herkend, zowel tijdens systole als tijdens diastole. Het karakteristieke van deze bewegingspatronen is dat zij onafhankelijk zijn van de vullingstoestand van de linkerkamer en daardoor van groot belang kunnen zijn bij het selecteren van patiënten die voor CRT in aanmerking komen. Het ziet ernaar uit dat strain imaging met speckle tracking hiervoor het best bruikbaar gaat worden.

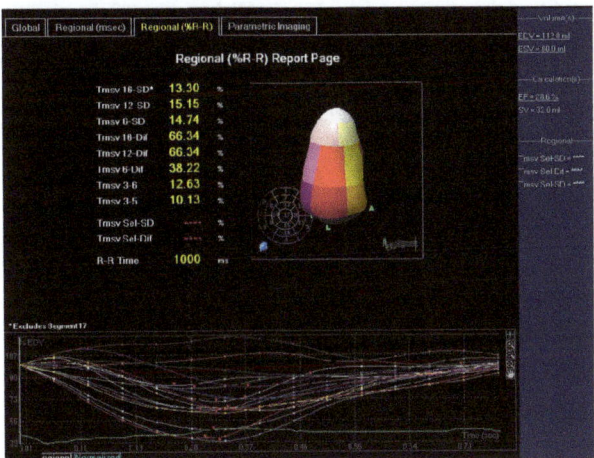

Figuur 9.17
Na een driedimensionale opname van de linkerkamer te hebben gemaakt, zijn er zestien segmenten gedefinieerd. Van elk segment is een curve gemaakt van het verloop van het systolische volume tijdens de systole. Met rode puntjes is aangegeven op welk moment van welk segment het kleinste systolische volume is bereikt. De gemiddelde tmsv (time to minimal systolic volume) is bepaald en de standaarddeviatie hiervan is geïndiceerd naar de hartfrequentie. Bij deze patiënt, met een ejectiefractie van 28,6%, is een dissynchronie-index berekend van 13,30%.

9.7 Beperkingen van de echocardiografie

Hoewel de echocardiografie laagdrempelig, non-invasief en zelfs aan het bed van een zieke, niet-transportabele patiënt kan worden uitgevoerd, zijn er ook beperkingen. De belangrijkste is de afhankelijkheid van de kwaliteit van de beeldvorming. Adipositas, thoraxdeformiteiten en emfyseem kunnen een goed echobeeld onmogelijk maken. Men is afhankelijk van de hoek waarmee de ultrageluidsgolf op het te onderzoeken object valt en hoe het wordt teruggekaatst. Indien de geluidsgolf bijvoorbeeld loodrecht staat op een met Doppler te meten bloedstroom, dan is de uitkomst voorspelbaar onbetrouwbaar. Ook de signaal-ruisverhouding bij twee- en vooral driedimensionale echocardiografie is bijzonder ongunstig, vergeleken met bijvoorbeeld linkerkameropnamen verkregen met MRI. Hoewel de transoesofageale echocardiografie het oplossend vermogen belangrijk heeft verbeterd, is deze onderzoeksmethode niet bruikbaar om de linkerkamer helemaal in beeld te brengen; meestal wordt de apex gemist. Ook het gebruik van contrast is niet altijd bruikbaar om vragen over de linkerkamerfunctie te beantwoorden, en een volledig non-invasief onderzoek krijgt hiermee toch weer een invasief tintje.

Daarnaast is er het probleem van de validatie van de echoparameters. De onder hemodynamiek genoemde karakteristieken van de E/A-ratio en de E/E' blijken alleen dan betrouwbaar toepasbaar te zijn indien zij zijn gemeten bij patiënten met stabiel hartfalen zonder massale mitralisklepinsufficiëntie. Bij patiënten met wijde en apert slechte linkerkamers, met daarbij een snelle verslechtering van hun klinische toestand, bleken de E/E' en andere parameters minder goed overeen te komen met de invasief gemeten vullingsdrukken dan bij patiënten in een stabiele klinische toestand. Ook bij patiënten met een ernstige hypertrofische cardiomyopathie gedragen de echoparameters zich heel anders dan bij die met niet-hypertrofische linkerkamers.

Bovendien blijkt er bij ernstig gecompromitteerde linkerkamers in instabiele toestand geen correlatie te bestaan tussen het verloop van de invasief gemeten wiggedruk en die van de non-invasief (met de E/E') geschatte vullingsdruk. Dit betekent dat bij de instabiele hartfalenpatiënt, bijvoorbeeld de beademde patiënt op de intensieve-zorgafdeling, de hier genoemde echografische parameters voor het evalueren van de vullingsdrukken onbetrouwbaar kunnen zijn.

9.8 Normaalwaarden van diverse metingen bij volwassenen

Diameters, dikten, oppervlakten en volumina.

Tabel 9.1 Metingen in parasternale lengteas.	
linkeratrium eindsystolische diameter	≤ 40 mm
linkerventrikel einddiastolische diameter	36-54 mm
linkerventrikel eindsystolische diameter	23-40 mm
einddiastolische interventriculaire septumdikte	7-11 mm
einddiastolische posteriorwanddikte	7-11 mm

Tabel 9.2 Metingen in apicale vierkameropname.	
linkeratrium eindsystolisch, lengte	≤ 65 mm
linkeratrium eindsystolisch, dwars	≤ 45 mm
linkeratriumoppervlakte	< 20 cm^2
rechteratrium eindsystolisch, lengte	≤ 60 mm
rechteratrium eindsystolisch, dwars	≤ 46 mm
linkerkamervolume, diastolisch	$95,5 \pm 19,4$ ml
linkerkamervolume, systolisch	$38,6 \pm 9,5$ ml
ejectiefractie	50-60%

Kwantificering mitralisklepinsufficiëntie (MI)

Tabel 9.3	Metingen in vierkameropname of parasternale lengteas-opname.
color doppler-oppervlak gerelateerd aan linkeratriumgrootte	$\leq 20\%$ geringe MI 20-40% matige MI $\geq 40\%$ ernstige MI
jetoppervlakte	$< 4\ cm^2$ geringe MI 4-8 cm^2 matige MI $> 8\ cm^2$ ernstige MI

Rechtsdrukmetingen

Tabel 9.4	Normale waarde TI-snelheid en VCI-diameter.
normaalwaarde leksnelheid tricuspidalisklepinsufficiëntie	$\leq 2,5$ m/sec
collaps v. cava inferior bij inspiratie	$\geq 50\%$

Dankbetuiging

De auteur is de dames Dorine Coolen, Mariska Scholten, Ria van Tilburg en Annelies Willems, echolaborantes van de afdeling Cardiologie van het Canisius-Wilhelminaziekenhuis te Nijmegen, veel dank verschuldigd voor de selectie van de echocardiografische opnamen.

Literatuur

Consensus group ESC: how to diagnose diastolic heart failure. European Heart Journal 2007;28:2539-2950.
Faletra FF, Conca C, Klersy C, Klimusina J, Regoli F, Mantovani A, Pasotti E, Pedrazzini GB, De Castro S, Moccetti T, Auricchio A. Comparison of eight echocardiographic methods for determining the prevalence of mechanical dyssynchrony and site of latest mechanical contraction in patients scheduled for cardiac resynchronization therapy. Am J Cardiol 2009;103:1746-52.
Feigenbaum H. Echocardiography. Philadelphia: Williams and Wilkins, 2009.
Galderisi M, Cattane F, Mondillo S. Doppler echocardiography and myocardial dyssynchrony: a practical update of old and new ultrasound technologies. Cardiovascular Ultrasound 2007;5:28.
Hamer JPM, Pieper PG. Praktische echocardiografie. Houten: Bohn Stafleu van Loghum, 2009.

Kapetanakis S, Kearney MT, Siva A, Gall N, Cooklin M, Monaghan MJ. Real-time three-dimensional echocardiography. A novel technique to quantify global left ventricular mechanical dyssynchrony. Circulation 2005;112:992-1000.

Kirkpatrick JN, Vannan MA, Narula J, Lang RM. Echocardiography in heart failure. J Am Coll Cardiol 2007;50:381-96.

Klein AL, Garcia MJ. Diastology. Maarssen: Elsevier, 2008.

Klein AL, Garcia MJ. Diastology. Clinical approach to diastolic heart failure. Philadelphia: Saunders, 2008.

Mullens W, Borowski AG, Curtin RJ, Thomas JD, Tang WH. Tissue Doppler imaging in the estimation of intracardiac filling pressure in decompensated patients with advanced systolic heart failure. Circulation 2009;119:62-70.

Remmen JJ, Lamfers EJP. Beeldvorming in de cardiologie. Bijblijven 2009;25(2):61-72.

Solomon SD, Stevenson LD. Recalibrating the barometer. Is it time to take a critical look at noninvasive approaches to measuring filling pressures? Circulation 2009;119:13-5.

The Task Force for the Diagnosis and Treatment of Acute and Chronic Heart Failure 2008 of the European Society of Cardiology. ESC Guidelines for the diagnosis and treatment of acute and chronic heart failure 2008. Eur Heart J 2008;19:2388-442.

10 Cardiale magnetic resonance imaging (MRI)

J.J. Remmen en E.S. Zegers

Na het lezen van dit hoofdstuk is de techniek van MRI u duidelijk.
Tevens wordt aandacht besteed aan de waarde van cardiale MRI bij het diagnosticeren van hartfalen en het achterhalen van de oorzaak van hartfalen.

10.1 Inleiding

Vroege diagnose en identificatie van de oorzaak van hartfalen zijn van eminent belang. Vroege behandeling, vooral gericht op de onderliggende oorzaak van het hartfalen, leidt tot verbetering van de prognose. Na het lichamelijk onderzoek is echocardiografie het aanvullend diagnostisch onderzoek van keuze. Niet in alle gevallen is de kwaliteit van echocardiografische beeldvorming voldoende. Cardiale MRI biedt betere beeldvorming, met daarnaast de mogelijkheid tot weefselkarakterisering. Cardiale MRI wordt tegenwoordig beschouwd als de gouden standaard voor de bepaling van de linkerkamerejectiefractie. Cardiale MRI kan gebruikt worden voor het opsporen van de oorzaak en de aard van hartfalen: ischemische hartziekte, kleplijden, hypertrofische cardiomyopathie, dilaterende cardiomyopathie, aritmogene rechterventrikel cardiomyopathie, sarcoïdose en zeldzame stapelingsziekten zoals amyloïdose, ziekte van Anderson-Fabry en ijzerstapeling. Tevens wordt cardiale MRI gebruikt voor het diagnosticeren en evalueren van myocarditis, pericardziekten, aangeboren hartziekte en tumoren. Nadelen van cardiale MRI zijn de beperkte beschikbaarheid en de arbeidsintensiviteit van het onderzoek.

Na het lichamelijk onderzoek is echocardiografie het aanvullend diagnostisch onderzoek van keuze.

10.2 De techniek

In 1960 deed de nucleaire magnetische resonantie (NMR) zijn intrede om de moleculaire opbouw van materiaal te analyseren, gebaseerd op het NMR-spectrum van dat materiaal. De naam nuclear magnetic resonance (NMR) werd veranderd in magnetic resonance imaging (MRI), omdat gedacht werd dat het woord 'nuclear' moeilijk geaccepteerd zou worden door een breed publiek. De ontwikkeling van MRI is nog steeds volop gaande.

Gesimplificeerd kan de MRI-techniek als volgt worden uitgelegd: een moderne MRI maakt gebruik van een zeer krachtige magneet van het tunneltype. De sterkte van een magnetisch veld wordt uitgedrukt in tesla. Scanners met een veldsterkte van 1,5 tesla (30.000 maal sterker dan het aardmagnetisch veld) zijn in Europa thans het meest gebruikte type scanner voor cardiale MRI. Het magneetveld wordt opgewekt door stroom. De draadlus is gedompeld in helium, omdat bij lagere temperatuur de elektrische weerstand vermindert. In het magneetveld worden waterstofprotonen (een belangrijk bestanddeel van water, waaruit de mens grotendeels bestaat) alle in dezelfde richting gedwongen. Vervolgens brengt een radiofrequente puls, van een bepaalde sterkte en frequentie, de waterstofprotonen uit de richting van het magneetveld. De protonen willen daarna terug naar hun uitgangspositie, ook wel equilibrium genoemd. Dit doen ze door hun geabsorbeerde energie in de vorm van warmte en radiofrequente golven af te geven. Deze radiofrequente golven worden vervolgens opgevangen en omgezet in beeld. Omdat MRI niet interfereert met de elektronen rondom de kern van atomen, heeft het geen ioniserende werking en veroorzaakt het geen schade.

10.3 Cardiale MRI

Bij beeldvorming met MRI vormt beweging een probleem. Daardoor is het lange tijd niet mogelijk geweest om MRI-opnamen van het hart te maken. Met technieken zoals triggering op het elektrocardiogram is dit probleem nu ondervangen. Onregelmatigheid van de hartslag vormt echter nog steeds een probleem.

Er zijn verschillende MRI-technieken om het hart zichtbaar te maken: stilstaande afbeeldingen waarbij het bloed zwart gekleurd is (black blood images), waarbij het signaal van vet al dan niet onderdrukt wordt; bewegende beelden (bright blood cine loops) en beelden met gadolinium contrast (late gadolinium enhancement).

Ten opzichte van CT-scanning en echocardiografie biedt cardiale MRI de voordelen van afwezigheid van belastende straling, hoge resolutie, hoge beeldkwaliteit en is er de mogelijkheid om afbeeldingen in elk gewenst vlak te maken.

10 Cardiale magnetic resonance imaging (MRI)

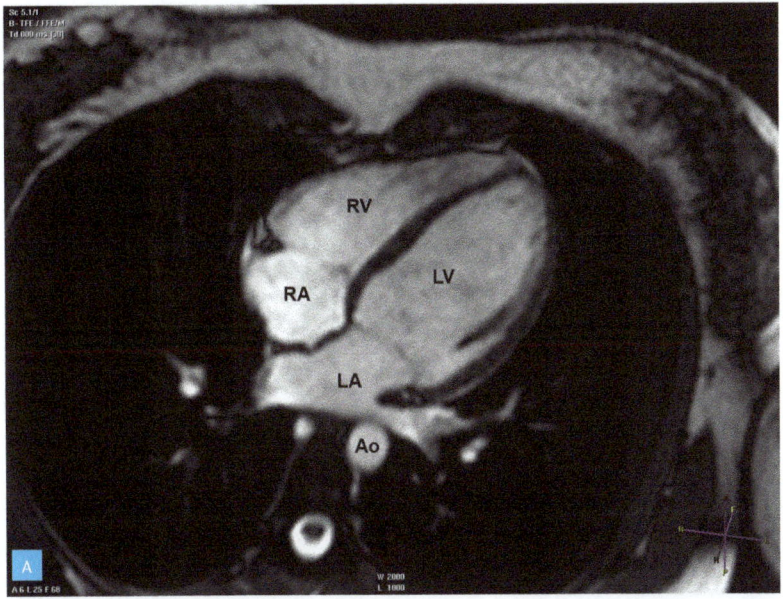

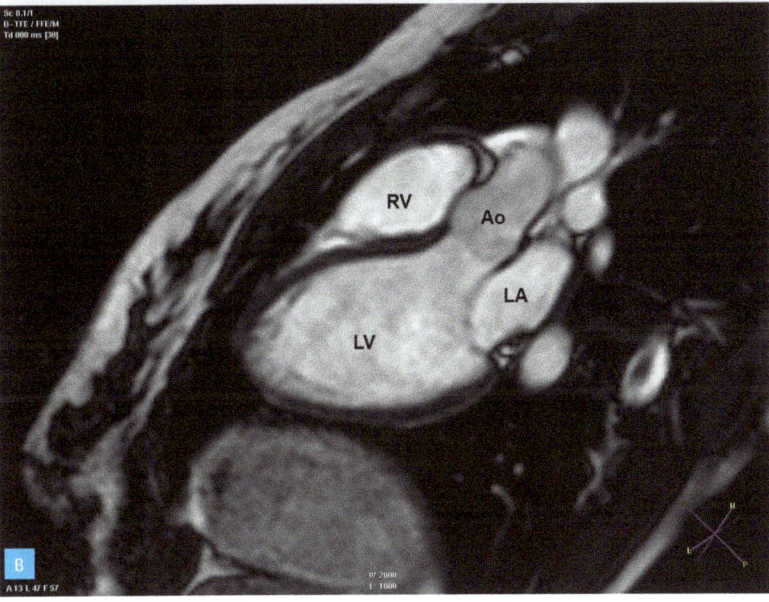

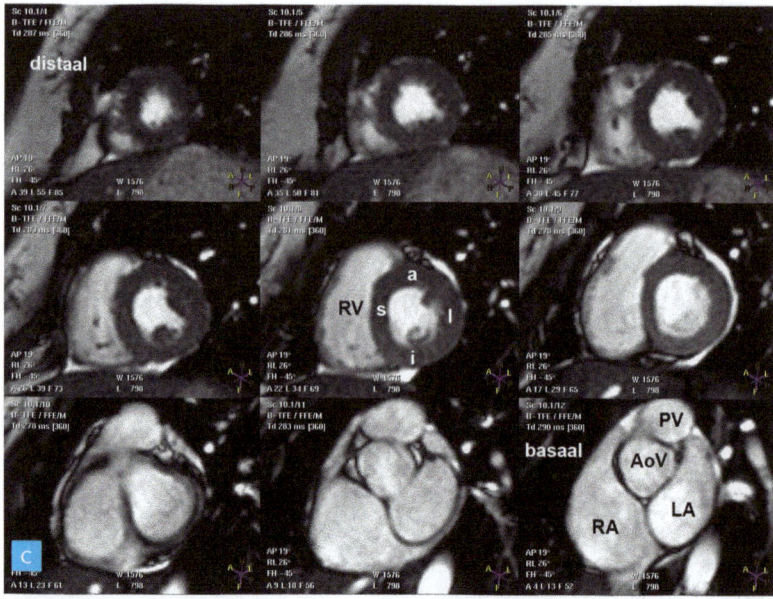

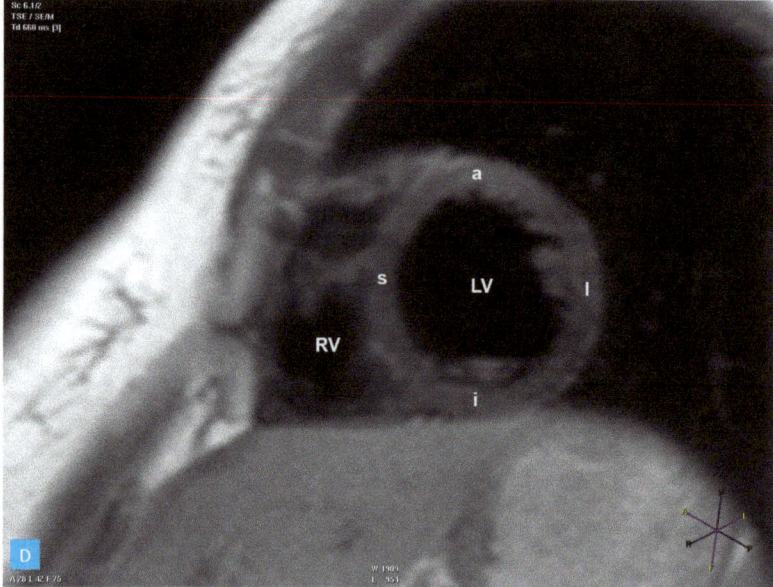

Figuur 10.1

MRI-opnamen van het hart. Normale bevindingen. a) MRI bright blood opname, vierkameraanzicht tijdens diastole. RA = rechteratrium, LA = linkeratrium, RV = rechterventrikel, LV = linkerventrikel, Ao D = aorta descendens. b) MRI bright blood opname, driekameraanzicht tijdens diastole. LA = linkeratrium, RV = rechterventrikel, LV = linkerventrikel, Ao A = aorta ascendens. c) MRI bright blood opname, korte as tijdens diastole van de apex (linksboven) tot aan de annulus (rechtsonder). LA = linkeratrium, RV = rechterventrikel, LV = linkerventrikel, AoV = aortaklep, PV = pulmonaalklep, a = anteriorwand linkerkamer, i = inferiorwand linkerkamer, l = laterale wand linkerkamer, s = ventrikelseptum. d) MRI black blood opname, korte as tijdens diastole op midventriculair niveau. RV = rechterventrikel, LV = linkerventrikel, a = anteriorwand linkerkamer, i = inferiorwand linkerkamer, l = laterale wand linkerkamer, s = ventrikelseptum.

10.4 Cardiale MRI en hartfalen

Cardiale MRI heeft een belangrijke waarde in de diagnostiek naar de oorzaak van hartfalen, aangezien het inzicht biedt in morfologie, functie, myocardperfusie, weefselkarakterisering en bloedstroommeting. Dimensies, massa, globale en regionale functie van de linker- en rechterkamer zijn belangrijk voor de diagnostiek, prognose en behandeling van patiënten met hartfalen. Meting van volume en functie van zowel linker- als rechterventrikel is betrouwbaar en goed reproduceerbaar en te vergelijken met normaalwaarden.

De globale linker- of rechterkamerfunctie wordt bepaald door een berekening te maken van het verschil in ventrikelvolumeveranderingen tijdens diastole en systole. Er wordt een aantal gestandaardiseerde metingen (korteas cine) van de ventrikel verricht. Hierbij wordt het einddiastolische en eindsystolische volume van de ventrikel bepaald om hieruit het slagvolume en de ejectiefractie te berekenen. Naast de bepaling van deze globale parameters van de linkerventrikel kan door middel van *myocardial tagging* techniek, waarbij magnetische markeringslijnen worden aangebracht in het myocard, de diastolische functie worden beoordeeld.

10.5 Late gadolinium enhancement

Het myocard kan beschadigd raken door een infarct, inflammatie en cardiomyopathieën. Geïnfarceerd of verlittekend myocard kan zichtbaar worden gemaakt met een techniek die we late gadolinium enhancement (LGE) noemen, ook wel late aankleuring. LGE imaging wordt uitgevoerd met behulp van een extracellulair contrastmiddel, gadolinium. Gadolinium wordt trager uitgewassen uit verlittekend weefsel dan uit gezond myocard. Hierdoor is het MRI-signaal van verlittekende gebieden intenser dan van gezond myocard. Normaal myocard kan 'genuld' worden en kleurt zwart, verlittekend weefsel kleurt wit en bloed is grijs.

> Ischemische hartziekten en niet-ischemische cardiomyopathieën hebben een verschillend patroon van aankleuring.

Met LGE kunnen de lokalisatie en uitgebreidheid van littekenvorming worden bepaald. MRI heeft een hoge spatiële resolutie, waardoor ook kleine (meestal subendocardiale) myocardinfarcten kunnen worden aangetoond. De aanwezigheid van LGE is gerelateerd aan de kans op plotselinge dood en het ontwikkelen van hartfalen.

Er bestaat een omgekeerde relatie tussen de transmurale uitgebreidheid van het gebied met late aankleuring en functioneel herstel na een myocardrevascularisatie. Bij de zogenoemde T2-gewogen opnametechniek geeft waterhoudend weefsel een verhoogd (wit) signaal. Een acuut myocardinfarct gaat gepaard met oedeem en kan zodoende met een T2-gewogen opname worden onderscheiden van een doorgemaakt myocardinfarct.

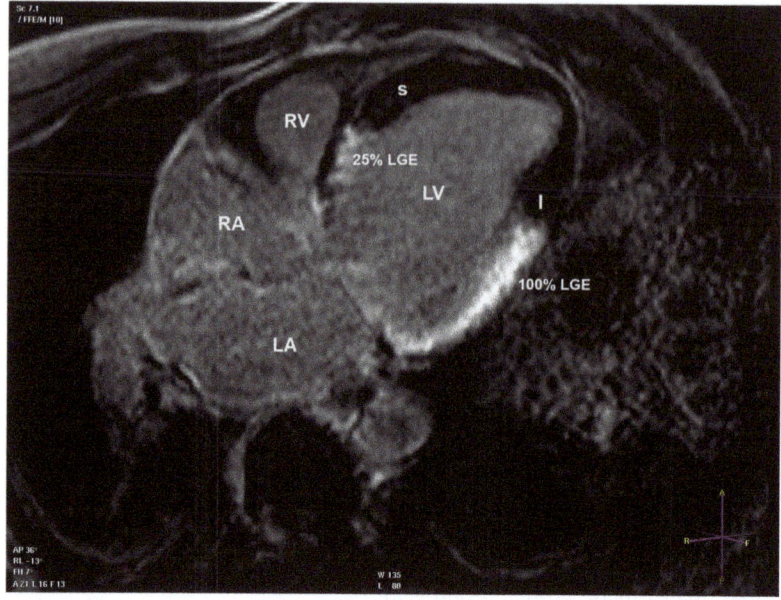

Figuur 10.2
MRI late gadolinium enhancement (LGE-)opname, vierkameraanzicht. RA = rechteratrium, LA = linkeratrium, RV = rechterventrikel, LV = linkerventrikel, l = laterale wand linkerkamer, s = ventrikelseptum. Het niet-geïnfarceerde myocard is zwart, de witte aankleuring (LGE) is geïnfarceerd myocard, lateraal transmuraal (100%) en septaal subendocardiaal (25%) geïnfarceerd.

Ischemische hartziekten en niet-ischemische cardiomyopathieën hebben een verschillend patroon van aankleuring. Hierdoor is het vaak mogelijk om de diverse cardiomyopathieën alsmede myocardinfarct en myocarditis van elkaar te onderscheiden. Zo wordt een myocardinfarct herkend door een subendocardiale aankleuring in het gebied van de hieraan gerelateerde coronairarterie. Bij hypertrofische cardiomyopathie wordt een typisch patroon van aankleuring gezien ter hoogte van de aanhechtingspunten tussen de rechter- en de linkerkamer. Met behulp van LGE kunnen tevens cardiale trombi goed in beeld worden gebracht.

10.6 Klepleiden

Hoewel echocardiografie de aangewezen techniek is voor evaluatie van kleppathologie, biedt cardiale MRI de mogelijkheid om door middel van flow-metingen (velocity-encoding MRI) de functionele ernst van klepafwijkingen te bepalen. De bloedstroom over de kleppen wordt tijdens diastole en systole gemeten ter evaluatie van regurgitatievolume en ernst van stenosen. Ook is het effect op de ventrikelfunctie en -dimensies te bepalen. Deze methode is niet goed toegankelijk bij patiënten met een mechanische klepprothese, aangezien dit type prothese een verstoring van het magneetveld veroorzaakt, waardoor er artefacten ontstaan. De metingen zijn zodoende niet betrouwbaar.

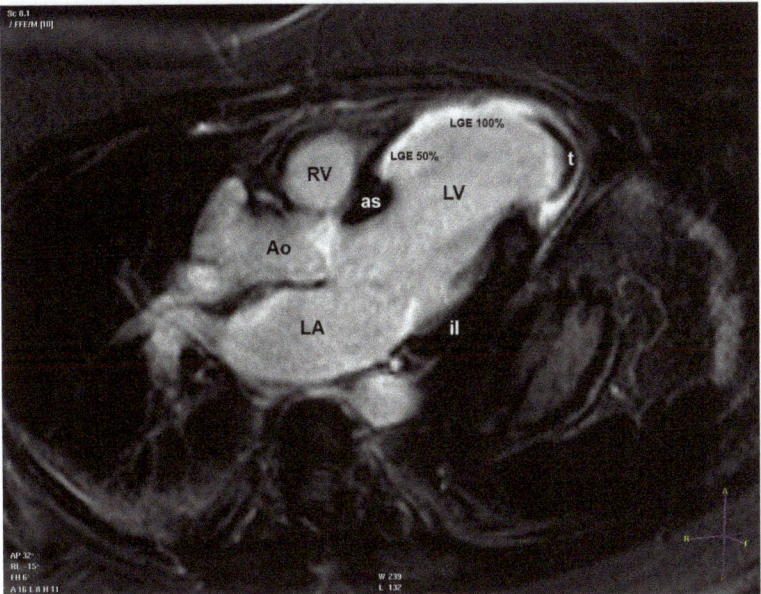

Figuur 10.3
MRI late gadolinium enhancement (LGE-)opname, driekameraanzicht. LA = linkeratrium, RV = rechterventrikel, LV = linkerventrikel, Ao = aorta, as = anteroseptale wand linkerkamer, il = inferolaterale wand linkerkamer. Het niet-geïnfarceerde myocard is zwart, de witte aankleuring (LGE) is geïnfarceerd myocard, distaal anteroseptaal, apicaal en distaal inferolateraal transmuraal en mid anteroseptaal subendocardiaal geïnfarceerd. Er is een trombus (t) zichtbaar in de apex van de linkerkamer.

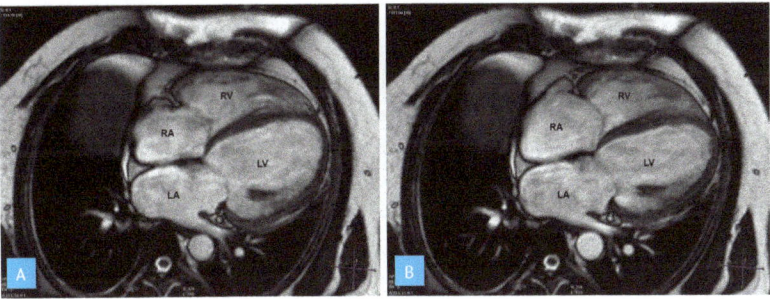

Figuur 10.4
a en b: MRI bright blood opname, vierkameraanzicht tijdens diastole. RA = rechteratrium, LA = linkeratrium, RV = rechterventrikel, LV = linkerventrikel. a) tijdens diastole; b) tijdens systole. De linkerkamer is gedilateerd en diffuus hypokinetisch. Het beeld past bij gedilateerde cardiomyopathie.

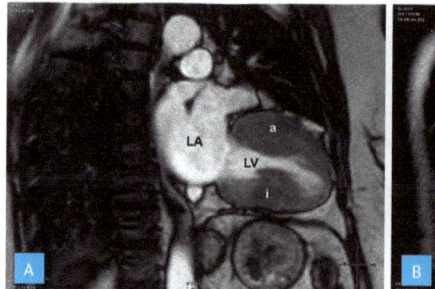 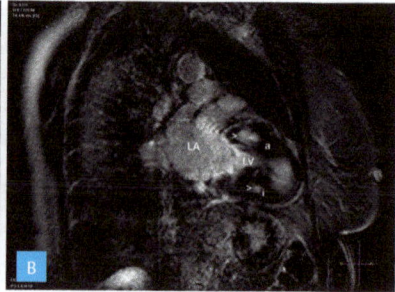

Figuur 10.5
a) MRI bright blood opname, tweekameraanzicht tijdens systole. LA = linkeratrium, LV = linkerventrikel, a = anteriorwand linkerkamer, i = inferiorwand linkerkamer. De anteriorwand en inferiorwand zijn focaal sterk hypertrofisch. Het beeld past bij hypertrofische cardiomyopathie.
b) MRI late gadolinium enhancement (LGE) opname bij dezelfde patiënt, tweekameraanzicht. LA = linkeratrium, LV = linkerventrikel, a = anteriorwand linkerkamer, i = inferiorwand linkerkamer. In het midden van de anterior- en de inferiorwand is witte aankleuring zichtbaar (>), passend bij littekenvorming, karakteristiek voor hypertrofische cardiomyopathie.

10.7 Ischemie en viabiliteit: perfusieonderzoek

Coronaire CT-angiografie en conventionele coronairangiografie zijn geschikter voor de beoordeling van het lumen en de vaatwand dan cardiale MRI. Het in beeld brengen van coronairarteriën met behulp van cardiale MRI wordt dan ook niet aanbevolen. Een uitzondering vormt de identificatie van coronairanomalieën.

Ischemie kan echter zeer goed worden onderzocht met stress-perfusieonderzoek door vasodilatatie (adenosine) in combinatie met een rust-perfusieonderzoek of door toediening van inotropie (dobutamine).

Adenosine veroorzaakt dilatatie door onder andere endotheelafhankelijke relaxatie van glad spierweefsel in de arteriewand. Dit treedt alleen op in normaal functionerende arteriële segmenten. In segmenten met significante coronairstenosen treedt dilatatie niet tot nauwelijks op. In een normaal functionerende arterie zal onder invloed van dilatatie de flow tot een factor 5 toenemen, terwijl dit veel minder zal zijn bij een aangetast vat. Tijdens infusie van adenosine wordt gadolinium toegediend. Bij een eerste passage ('first pass') zullen contrastverschillen optreden tussen segmenten met goed functionerende arteriën (helder wit) en segmenten die gevoed worden door een (belangrijk) stenotisch coronairvat (nauwelijks tot geen aankleuring en zodoende zwart). Dit kan visueel direct goed beoordeeld worden.

Bij dobutaminestress wordt de systolische myocardfunctie bestudeerd onder invloed van een oplopende dosering dobutamine. Indien tijdens dobutamine-infusie hypokinesie, akinesie of dyskinesie optreedt in een myocardsegment, wordt dit beschouwd als een uiting van ischemie. Adenosineperfusie heeft een sensitiviteit van 91% en een specificiteit van 62-81% voor de detectie van stenosen groter dan 50%, terwijl dobutamine een sensitiviteit en specificiteit heeft van respectievelijk 89% en 80%.

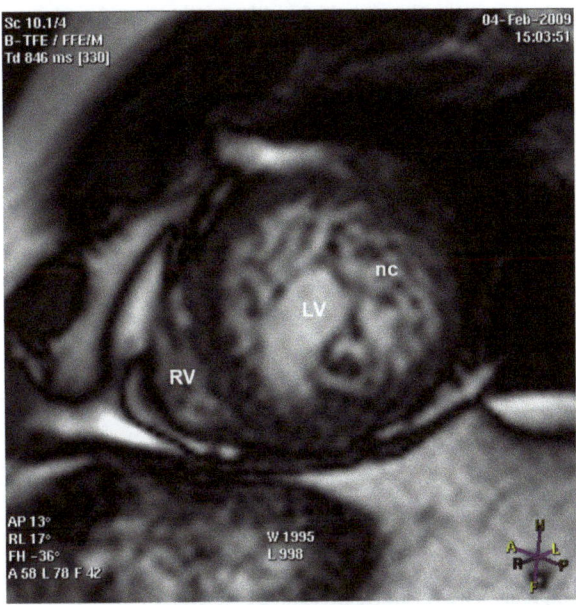

Figuur 10.6
MRI bright blood opname, korte as tijdens diastole op distaal ventriculair niveau. RV = rechterventrikel, LV = linkerventrikel. De wand van de linkerkamer is niet compact (nc) en sterk getrabeculariseerd. Het beeld past bij non-compactie cardiomyopathie.

10.8 Veiligheid

MRI is een zeer veilige techniek, maar toch niet helemaal ongevaarlijk. Gehoorschade kan ontstaan door het lawaai van de scanner, tot 115 dB, vandaar dat oorbescherming verplicht is voor de patiënt. Dodelijke ongevallen hebben zich voorgedaan met rondvliegende metalen voorwerpen die door de magneet worden aangetrokken. Verder zijn er ongelukken gebeurd met pacemakers, inwendige defibrillatoren (ICD's) en insulinepompen, door hitteontwikkeling en disfunctioneren van de devices. Ook een niet-MRI-compatibele intracerebrale aneurysmaclip heeft tot een dodelijk ongeluk geleid.

Van het contrastmiddel gadolinium is het ontstaan van nefrogene systemische fibrose beschreven bij patiënten met ernstig gestoorde nierfunctie, soms met dodelijke afloop. Claustrofobie van de patiënt kan het MRI-onderzoek onmogelijk maken.

10.9 Samenvatting

Cardiale MRI is een veelzijdige, zeer accurate, reproduceerbare techniek voor het beoordelen van de hartfunctie. Cardiale MRI is de gouden standaard geworden voor het bepalen van volumina, massa en wandbeweging. Met gadolinium contrast kan littekenvorming bewezen worden bij myocardinfarct, myocarditis, pericarditis, cardiomyopathie en infiltratie- en stapelingsziekten. Daarmee is cardiale MRI van grote waarde bij het diagnosticeren van de oorzaak van hartfalen.

Literatuur

Bluemke DA, Achenbach S, Budoff M, et al. Noninvasive coronary artery imaging: magnetic resonance angiography and multidetector computed tomography angiography: a scientific statement from the american heart association committee on cardiovascular imaging and intervention of the council on cardiovascular radiology and intervention, and the councils on clinical cardiology and cardiovascular disease in the young. Circulation 2008;118:586-606.

Colucci WS, Packer M, Bristow MR, et al. Carvedilol inhibits clinical progression in patients with mild symptoms of heart failure. Circulation 1996;94:2800-6.

European Society of Cardiology. ESC Guidelines for the diagnosis and treatment of acute and chronic heart failure 2008: the Task Force for the Diagnosis and Treatment of Acute and Chronic Heart Failure 2008 of the European Society of Cardiology. Developed in collaboration with the Heart Failure Association of the ESC (HFA) and endorsed by the European Society of Intensive Care Medicine (ESICM). Eur Heart J 2008;29:2388-442.

Ingkanisorn WP, Kwong RY, Bohme NS, et al. Prognosis of negative adenosine stress magnetic resonance in patients presenting to an emergency department with chest pain. J Am Coll Cardiol 2006;47:1427-32.

Jahnke C, Nagel E, Gebker R, et al. Prognostic value of cardiac magnetic resonance stress tests: adenosine stress perfusion and dobutamine stress wall motion imaging. Circulation 2007;115:1769-76.

Karamitsos TD, Francis JM, Myerson S, et al. The role of cardiovascular magnetic resonance imaging in heart failure. J Am Coll Cardiol 2009;54:1407-24.

Karamitsos TD, Hudsmith LE, Selvanayagam JB, et al. Operator induced variability in left ventricular measurements with cardiovascular magnetic resonance is improved after training. J Cardiovasc Magn Reson 2007;9:777-83.

Kilner PJ, Gatehouse PD, Firmin DN. Flow measurement by magnetic resonance: a unique asset worth optimising. J Cardiovasc Magn Reson 2007;9:723-8.

Kim RJ, Shah DJ, Judd RM. How we perform delayed enhancement imaging. J Cardiovasc Magn Reson 2003;5:505-14.

Kim RJ, Wu E, Rafael A, et al. The use of contrast-enhanced magnetic resonance imaging to identify reversible myocardial dysfunction. New Engl J Med 2000;343:1445-53.

Lorenz CH, Walker ES, Morgan VL, et al. Normal human right and left ventricular mass, systolic function, and gender differences by cine magnetic resonance imaging. J Cardiovasc Magn Reson 1999;1:7-21.

Mahrholdt H, Wagner A, Holly TA, et al. Reproducibility of chronic infarct size measurement by contrast-enhanced magnetic resonance imaging. Circulation 2002;106:2322-7.

Mahrholdt H, Wagner A, Judd RM, et al. Delayed enhancement cardiovascular magnetic resonance assessment of non-ischaemic cardiomyopathies. Eur Heart J 2005;26:1461-74.

McCrohon JA, Moon JC, Prasad SK, et al. Differentiation of heart failure related to dilated cardiomyopathy and coronary artery disease using gadolinium-enhanced cardiovascular magnetic resonance. Circulation 2003;108:54-9.

Nandalur KR, Dwamena BA, Choudhri AF, et al. Diagnostic performance of stress cardiac magnetic resonance imaging in the detection of coronary artery disease: a meta-analysis. J Am Coll Cardiol 2007;50:1343-53.

Paetsch I, Jahnke C, Wahl A, et al. Comparison of dobutamine stress magnetic resonance, adenosine stress magnetic resonance, and adenosine stress magnetic resonance perfusion. Circulation 2004;110:835-42.

Pennell DJ, Sechtem UP, Higgins CB, et al. Clinical indications for cardiovascular magnetic resonance (CMR): Consensus Panel report. Eur Heart J 2004;25:1940-65.

Reichek N. MRI myocardial tagging. J Magn Reson Imaging 1999;10:609-16.

Sandstede J, Lipke C, Beer M, et al. Age- and gender-specific differences in left and right ventricular cardiac function and mass determined by cine magnetic resonance imaging. Eur Radiol 2000;10:438-42.

Schwitter J, Wacker CM, Rossum AC van, et al. MR-IMPACT: comparison of perfusion-cardiac magnetic resonance with single-photon emission computed tomography for the detection of coronary artery disease in a multicentre, multivendor, randomized trial. Eur Heart J 2008;29:480-9.

Schwitter J. Valvular heart disease: assessment of valve morphology and quantification using MR. Herz 2000;25:342-55.

SOLVD Investigators. Effect of enalapril on mortality and the development of heart failure in asymptomatic patients with reduced left ventricular ejection fractions. New Engl J Med 1992;327:685-91.

Wahl A, Paetsch I, Gollesch A, et al. Safety and feasibility of high-dose dobutamine-atropine stress cardiovascular magnetic resonance for diagnosis of myocardial ischaemia: experience in 1000 consecutive cases. Eur Heart J 2004;25:1230-6.

Walsh TF, Hundley WG. Assessment of ventricular function with cardiovascular magnetic resonance. Cardiol Clin 2007;25:15-33.

11 Aanvullend onderzoek: hartkatheterisatie, CT-coronairangiografie en nucleair geneeskundig onderzoek

B.T.J. Meursing

In dit hoofdstuk krijgt u een beknopt overzicht van de indicaties, uitvoeringswijze en potentiële consequenties van een hartkatheterisatie, coronairangiografie en nucleair geneeskundig onderzoek. Voor diepgang raadpleegt u de cardiologische literatuur.

11.1 Hartkatheterisatie en coronairangiografie

Hartkatheterisatie en coronairangiografie behelzen een invasieve vorm van drukmeting, drukregistratie en al dan niet selectieve angiografie ter evaluatie van anatomische c.q. pathologische veranderingen. Zelden vindt het onderzoek plaats in een acute fase van hartfalen. Meestal wordt het onderzoek pas verricht wanneer de hartfalenpatiënt gestabiliseerd is. Het doel is te evalueren of revascularisatie van het myocard of een klepplastiek resp. -vervanging een bijdrage kan leveren aan herstel of behoud van de contractiliteit.

11.1.1 Uitvoering

Onder lokale anesthesie wordt een arterie, vene of beide aangeprikt. De meest gebruikte arteriën voor dit onderzoek zijn de a. radialis, de a. brachialis en de a. femoralis. De meest gebruikte vene is de v. femoralis, maar ook de v. subclavia en de v. jugularis interna kunnen voor dit doel worden gebruikt. Vrijwel altijd begint men, na het aanprikken, met het plaatsen van een korte katheter waarin een terugslagklepje zit. Deze katheter heet een introducer. Hierdoor kan men gemakkelijker en met minder bloedverlies meerdere typen katheters naar het hart opvoeren. Na plaatsing van de introducer(s) in de aangeprikte arterie kan men vervolgens katheters opvoeren richting aorta ascendens en linkerhartkamer. Naast drukmeting is het mogelijk angiografie te verrichten van de linkerhartkamer, de aorta ascendens en selectieve angiografie van de rechter- en linkercoronairarterie. Via de veneuze introducer kunnen katheters worden opgevoerd naar de rechterharthelft en de longcirculatie. Deze katheters gebruikt men meestal alleen voor drukmeting en bepaling van het hartminuutvolume (cardiac output). Hartritmeonderzoek gebeurt meestal ook via een veneuze introducer. Zelden komt angiografisch onderzoek voor van de longvaten. Dit onderzoek wordt tegenwoordig meestal met CT-of MRI-angiografie verricht.

11.1.2 Consequenties

De verschillende ter beschikking staande onderzoeken evalueren andere aspecten. Zo evalueert men met een inspanningstest validiteit, (inspanningsgebonden) klachten en het optreden van (inspanningsgebonden) ischemie. Met echocardiografie vindt, naast vele andere aspecten, vooral onderzoek plaats van de pompfunctie en klepfunctie. Met nucleaire SPECT-scintigrafie wordt vooral onderzocht of en waar ischemie aanwezig is. Met MRI kan men ook myocardperfusie, maar nog beter vitaliteit (viability) onderzoeken. Met coronairangiografie kijkt men vooral naar de anatomie. Wanneer door de combinatie van verschillende onderzoeken kan worden aangetoond dat bij een patiënt het klachtenpatroon en/of de pompfunctie door een ingreep zeer waarschijnlijk verbetert, wordt er een ingreep gepland. Het betreft dan of een dotterbehandeling (percutane coronaire interventie, PCI) of een coronary artery bypass graft (CABG-)operatie, al dan niet gecombineerd met een ingreep aan de klep(pen). Ingrepen aan de aorta- en mitralisklep kunnen tegenwoordig bij sommige indicaties ook percutaan plaatsvinden.

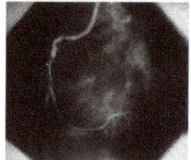

Figuur 11.1
Beeldje uit een cineangiografie van de rechterkransslagader.

11.2 CT-coronairangiografie

Sedert het einde van de jaren tachtig van de vorige eeuw heeft de CT-coronairangiografie zich geweldig ontwikkeld. Doordat de CT-scanners sneller werden en een hogere resolutie konden leveren, maar vooral door de ontwikkeling van uitstekende software om deze onderzoeken te verrichten en te evalueren, heeft de CT-coronairangiografie zich tot een dagelijks gebruikte onderzoeksmethode kunnen ontwikkelen. Het is een techniek die zich nu nog vooral richt op het uitsluiten of bevestigen van coronarialijden bij patiënten met een matig tot verhoogd risicoprofiel en thoracale pijnklachten. Het ligt echter in de lijn der verwachting dat de techniek op den duur de invasieve coronairangiografie grotendeels gaat vervangen. Een fraai voorbeeld van gelijkwaardige beeldvorming is te zien in figuur 11.2a en b.

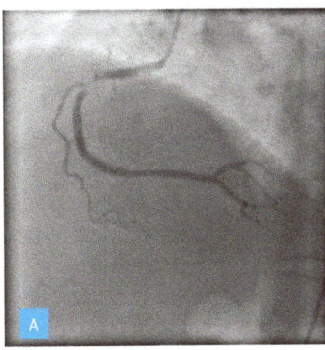
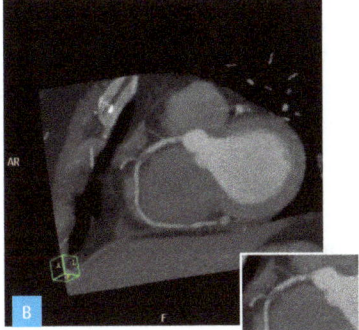

Figuur 11.2
a en b: Twee beelden van de rechter coronair bij dezelfde patiënt. a) Het selectieve coronair angiogram; b) beelden van het CT-coronair angiogram.

Het grote voordeel van het onderzoek is dat met minder contrastvolume, dat via een veneuze infuuslijn in de onderarm gegeven wordt, in korte tijd (10 tot 15 min.) een afbeelding van beide coronairarteriën kan worden verkregen. Een nadeel is dat vaatwandverkalkingen een 'scatter' veroorzaken, waardoor interpretatie van een ter plaatse aanwezig letsel kan worden bemoeilijkt. Een verwachte of waargenomen hoge calciumdepositie in de coronairarteriën is dan ook een (relatieve) contra-indicatie. Een goed voorbeeld van calciumdepositie is te zien in figuur 11.3. Hier belemmert de hoeveelheid calcium de beoordeling echter niet.

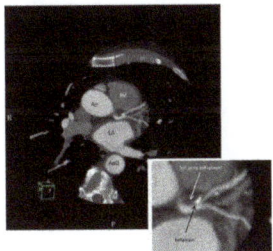

Figuur 11.3
CT-opname van een belangrijke vernauwing op de afgang van de ramus descendens anterior en de hoofdstam. De snede is ter hoogte van de basis van het hart gemaakt, daar waar de linkerkransslagader ontspringt vanuit de aorta. De vernauwing is het gevolg van een kalkplaque en een zachte, atheromateuze plaque. Ao = aortawortel; LA = linkeratrium (beide gevuld met contrast); RV = rechterventrikel; Ao D = aorta descendens.

Voor een zo gering mogelijke stralenbelasting zijn er programma's ontwikkeld waarbij uitsluitend röntgenstraling door de patiënt wordt gezonden in de periode dat het hart zo min mogelijk beweegt (diastole). Het verdient daarom aanbeveling, uit het oogpunt van stralenbelasting, dit onderzoek uit te voeren wanneer de hartfrequentie beneden de 60 slg/min ligt. Dit kan met orale of intraveneuze bètablokkade worden bereikt.

11.3 Het nucleair geneeskundig onderzoek

Door middel van injectie van technetium is het met scintigrafische technieken mogelijk het eindsystolische volume en het einddiastolische volume te bepalen. Uit deze twee gegevens kan men de ejectiefractie (EF) bepalen door het eindsystolische volume van het einddiastolische volume af te trekken en te delen door het einddiastolische volume en deze uitkomst vervolgens met 100 te vermenigvuldigen. De ejectiefractie is, net als de VO_2 max, sterk gecorreleerd met de prognose van de patiënt (zie fig. 11.4).

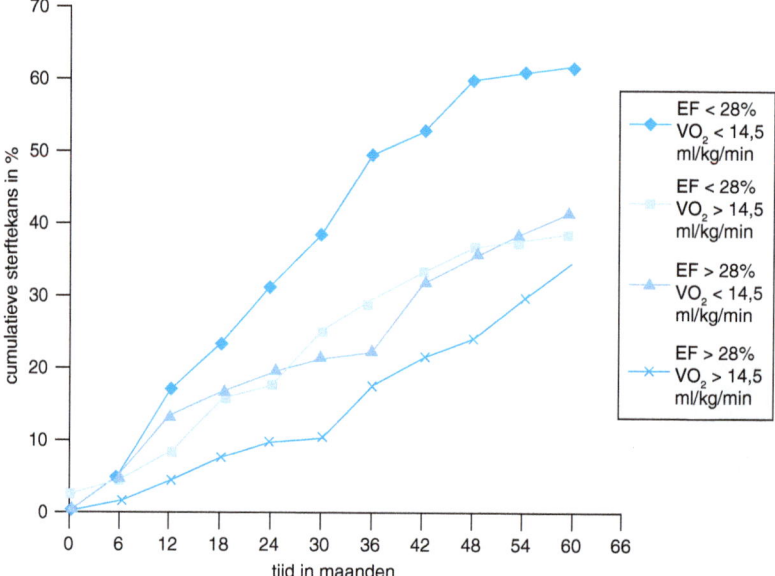

Figuur 11.4
De prognose van een patiënt met een decompensatio cordis. Zowel de ejectiefractie (EF) als de maximale zuurstofopnamecapaciteit (VO_2 max) is hierbij een onafhankelijke parameter (naar: Cohn et al., 1993).

Met behulp van thallium is men in staat de myocardperfusie te evalueren en ischemie en viabiliteit aan te tonen. Door de opkomst van de diverse typen echocardiografie, CT-(coronair) angiografie en de MRI begint het nucleair geneeskundig onderzoek bij de diagnose van de oorzaken van hartfalen terrein te verliezen.

12 Medicamenteuze behandeling van chronisch hartfalen

A.A. Voors

> Na het lezen van dit hoofdstuk kunt u de medicamenteuze behandeling van hartfalen beschrijven.

12.1 Inleiding

Bij de meerderheid van de patiënten bij wie hartfalen is vastgesteld, zal de functie van het linkerventrikel niet meer herstellen. Medicamenteuze behandeling kan bij deze patiënten echter een belangrijke verbetering van klachten, vermindering van het aantal ziekenhuisopnamen en een betere prognose geven. Het is daarom van groot belang deze patiënten optimaal medicamenteus te behandelen. Vanwege de ernst van de ziekte, met een hoge morbiditeit en mortaliteit, wordt er veel onderzoek gedaan naar nieuwere en betere medicamenteuze behandelingsmogelijkheden. In dit hoofdstuk wordt de medicamenteuze behandeling van patiënten met chronisch hartfalen anno 2011 beschreven.

12.2 Diuretica

De gunstige effecten van diuretica bij patiënten met chronisch hartfalen zijn goed beschreven. De belangrijkste effecten van diuretica zijn een verbetering van de hemodynamische parameters en een afname van de klachten. Er zijn echter geen gegevens bekend van gerandomiseerde klinische trials die met diuretica een afname van de mortaliteit aantonen. Toch wordt aanbevolen om de meeste patiënten met chronisch hartfalen met een diureticum te behandelen, met name wanneer er tekenen zijn van volumebelasting (perifeer oedeem, longcrepitaties, kortademigheid en gewichtstoename).

Meestal wordt de voorkeur gegeven aan lisdiuretica (furosemide of bumetanide). Bij geringe klachten van hartfalen kan ook worden volstaan met een thiazidediureticum zoals hydrochloorthiazide. De hoogte van de dosering en het soort diureticum hangt verder af van de volumestatus, de nierfunctie en de ernst van het hartfalen. Bij een gestoorde nierfunctie zijn thiazidediuretica minder effectief en verdienen lisdiuretica de voorkeur. In enkele gevallen kan worden overwogen een combinatie van verschillende diuretica voor te schrijven, maar dit dient met grote voorzichtigheid en frequente controles, en het liefst in samenspraak met een cardioloog, te worden gedaan. Een van de middelen die men vaak in combinatie met lisdiuretica gebruikt, is spironolacton (zie par. 12.5). Over het algemeen wordt aanbevolen om de diuretica zo laag mogelijk te doseren, terwijl men de ACE-remmers juist zo hoog mogelijk moet doseren.

12.3 ACE-remmers

Activatie van het renine-angiotensinesysteem speelt een cruciale rol in de pathogenese van hartfalen. De gunstige effecten van ACE-remmers kunnen worden verklaard door een afname van:
– water- en zoutretentie;
– vasoconstrictie;
– cardiale hypertrofie;
– linkerkamerdilatatie;
– sympathische activiteit;
– ventriculaire en supraventriculaire ritmestoornissen.

> ACE-remmers zijn geïndiceerd bij alle patiënten met systolisch hartfalen, tenzij ...

Diverse grote gerandomiseerde klinische trials hebben aangetoond dat toediening van ACE-remmers gepaard gaat met een afname van de morbiditeit en mortaliteit bij patiënten met:
– ernstig chronisch hartfalen (NYHA-klasse IV): CONSENSUS;
– mild tot matig ernstig hartfalen (NYHA-II-III): V-HeFT II, SOLVD-treatment;
– asymptomatische linkerventrikeldisfunctie (NYHA-I en linkerventrikelejectiefractie < 40%): SOLVD-prevention;
– acuut myocardinfarct met hartfalen en/of linkerventrikeldisfunctie: SAVE, AIRE, TRACE, SMILE.

Vanwege dit uitgebreide bewijs, over het hele spectrum aan patiënten met hartfalen en linkerkamerdisfunctie, vormen de ACE-remmers samen met de bètablokkers de hoeksteen van de behandeling van hartfalen. Daarom zijn ACE-remmers geïndiceerd bij alle patiënten met hartfalen, tenzij er een belangrijke contra-indicatie is, of wanneer ze niet worden verdragen. Ze dienen te worden opgetitreerd naar de (hoge) doseringen zoals die gebruikt zijn in de hiervoor beschreven klinische trials. Een toename van creatinine in het bloed is op zichzelf geen goede reden om de ACE-remmer te staken. Een stijging van het creatininegehalte in het bloed met 30% van de uitgangswaarde is normaal na het starten van de behandeling met een ACE-remmer. Een creatininestijging tot 50% is acceptabel volgens de richtlijn *Hartfalen 2010* van het CBO. Indien de klaring minder is dan 30 ml/min, adviseert men de dosis van de ACE-remmer te halveren. Een andere belangrijke bijwerking van een ACE-remmer is het optreden van prikkelhoest. Helaas is dit vaak reden voor het (onterecht) voorschrijven van antibiotica. Uit placebogecontroleerde onderzoeken is gebleken dat het percentage patiënten dat door de ACE-remmer een droge prikkelhoest krijgt gemiddeld minder dan 10% bedraagt. Bij die patiënten kan de ACE-remmer worden vervangen door een angiotensinereceptorantagonist.

Enalapril en fosinopril hebben de voorkeur (enalapril start 2 dd 2,5 mg ophogen tot 2 dd 10-20 mg; fosinopril 1 dd 5 mg op te hogen tot 1 dd 40 mg), omdat dit de enige ACE-remmers zijn die hun effect hebben bewezen in grote gerandomiseerde klinische studies bij patiënten met systolisch hartfalen. Er wordt wel gesproken van een klasseneffect, waarbij andere ACE-remmers een vergelijkbaar effect zouden hebben.

12.4 Bètablokkers

Diverse grote gerandomiseerde klinische trials hebben aangetoond dat bètablokkers bij patiënten met systolisch hartfalen de mortaliteit en de kans op een ziekenhuisopname voor hartfalen verlagen. De meest waarschijnlijke verklaring voor het gunstige effect van bètablokkers is een afname van de chronische sympathische overstimulatie en veranderingen in receptordichtheid en -gevoeligheid.

De gunstige effecten van bètablokkers op de mortaliteit en morbiditeit zijn inmiddels bewezen bij patiënten met:
- ernstig chronisch hartfalen (NYHA-III-IV): COPERNICUS;
- mild tot matig ernstig hartfalen (NYHA-II-III): US-Carvedilol, MERIT-HF, CIBIS-II;
- chronisch hartfalen bij de oudere patiënt: SENIORS.

Er zijn aanwijzingen dat de effecten van carvedilol nog meer uitgesproken zijn dan de effecten van metoprolol. Ondanks het overweldigende bewijs voor een gunstig effect van bètablokkers bij patiënten met chronisch hartfalen worden bètablokkers anno 2010 nog niet voldoende, of in te lage dosering voorgeschreven.

> Kortom, naast diuretica en ACE-remmers zijn de bètablokkers geïndiceerd bij *alle* patiënten met chronisch hartfalen, tenzij er een belangrijke contra-indicatie is.

Bètablokkers dienen langzaam te worden opgetitreerd ('start low, go slow') naar de (hoge) doseringen die zijn gebruikt in de gerandomiseerde klinische trials.

Er kan worden gekozen uit de volgende bètablokkers:
- metoprolol succinaat: start 1 dd 12,5-25 mg; ophogen tot 1 dd 200 mg of adequaat effect;
- bisoprolol: start 1 dd 1,25 mg; ophogen tot 1 dd 10 mg of adequaat effect;
- carvedilol: start 2 dd 3,125 mg; ophogen tot 2 dd 25-50 mg of adequaat effect;
- bij ouderen eventueel nebivolol: start 1 dd 1,25 mg; ophogen tot 1 dd 10 mg of adequaat effect.

12.5 Aldosteronantagonisten

Hoewel de aldosteronantagonisten bekendstaan als diuretica, hebben zij diverse andere werkingsmechanismen. Het gunstige effect van aldosteronantagonisten bij patiënten met hartfalen kan worden verklaard door een afname van:
- water- en zoutretentie;
- plaatjesaggregatie;
- sympathische activiteit;
- collageenvorming;
- oxidatieve stress;
- endotheeldisfunctie;
- (coronaire) inflammatie;
- ventriculaire remodellering.

In 1999 werden de resultaten gepubliceerd van de Randomized Aldactone Evaluation Study (RALES). Deze studie toonde aan dat toediening van spironolacton bij patiënten met ernstig chronisch hartfalen (NYHA-III-IV) resulteerde in een afname van 30% van de mortaliteit. Ook het risico op een ziekenhuisopname in verband met verergering van het hartfalen werd gereduceerd met 35%. Slechts 10% van de patiënten in RALES werd echter behandeld met een bètablokker, waardoor de resultaten wellicht meer uitgesproken zijn. Een frequent voorkomende bijwerking van spironolacton is een toename van het kalium en het optreden van gynaecomastie en seksuele disfunctie. Deze laatste bijwerkingen zouden minder vaak optreden met eplerenon. Eplerenon is eveneens een aldosteronantagonist, maar heeft door zijn selectieve werking op de mineralocorticoïdreceptor geen androgene bijwerkingen. De gunstige effecten van eplerenon zijn (nog) niet bewezen bij patiënten met chronisch hartfalen. In de EPHESUS-studie werden patiënten met een acuut myocardinfarct, gecompliceerd door hartfalen, behandeld met eplerenon of placebo. Bij de patiënten die met eplerenon werden behandeld was een significant betere overleving aantoonbaar en een afname van de ziekenhuisopnamen voor hartfalen.

Het toevoegen van een aldosteronantagonist kan daarom worden overwogen bij patiënten die ondanks behandeling met (hoge doseringen) ACE-remmer, bètablokker en diureticum toch symptomatisch blijven. Tot op heden wordt op grond van de RALES-studie de voorkeur gegeven aan spironolacton, dat langzaam moet worden opgetitreerd van 1 dd 25 mg tot 1 dd 25-50 mg met frequente controle van het kalium in het bloed.

12.6 Angiotensine-II-receptorantagonisten (AII-antagonist)

Activatie van het renine-angiotensinesysteem is een van de belangrijkste problemen bij patiënten met chronisch hartfalen. Uit diverse onderzoeken is gebleken dat ACE-remmers meestal niet in staat zijn om de vorming van angiotensine-II te onderdrukken bij deze patiënten. AII-antagonisten blokkeren de angiotensine-II-AT1-receptor, en kunnen daardoor de ongunstige effecten van angiotensine II volledig onderdrukken. Inmiddels zijn gunstige effecten van AII-antagonisten aangetoond bij:
– patiënten met chronisch hartfalen die geen ACE-remmer kunnen verdragen: CHARM-alternative, HEAAL, ValHeFT subgroep;
– patiënten met chronisch hartfalen die al worden behandeld met een ACE-remmer: CHARM-added en ValHeFT;
– patiënten met een acuut myocardinfarct gecompliceerd door hartfalen en/of linkerventrikeldisfunctie: VALIANT.

> De huidige plaats van AII-antagonisten bij patiënten met hartfalen is daarom allereerst bij alle patiënten die geen ACE-remmer kunnen verdragen.

Op grond van de gegevens uit CHARM-alternative is angio-oedeem bij een ACE-remmer geen contra-indicatie voor het gebruik van een AII-antagonist, hoewel angio-oedeem wel beschreven is bij patiënten die een AII-antagonist gebruiken. Daarnaast kan een AII-antagonist worden overwogen bij patiënten die ondanks behandeling met (hoge doseringen) ACE-remmer, bètablokker en diureticum toch symptomatisch blijven. De keuze voor spironolacton of een AII-antagonist hangt af van de volumestatus, andere specifieke patiëntenkarakteristieken en persoonlijke voorkeur.

Er kan worden gekozen uit de volgende angiotensine-II-receptorantagonisten:
- candesartan: start 1 dd 8 mg; ophogen tot 1 dd 32 mg;
- valsartan: start 2 dd 40 mg; ophogen tot 2 dd 160 mg;
- losartan: start 1 dd 50 mg; ophogen tot 1 dd 150 mg.

12.7 Digoxine

Digoxine wordt al meer dan 200 jaar gebruikt bij de behandeling van patiënten met hartfalen. Toch is het exacte werkingsmechanisme van digoxine bij patiënten met hartfalen nog steeds niet bekend. Over het algemeen wordt aangenomen dat digoxine het intracellulaire calcium en natrium doet toenemen, waardoor de contractiliteit van het hart verbetert. Het gebruik van digoxine bij patiënten met chronisch hartfalen die sinusritme hebben doet het risico op een ziekenhuisopname in verband met verergering van het hartfalen afnemen. Het is echter nog nooit aangetoond dat het gebruik van digoxine bij deze groep patiënten leidt tot een afname van de mortaliteit. Meestal wordt digoxine op dit moment geadviseerd bij:
- patiënten met chronisch hartfalen en atriumfibrilleren met een ventriculaire frequentie > 100 slagen/minuut;
- patiënten met chronisch hartfalen in sinusritme die symptomatisch blijven ondanks optimale therapie met een diureticum, ACE-remmer, bètablokker, aldosteronantagonist en AII-antagonist.

Verminderde nierfunctie en/of hoge leeftijd leiden echter bij digoxinegebruik vaak tot bijwerkingen die met regelmaat tot ziekenhuisopname leiden.

12.8 Vaatverwijders

Vóór 1970 werden patiënten met chronisch hartfalen behandeld met digoxine en diuretica. De resultaten van de eerste Vasodilator Heart Failure Trial (V-HeFT-I) toonde aan dat behandeling met nitraten en hydralazine beter was dan de traditionele behandeling met diuretica en digoxine. Deze voorkeursbehandeling was echter een kort leven beschoren, want minder dan vijf jaar later werd aangetoond dat behandeling met de ACE-remmer enalapril weer beter was dan de behandeling met nitraten en hydralazine. Daarom wordt de behandeling met nitraten en hydralazine op dit moment alleen nog geadviseerd indien de andere hiervoor beschreven geneesmiddelen niet gegeven kunnen worden.

12.9 Calciumantagonisten

Twee gerandomiseerde klinische trials toonden aan dat het gebruik van langwerkende dihydropyridinen niet resulteerde in een toename of afname van de mortaliteit en morbiditeit bij patiënten met chronisch hartfalen. Daarom worden calciumantagonisten niet geadviseerd bij patiënten met hartfalen, maar kunnen langwerkende dihydropyridinen wel worden doorgebruikt indien bij een patiënt hartfalen wordt vastgesteld.

12.10 Samenvatting

In figuur 12.1 is de medicamenteuze behandeling van hartfalen nog eens stapsgewijs weergegeven. Dit schema is een samenvatting van de multidisciplinaire richtlijn *Hartfalen 2010 CBO*. Gesteld kan worden dat de standaardbehandeling van patiënten met chronisch hartfalen bestaat uit diuretica, ACE-remmers en bètablokkers, tenzij deze gecontraïndiceerd zijn of niet worden verdragen. Het is van groot belang om de ACE-remmers en de bètablokkers op te titreren naar de (hoge) doseringen die zijn gebruikt in de klinische trials. Als een ACE-remmer vanwege bijwerkingen niet kan worden gegeven, dan dient de patiënt met een AII-antagonist te worden behandeld. De keuze en dosis van het diureticum hangen af van de volumestatus, de nierfunctie en de ernst van het hartfalen. Als patiënten symptomatisch blijven ondanks de behandeling met diureticum, ACE-remmer en bètablokker, wordt aanbevolen te starten met ofwel een aldosteronantagonist of een AII-antagonist. De keuze voor een aldosteronantagonist of een AII-antagonist hangt af van de volumestatus, andere specifieke patiëntenkarakteristieken en persoonlijke voorkeur. Digoxine is in principe alleen geïndiceerd bij patiënten met hartfalen en boezemfibrilleren met een snelle ventriculaire volgfrequentie. Als andere therapieën falen of niet mogelijk zijn, kan in deze bijzondere situatie worden overwogen om patiënten te behandelen met nitraten en hydralazine.

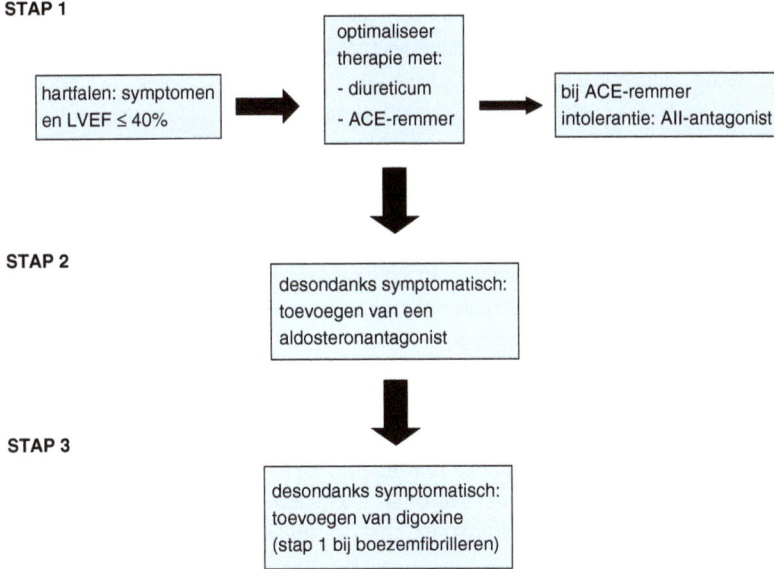

Figuur 12.1
Schema stapsgewijze medicamenteuze behandeling van chronisch hartfalen.

Literatuur

AIRE, The Acute Infarction Ramipril Efficacy Study Investigators. Effect of ramipril on mortality and morbidity of survivors of acute myocardial infarction with clinical evidence of heart failure. Lancet 1993;342:821-8.

Ambrosioni E, Borghi C, Magnani B. The effect of the angiotensin-converting-enzyme inhibitor zofenopril on mortality and morbidity after anterior myocardial infarction. The Survival of Myocardial Infarction Long-Term Evaluation (SMILE) Study Investigators. New Engl J Med 1995;332:80-5.

CIBIS-II, The Cardiac Insufficiency Bisoprolol Study II: a randomised trial. Lancet 1999;353:9-13.

CBO-consensus Hartfalen 2010 (www.cbo.nl/richtlijnen/overzicht-richtlijnen/cardiovasculaire-aandoening).

Cohn JN, Archibald DG, Ziesche S, Franciosa JA, Harston WE, Tristani FE et al. Effect of vasodilator therapy on mortality in chronic congestive heart failure. Results of a Veterans Administration Cooperative Study. New Engl J Med 1986;314:1547-52.

Cohn JN, Johnson G, Ziesche S, Cobb F, Francis G, Tristani F et al. A comparison of enalapril with hydralazine-isosorbide dinitrate in the treatment of chronic congestive heart failure. New Engl J Med 1991;325:303-10.

Cohn JN, Tognoni G. A randomized trial of the angiotensin-receptor blocker valsartan in chronic heart failure. New Engl J Med 2001;345:1667-75.

Cohn JN, Ziesche S, Smith R, Anand I, Dunkman WB, Loeb H et al. Effect of the calcium antagonist felodipine as supplementary vasodilator therapy in patients with chronic heart failure treated with enalapril: V-HeFT III. Vasodilator-Heart Failure Trial (V-HeFT) Study Group. Circulation 1997; 96:856-63.

CONSENSUS, The CONSENSUS Trial Study Group. Effects of enalapril on mortality in severe congestive heart failure. Results of the Cooperative North Scandinavian Enalapril Survival Study. New Engl J Med 1987;316:1429-35.

Flather MD, Shibata MC, Coats AJ, Veldhuisen DJ van, Parkhomenko A, Borbola J, Cohen-Solal A, Dumitrascu D, Ferrari R, Lechat P, Soler-Soler J, Tavazzi L, Spinarova L, Toman J, Bohm M, Anker SD, Thompson SG, Poole-Wilson PA; SENIORS Investigators. Randomized trial to determine the effect of nebivolol on mortality and cardiovascular hospital admission in elderly patients with heart failure (SENIORS). Eur Heart J 2005 Feb;26:215-25.

Granger CB, McMurray JJ, Yusuf S, Held P, Michelson EL, Olofsson B et al. Effects of candesartan in patients with chronic heart failure and reduced left-ventricular systolic function intolerant to angiotensin-converting-enzyme inhibitors: the CHARM-Alternative trial. Lancet 2003;362:772-6.

Guyatt GH. The treatment of heart failure. A methodological review of the literature. Drugs 1986;32:538-68.

Hjalmarson A, Goldstein S, Fagerberg B, Wedel H, Waagstein F, Kjekshus J et al. Effects of controlled-release metoprolol on total mortality, hospitalizations, and well-being in patients with heart failure: the Metoprolol CR/XL Randomized Intervention Trial in congestive heart failure (MERIT-HF). MERIT-HF Study Group. JAMA 2000;283:1295-1302.

Kober L, Torp-Pedersen C, Carlsen JE, Bagger H, Eliasen P, Lyngborg K et al. A clinical trial of the angiotensin-converting-enzyme inhibitor trandolapril in patients with left ventricular dysfunction after myocardial infarction. Trandolapril Cardiac Evaluation (TRACE) Study Group. New Engl J Med 1995;333:1670-6.

Komajda M, Follath F, Swedberg K, Cleland J, Aguilar JC, Cohen-Solal A et al. The Euro-Heart Failure Survey programme – a survey on the quality of care among patients with heart failure in Europe. Part 2: Treatment. Eur Heart J 2003;24:464-74.

Konstam MA, Neaton JD, Dickstein K, Drexler H, Komajda M, Martinez FA, Riegger GA, Malbecq W, Smith RD, Guptha S, Poole-Wilson PA; HEAAL Investigators. Effects of high-dose versus low-dose losartan on clinical outcomes in patients with heart failure (HEAAL study): a randomised, double-blind trial. Lancet 2009;374:1840-8.

McMurray JJ, Ostergren J, Swedberg K, Granger CB, Held P, Michelson EL et al. Effects of candesartan in patients with chronic heart failure and reduced left-ventricular systolic function taking angiotensin-converting-enzyme inhibitors: the CHARM-Added trial. Lancet 2003;362:767-71.

O'Connor CM, Carson PE, Miller AB, Pressler ML, Belkin RN, Neuberg GW et al. Effect of amlodipine on mode of death among patients with advanced heart failure in the PRAISE trial. Prospective Randomized Amlodipine Survival Evaluation. Am J Cardiol 1998;82:881-7.

Packer M, Bristow MR, Cohn JN, Colucci WS, Fowler MB, Gilbert EM et al. The effect of carvedilol on morbidity and mortality in patients with chronic heart failure. U.S. Carvedilol Heart Failure Study Group. New Engl J Med 1996;334:1349-55.

Packer M, Coats AJ, Fowler MB, Katus HA, Krum H, Mohacsi P et al. Effect of carvedilol on survival in severe chronic heart failure. New Engl J Med 2001;344:1651-8.

Pfeffer MA, Braunwald E, Moye LA, Basta L, Brown EJ Jr, Cuddy TE et al. Effect of captopril on mortality and morbidity in patients with left ventricular dysfunction after myocardial infarction. Results of the survival and ventricular enlargement trial. The SAVE Investigators. New Engl J Med 1992;327:669-77.

Pfeffer MA, McMurray JJ, Velazquez EJ, Rouleau JL, Kober L, Maggioni AP et al. Valsartan, captopril, or both in myocardial infarction complicated by heart failure, left ventricular dysfunction, or both. New Engl J Med 2003;349:1893-1906.

Pitt B, Remme W, Zannad F, Neaton J, Martinez F, Roniker B et al. Eplerenone, a selective aldosterone blocker, in patients with left ventricular dysfunction after myocardial infarction. New Engl J Med 2003;348:1309-21.

Pitt B, Zannad F, Remme WJ, Cody R, Castaigne A, Perez A et al. The effect of spironolactone on morbidity and mortality in patients with severe heart failure. Randomized Aldactone Evaluation Study Investigators. New Engl J Med 1999;341:709-17.

Poole-Wilson PA, Swedberg K, Cleland JG, Di Lenarda A, Hanrath P, Komajda M et al. Comparison of carvedilol and metoprolol on clinical outcomes in patients with chronic heart failure in the Carvedilol Or Metoprolol European Trial (COMET): randomised controlled trial. Lancet 2003;362:7-13.

The Digitalis Investigation Group. The effect of digoxin on mortality and morbidity in patients with heart failure. New Engl J Med 1997;336:525-33.

The SOLVD Investigators. Effect of enalapril on survival in patients with reduced left ventricular ejection fractions and congestive heart failure. New Engl J Med 1991;325:293-302.

The SOLVD Investigators. Effect of enalapril on mortality and the development of heart failure in asymptomatic patients with reduced left ventricular ejection fractions. New Engl J Med 1992;327:685-91.

Vries RJ de, Veldhuisen DJ van, Dunselman PH. Efficacy and safety of calcium channel blockers in heart failure: focus on recent trials with second-generation dihydropyridines. Am Heart J 2000;139:185-94.

13 Dieetmaatregelen bij hartfalen

Y. Artz

> Na het lezen van dit hoofdstuk is u meer duidelijk over onze dagelijkse voeding en het dieet dat van belang is voor de hartfalenpatiënt.

13.1 Inleiding

Het dieet is een belangrijk onderdeel van de behandeling van hartfalen. In eerste instantie (NYHA-klasse I en II) ligt het accent van de voorlichting op de maatregelen die nodig zijn om een goede voedingstoestand te bereiken en de conditie zo lang mogelijk optimaal te houden. In een later stadium (NYHA-klasse III en IV) wordt natrium- en vochtbeperking noodzakelijk om een vermindering van de vochtretentie te bewerkstelligen. Hierdoor wordt, voor zover mogelijk, een vertraging van de achteruitgang van de hartfunctie bereikt.

In combinatie met andere ziektebeelden zoals diabetes, obesitas, cachexie of nierfalen kan het dieet ingewikkeld worden. Hulp van een diëtist is dan zeker nodig voor het aanleren van goede voedingsgewoonten, passend bij de eisen die gesteld worden aan het dieetvoorschrift.

13.2 Gezonde voeding

Voor hartfalenpatiënten is de basis van de voeding een gezonde voeding zoals deze wordt aangeraden door het Voedingscentrum. Gezond eten betekent met gezond verstand bewuste keuzen maken. Hiervoor zijn de vijf regels van de Schijf van Vijf van het Voedingscentrum opgesteld:
1. Eet gevarieerd.
2. Eet niet te veel en beweeg.
3. Gebruik minder verzadigd vet.

4 Eet volop groente, fruit en brood.
5 Ga veilig met voedsel om.

De vijf vakken geven aan op welke wijze er variatie is aan te brengen.

Tabel 13.1	De aanbevolen hoeveelheden voedingsmiddelen per dag kunnen als richtlijn gebruikt worden om te komen tot een volwaardige voeding.		
groenten		200 gram 4 opscheplepels	
fruit		200 gram 2 stuks	
brood		4-7 sneetjes	afhankelijk van de leeftijd
aardappelen, rijst, pasta, peulvruchten		175-250 gram	afhankelijk van de leeftijd
melkproducten		450-650 gram	afhankelijk van de leeftijd
kaas		1-1,5 plak	20-30 gram
vlees(waren), vis, kip, ei, vleesvervanging		100-125 gram	
halvarine		5 gram per sneetje 20-35 gram	
bak- en braadproduct, olie		15 gram, 1 eetlepel	
dranken, incl. melk		1,5-2 liter	

13.3 Natrium en kalium

Werd er eerder nog een advies gegeven over de hoeveelheid natrium die gebruikt kon worden, op dit moment is er geen onderzoek bekend dat een kwantificering van de maximale dagelijkse inname bij hartfalen onderbouwt. De Gezondheidsraad geeft in het kader van de Richtlijnen Goede Voeding aan het zoutgebruik terug te dringen van 10 gram zout (= 4000 mg natrium) naar 6 gram zout (2400 mg natrium).

Driekwart van de hoeveelheid zout in onze voeding is afkomstig van bewerkte voedingsmiddelen uit de winkel zoals vleeswaren, brood, kaas en kant-en-klaarmaaltijden (incl. soepen). Een kwart wordt tijdens de bereiding van de warme maaltijd toegevoegd. Naar aanleiding van de resultaten uit de DASH-studie (Dietary Approaches to Stop Hypertension), die voeding bevatte met maximaal 4,5 gram zout, is de Federatie Nederlandse Levensmiddelen

Industrie met De Taskforce Zout in Levensmiddelen gekomen. Het doel was het zoutgehalte in industrieel bereide producten terug te dringen met 12% in 2010 met nog verdere vermindering daarna. De brood- en kaassector werken hier al aan.

Het advies aan patiënten is geen zout bij de bereiding toe te voegen en terughoudend te zijn met kant-en-klaarvoedsel (incl. soepen). Verder is het van belang de inname van natrium te spreiden over de dag en piekinnamen te vermijden. Het is belangrijk patiënten voorlichting te geven over het natriumgehalte in voedingsmiddelen.

> Bij een waargenomen hyperkaliëmie is het ook goed te informeren naar het gebruik van zoutvervangende producten, daar deze veel kalium bevatten.

Dit kan onder andere door etiketten op verpakkingen te leren lezen of met behulp van een natriumtabel. Door meer gebruik te maken van (verse) kruiden is het heel goed mogelijk een smakelijke maaltijd te bereiden. Er worden regelmatig kooklessen gegeven om te leren werken met minder zout en meer kruiden.

Alle soorten drop en thee op basis van zoethout bevatten natrium en glycyrrhizinezuur, dat een bloeddrukverhogende werking heeft.

Een lagere natriumintake dan wordt aanbevolen is geen probleem.

Voor een natriumbeperkt dieet kan gebruikgemaakt worden van zoutvervangende producten. Deze kunnen, net als industrieel bereide producten met een zoutvervanger, veel kalium bevatten. Dat kan, zeker bij het gebruik van kaliumsparende diuretica in combinatie met ACE-remmers en aldosteronantagonisten, leiden tot hyperkaliëmie. Bij een serumkaliumwaarde van > 5,5 mmol/l kunnen deze zoutvervangers op basis van kalium niet worden gebruikt. Bij een verslechterde nierfunctie moeten deze producten al bij een serumkaliumwaarde > 5 mmol/l worden afgeraden. Het kaliumgehalte in zoutvervangende producten kan zo hoog zijn, dat ze te vergelijken zijn met medicinale kaliumsuppletie.

Bij kaliumuitdrijvende diuretica moet er, aan de andere kant, zo nodig aandacht zijn voor voldoende kalium in de voeding.

13.4 Vochtbeperking

Bij patiënten met slechts geringe klachten (NYHA-klasse I en II) heeft vochtbeperking geen toegevoegde waarde.

Vochtbeperking tot 1,5-2 liter per dag wordt geadviseerd bij patiënten met ernstig hartfalen (NYHA-klasse III-IV), in het bijzonder bij hyponatriëmie. Bij gebruik van hoge doses diuretica lijkt extra vochtbeperking niet zinvol te zijn. Extra drinken is bij diureticagebruik af te raden.

Bij een verdunningshyponatriëmie moet de vochtinname verder worden beperkt tot een hoeveelheid van:
- 1500 ml/24 uur bij een plasmaconcentratie van < 130 mmol/l;
- 1200 ml/24 uur bij een plasmaconcentratie van < 125 mmol/l.

> Bij vochtbeperking zijn er maatregelen mogelijk waardoor de patiënt dit regime beter kan verdragen.

Een vochtbeperking is voor veel patiënten lastig in verband met dorstklachten. Een goed uitgevoerde natriumbeperking helpt deze klacht onder controle te houden, omdat het de dorstprikkel vermindert. Om te zien of er vocht wordt vastgehouden, wordt geadviseerd dagelijks het lichaamsgewicht te controleren, zodat de medicatie eventueel kan worden aangepast. Belangrijk voor de patiënt is te weten welke producten dorstlessers zijn en welke dorstveroorzakers. Een goede verdeling van de toegestane hoeveelheid vocht over de dag maakt de beperking beter uitvoerbaar.

13.5 Alcohol

Bij het gebruik van alcoholische dranken zijn één tot twee eenheden per dag toegestaan.
Bij verdenking op alcoholgeïnduceerde cardiomyopathie is het advies te stoppen met het drinken van alcoholische dranken.

13.6 Meervoudig onverzadigde vetzuren

Toevoegen van meervoudig onverzadigde vetzuren (n3-PUFA's, 1g/dag) aan de standaardbehandeling kan worden overwogen bij patiënten met zowel systolisch als diastolisch hartfalen. PUFA's verminderen de kans op sterfte en ziekenhuisopnamen in verband met cardiovasculaire problemen.
Met het algemene advies om tweemaal per week (vette) vis te eten wordt ongeveer 450 mg van deze vetzuren per dag gehaald.

13.7 Obesitas

Bij een BMI tussen 25 en 30 kg/m² (in gecompenseerde toestand) is er sprake van overgewicht met een risico voor de gezondheid. Bij een BMI van > 30 kg/m² (in gecompenseerde toestand) is er sprake van obesitas met een duidelijk verhoogd risico op ziekte. Obesitas zorgt voor een hogere bloeddruk, toename van het bloedvolume en het hartminuutvolume en een verhoging van de vullingsdrukken. Door vermindering van het overgewicht wordt het hart minder belast. Daarnaast heeft gewichtsreductie een bloeddrukverlagend effect en een gunstig effect op het lipidenprofiel. Voor patiënten met obesitas (BMI > 30 kg/m^2) is het zinvol om af te vallen met de bedoeling de symptomen en progressie van hartfalen te beperken en het algemeen welbevinden te bevorderen.

Bij matig en ernstig hartfalen wordt afvallen minder snel geadviseerd, omdat in een later stadium van hartfalen ongewild gewichtsverlies en anorexie regelmatig voorkomen.

In geval van slaapapneu is gewichtsreductie van 5-10 kg of 10% gewichtsvermindering van het oorspronkelijke gewicht, gecombineerd met stoppen met roken en een alcoholverbod zinvol. Het kan de ademhalingsstoornissen in de slaap verminderen en daarmee ook het risico op verergeren van hartfalen.

Gewichtsverlies is voor hartfalenpatiënten extra lastig als de mobiliteit minder wordt. Het is belangrijk patiënten tot bewegen te stimuleren. De Hartstichting adviseert dagelijks minimaal een halfuur matige tot redelijke inspanning te leveren.

De basis van het dieet kan bestaan uit de aanbevolen hoeveelheden van het Voedingscentrum. Deze voeding levert 1200-1700 kcal per dag, afhankelijk van leeftijd en geslacht. In combinatie met een natrium- en vochtbeperking, soms nog gecombineerd met een diabetesdieet, is het een complex dieet. Om gedragsverandering te bewerkstelligen is intensieve begeleiding nodig.

13.8 Cachexie

Als het onbedoelde gewichtsverlies in de voorafgaande zes maanden meer dan 6% van het uitgangsgewicht is (na correctie voor over- en onderhydratie), wordt van cachexie gesproken. Cachexie komt voor bij 10-15% van de patiënten met hartfalen in de loop van hun ziekte. Het gewichtsverlies wordt veroorzaakt door verlies van vetweefsel, spierweefsel en botmassa. Het is belangrijk de voedingstoestand van de patiënt met cachexie te volgen. Cachexie betekent altijd vermindering van kwaliteit van leven en gaat gepaard met een slechte prognose.

Door kortademigheid en vermoeidheid is het vaak niet mogelijk voldoende te eten en aan de basisbehoeften te komen. De natriumintake is vaak niet hoger dan 2000 mg per dag. Het advies is vaker per dag een kleine maaltijd te nuttigen en vaker te kiezen voor producten die gemakkelijker te eten zijn en/of meer kcal bevatten. Vloeibare energierijke producten kunnen gemakkelijker extra gebruikt worden dan vaste voedingsmiddelen. Als het lichaamsgewicht onder een BMI van 20 komt, of het gewichtsverlies is met een eiwit- en/of energieverrijkt dieet niet te stoppen, kan het nodig zijn gebruik te maken van aanvullende eiwit- en/of energieverrijkte drinkvoeding voor verbetering of behoud van de voedingstoestand.

13.9 Nierfunctiestoornissen

Patiënten met hartfalen hebben een (sterk) verhoogd risico op nierfunctiestoornissen. Risicofactoren hierbij zijn de ernst van het hartfalen, de leeftijd, langere tijd bestaande hoge bloeddruk en diabetes mellitus. Ook de medicatie die bij hartfalen wordt voorgeschreven kan de nierfunctie negatief beïnvloeden. Individuele diëtistische behandeling en controle zijn nodig wanneer een patiënt met hartfalen tevens lijdt aan acute en/of chronische vormen van nierschade. Wanneer een patiënt aan beide aandoeningen lijdt, is veelal een complex dieet nodig, waarbij met veel variabelen tegelijk rekening moet worden gehouden. Naast beperking van natrium- en vochtinname is vaak beperking van eiwit-, kalium- en fosfaatinname noodzakelijk. Een eiwitbeperking van 0,8 gram eiwit per kg ideaal lichaamsgewicht wordt geadviseerd ter preventie van progressie van nierschade, vooral bij jongere patiënten met een levensverwachting > 5-10 jaar. Naast het streven naar vertragen van het nierfunctieverlies vermindert dit de fosfaatbelasting, waardoor de calciumfosfaathuishouding beter onder controle blijft.

Vaak hebben patiënten met hart- en nierfalen een verminderde eetlust door vermoeidheid, kortademigheid of een vol gevoel in de buik (uremische klachten), terwijl gewichtsverlies juist niet wenselijk is. De benodigde hoeveelheid eiwit in de voeding wordt dan soms niet gehaald.

13.10 Verwijzing naar de diëtist

De eerste voorlichting over het dieet wordt meestal gegeven door de (huis)arts, assistent, praktijkondersteuner of hartfalenverpleegkundige. Er kan gebruikgemaakt worden van de voorlichtingsmaterialen van onder andere het Voedingscentrum en de Hartstichting. Indien er meerdere ziektebeelden aan de orde zijn, is het nodig te verwijzen naar de diëtist. Deze kan de voeding op meerdere variabelen controleren en de patiënt helpen bij de praktische uitvoering van de natrium- en vochtbeperking. Verwijzing naar de diëtist is gewenst bij:
- cardiale cachexie, ondergewicht (BMI < 20 kg/m²) of ongewenst gewichtsverlies van > 6% in de voorafgaande zes maanden;
- overgewicht of een gewichtstoename zodat van overgewicht sprake is (een BMI van ≥ 30 kg/m² en/of een buikomvang van ≥ 88 cm voor vrouwen en ≥ 102 cm voor mannen);
- nierinsufficiëntie, COPD, diabetes mellitus;
- obstipatie;
- ileostoma;
- eetproblematiek.

Voorlichtingsmateriaal

Dieet bij hartfalen	Hartstichting
Te hoog cholesterol	Hartstichting
Over gewicht	Hartstichting
Koken naar hartenlust	Hartstichting
Hoge bloeddruk	Hartstichting
Eettabel	Voedingscentrum
Schijf van Vijf	Voedingscentrum
Weet wat je eet	Voedingscentrum
Alles over E-nummers en etiketten	Wikipedia

Informatie

Multidisciplinaire richtlijn *Hartfalen 2010*, CBO
Richtlijn *Chronische nierschade*, CBO, 2009
   www.hartstichting.nl
   www.voedingscentrum.nl
   www.zoutbeperkt.nl

14 Diverse aspecten van hartfalen

In dit hoofdstuk komen de volgende aspecten van hartfalen aan de orde:
– slaapapneu en hartfalen (par. 14.1);
– diabetes mellitus type 2 en hartfalen (par. 14.2);
– cardiorenaal syndroom (par. 14.3);
– hartfalen en dehydratie (par. 14.4);
– training bij hartfalen (par. 14.5).

14.1 Slaapapneu en hartfalen

R. Janssen

Na het lezen van dit hoofdstuk bent u op de hoogte van de hoge frequentie van slaapapneu bij hartfalenpatiënten. Er zijn obstructieve, centrale en mixed apneus en hypopneus. Centrale slaapapneu bij hartfalenpatiënten gaat meestal gepaard met cheyne-stokesademhaling. Slaapapneu heeft belangrijke hemodynamische gevolgen en kan leiden tot progressie van het hartfalen. De diagnose slaapapneu wordt gesteld met behulp van een slaapstudie. De standaardbehandeling van obstructief slaapapneusyndroom bij hartfalenpatiënten is CPAP. De behandeling van het centrale slaapapneusyndroom begint met optimalisatie van de medicamenteuze therapie. Daarnaast kunnen nachtelijke zuurstoftherapie, CPAP, BiPAP en *adapted servoventilation* worden ingezet in de behandeling van centrale slaapapneu.

Inleiding

Ongeveer de helft van de patiënten met chronisch hartfalen heeft een vorm van slaapapneu. Het merendeel heeft centrale slaapapneu (CSA) met of zonder cheyne-stokesrespiratie (CSR). Het is aangetoond dat CSA/CSR een onafhankelijke voorspeller is van toegenomen mortaliteit. Hetzelfde geldt waarschijnlijk voor het obstructief slaapapneusyndroom (OSAS), dat ook veel voorkomt bij patiënten met hartfalen. Het is tot op heden echter niet geheel duidelijk of het optreden van slaapapneu een teken is van ernstig hartfalen of dat slaapapneu direct verantwoordelijk is voor de verminderde levensverwachting.

Pathofysiologie van slaapapneu

Obstructieve respiratoire episodes

Het obstructief slaapapneusyndroom (OSAS) wordt gekenmerkt door recidiverende episodes van bovenste luchtwegobstructie tijdens de slaap op palato- of orofaryngeaal niveau (fig. 14.1). Een obstructieve episode gaat vaak gepaard met een daling van de PaO_2 en stijging van de $PaCO_2$. Herstel van de luchtwegdoorgankelijkheid treedt in de regel pas op na een waakreflex (*arousal*), waarna herstel optreedt van de hypoxie en hypercapnie. Deze *arousals* leiden tot slaapfragmentatie met als gevolg slaperigheid en vermoeidheid overdag, concentratiestoornissen en een verhoogde kans op verkeersongevallen. Het ontstaan van OSAS kan voorafgaan aan de ontwikkeling van hartfalen, maar OSAS kan ook veroorzaakt worden of in ernst toenemen door hartfalen. Oedeemvorming rondom de bovenste luchtwegen door stuwing kan hiervoor gedeeltelijk verantwoordelijk worden gehouden.

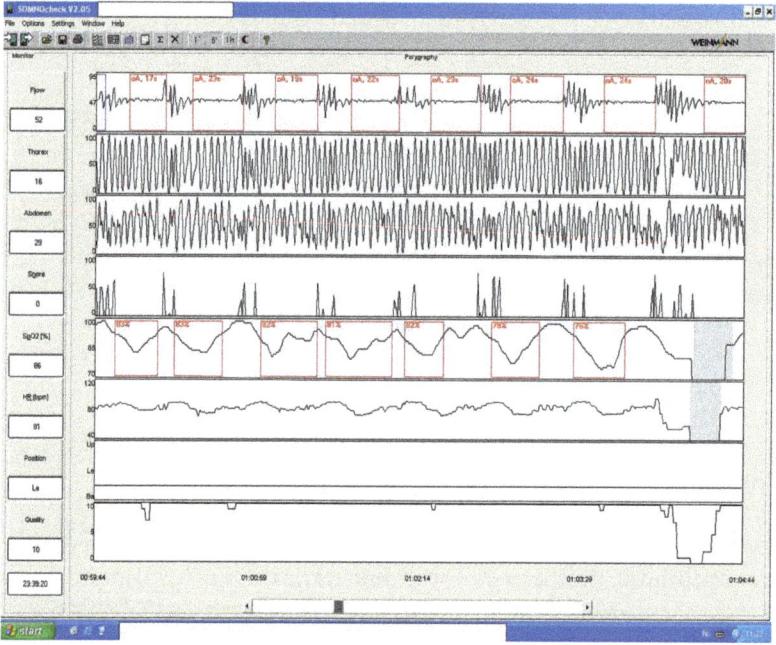

Figuur 14.1
Fragment uit een polygrafie van een patiënt met obstructief slaapapneusyndroom. De bovenste rij laat episodes met afwezige luchtstroom zien op momenten dat de thoracale en abdominale ademhalingsspieren wel proberen te ventileren (rij 2 en 3). In rij 5 zijn de desaturaties te zien als gevolg van de apneus.

Centrale respiratoire episodes

Bij patiënten met centrale slaapapneu (CSA) treden adempauzes op, doordat de ademhalingsprikkel verminderd of afwezig is. De hersenen geven een inadequate hoeveelheid prikkels door aan de ademhalingsspieren om in te ademen. Centrale slaapapneu met cheyne-stokesrespiratie (CSR) wordt gekenmerkt door terugkerende periodes van hypopneu en apneu tussen twee periodes van hyperventilatie. De hyperventilatiecyclus heeft een crescendo-decrescendo beloop van de luchtstroom (fig. 14.2). De oorzaak van het optreden van centrale respiratoire episodes bij hartfalen is multifactorieel. De belangrijkste component voor het ontstaan van een ademhalingsprikkel is afkomstig uit de *medulla oblongata*. Hierbij veroorzaakt een hoge kooldioxideconcentratie meer stimulatie dan een lage zuurstofconcentratie. De apneudrempel wordt gedefinieerd als de waarde van het kooldioxide waaronder de ademhalingsprikkel verdwijnt en de apneu zal beginnen en waarboven de ademhalingsprikkel terugkomt en de apneu zal stoppen. Er is een aantal mechanismen verantwoordelijk te houden voor de hypocapnie, die bij veel hartfalenpatiënten wordt aangetroffen. Hartfalenpatiënten zullen gaan hyperventileren, met name wanneer ze plat liggen, doordat pulmonale stuwing het ademhalingscentrum stimuleert. Hierdoor gaat de $PaCO_2$ dalen.

> Hartfalenpatiënten met CSA/CSR hebben een significant hogere wiggendruk en pulmonale stuwing dan hartfalenpatiënten zonder CSA/CSR.

Een andere aannemelijke oorzaak van hypocapnie en CSA/CSR bij chronisch hartfalenpatiënten is de verlengde circulatietijd, alhoewel het belang van dit fenomeen bij het ontstaan van CSA/CSR door sommigen wordt betwist. Door de verlengde circulatietijd reageren de chemoreceptoren vertraagd op hypoxie en hypercapnie, waardoor de compensatoire hyperventilatie na een apneu langer wordt gecontinueerd, met een hypocapnie als gevolg. De sleutelrol van hypocapnie bij centrale respiratoire episodes blijkt wel uit het feit dat CSA en CSR verdwijnen door hartfalenpatiënten extra CO_2 toe te dienen tijdens de slaap.

Hemodynamische gevolgen van slaapapneu

Obstructieve respiratoire episodes

Obstructie van de inspiratoire luchtstroom kan een negatieve intrathoracale druk tot wel −50 cm H_2O genereren, vergeleken met −10 cm H_2O gedurende een normale inspiratie. Dit veroorzaakt een toename van de transmurale linkerventrikel (LV-)druk (drukverschil tussen de intracardiale en de intrathoracale druk), de LV-diastolische druk en uiteindelijk de LV-vullingsdruk. Daar-

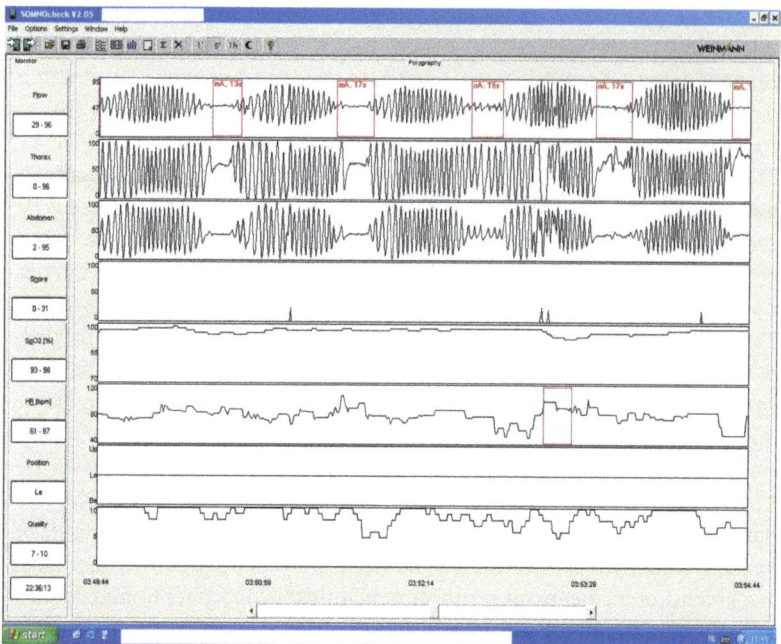

Figuur 14.2
Fragment uit een polygrafie van een patiënt met centraal slaapapneusyndroom met cheyne-stokesademhaling. De bovenste rij laat een cresendo-decrescendo beloop van de luchtstroom zien.

naast veroorzaken de hypercapnie en hypoxie, als gevolg van de apneus, een toename van de centrale sympathische zenuwactiviteit, leidend tot 'arousals', die bijdragen aan het beëindigen van de apneus en leiden tot slaapfragmentatie. De toegenomen sympathische activiteit heeft ook perifeer gevolgen, zoals sinustachycardie, oscillatie van de systemische en pulmonale arteriële bloeddruk en toename van de LV 'afterload'. Door de apneugerelateerde toegenomen negatieve intrathoracale druk neemt de veneuze 'return' toe, met een toegenomen RV en LV 'preload' als gevolg. De verhoogde veneuze 'return' leidt ook tot RV-distensie met als gevolg een paradoxale interventriculaire septale beweging, wat vervolgens weer leidt tot abnormale vulling van de LV. Een gevolg van OSAS voor het hart kan zijn een afname van het slagvolume van de LV. Bij hartfalenpatiënten met een reeds toegenomen LV diastolische druk, zullen de obstructieve episodes in veel gevallen ook een vermindering van de cardiac output tot gevolg hebben.

Obstructieve en centrale respiratoire episodes

Apneu gerelateerde dalingen in de PaO_2 hebben een negatieve invloed op de functie van het myocard en zullen het LV-falen doen toenemen. Dit fenomeen wordt versterkt door de toegenomen zuurstofbehoefte van het myocard, als gevolg van de toename van sympathische activiteit aan het einde van een apneu. Tevens zullen de hypoxische periodes, afgewisseld door periodes met een normale zuurstofsaturatie, leiden tot reperfusieschade in het vasculaire endotheel door oxidatieve stress met een toegenomen productie van vrije radicalen en lipide peroxidatie. Uiteindelijk zullen de herhaaldelijke zuurstofdesaturaties leiden tot progressie van het chronisch hartfalen.

Diagnostiek

De *Epworth Sleepiness Scale* is een vragenlijst waarmee de slaperigheid overdag kan worden geobjectiveerd (tabel 14.1). De *Berlin Questionnaire* (tabel 14.2) is een vragenlijst toegespitst op OSAS. Beide vragenlijsten kunnen in de cardiologische praktijk worden gebruikt om patiënten met chronisch hartfalen te screenen op OSAS, maar zijn niet geschikt om te screenen op CSA. De anamnese en het lichamelijk onderzoek zijn bij patiënten met chronisch hartfalen minder bruikbaar om slaapapneu op te sporen, aangezien obesitas minder voorkomt dan bij de OSAS-patiënten zonder chronisch hartfalen en CSA/CSR minder snel zal leiden tot slaperigheid overdag. Bij verdenking op slaapapneu dient de hartfalenpatiënt verwezen te worden naar een slaapspecialist. De diagnosen OSAS en CSA/CSR worden gesteld met behulp van een slaapstudie.

Tabel 14.1	Vragenlijst voor klachten van slaperigheid overdag (Epworth Sleepiness Scale).			
0 = ik zou nooit indutten 1 = ik zou af en toe indutten 2 = ik zou vrij vaak indutten 3 = ik zou altijd indutten				
Situatie:*				
tijdens zitten of lezen	0	1	2	3
bij televisie kijken	0	1	2	3
buitenshuis tijdens vergadering, bioscoop of cafébezoek	0	1	2	3
tijdens een één uur durende autorit als bijrijder	0	1	2	3
rustig liggend, wanneer de omstandigheden slapen toestaan	0	1	2	3
tijdens bezoek of een gesprek met iemand	0	1	2	3
in aansluiting op een warme maaltijd	0	1	2	3
in de auto tijdens wachten (voor een stoplicht of file)	0	1	2	3

* Omcirkel de juiste antwoorden. Indien u niet recentelijk een van de voorgaande situaties heeft meegemaakt, probeert u zich dan in te denken hoe u zich zou voelen.
Een Epworth Sleepiness Scale score > 10 wijst op ten minste lichte slaperigheid.

We onderscheiden twee soorten slaapstudies: de polygrafie en de polysomnografie. Een polygrafie is een eenvoudige slaapstudie, waarbij de nasale luchtstroom, abdominale en thoracale adembewegingen en perifere zuurstofsaturatie worden gemeten. Met een polygrafie kan het aantal apneus en hypopneus per uur worden bepaald (apneu-hypopneu-index, AHI) en kan het onderscheid worden gemaakt tussen een centrale en een obstructieve oorzaak. Een polysomnografie is een uitgebreide slaapstudie, waarbij, naast de polygrafische bepalingen, de hersenactiviteit met een elektro-encefalogram wordt gemeten (fig. 14.3). Hiermee kunnen de totale slaaptijd, de slaapstadia en de *arousals* worden bepaald.

Een apneu wordt gedefinieerd als een vrijwel volledig onderbroken luchtstroom gedurende ten minste tien seconden. Het patroon van een apneu kan obstructief, centraal of een combinatie van beide (*mixed*) zijn. Bij een obstructieve apneu proberen de thoracale en abdominale ademhalingsspieren wel in te ademen, maar lukt het niet door een obstructie van de bovenste luchtweg. Bij een centrale apneu ontbreekt de ademhalingsprikkel geheel. Bij een *mixed* apneu is het eerste deel van de episode centraal en het tweede deel obstructief. Een hypopneu wordt meestal gedefinieerd als een afname van de luchtstroom gecombineerd met een daling van de zuurstofsaturatie. Tijdens één nachtelijke slaapregistratie kunnen zowel obstructieve, centrale als *mixed* episodes voorkomen. Slaapapneu wordt centraal genoemd wanneer de helft of meer van de respiratoire episodes centraal is en obstructief wanneer de helft of meer van de respiratoire episodes obstructief of *mixed* is.

Slaapapneu is afwezig bij een AHI onder de 5, is licht tussen de 5 en 15, matig tussen de 15 en 30 en ernstig boven de 30. Bij OSAS-patiënten en chronisch hartfalenpatiënten met CSA/CSR is een AHI van meer dan 30 geassocieerd met een toegenomen mortaliteit. Bij chronisch hartfalenpatiënten wordt een prevalentie van ernstige slaapapneu tot wel 36% gerapporteerd.

Behandeling

OSAS

Conservatieve maatregelen, onder andere gewichtsreductie en alcoholabstinentie, kunnen de ernst van het OSAS bij veel patiënten reduceren en soms zelfs OSAS geheel verhelpen. Bij patiënten met chronisch hartfalen en OSAS is *continuous positive airway pressure* (CPAP) de aanbevolen behandeling. Het CPAP-apparaat blaast continu kamerlucht met een constante druk in de luchtweg via de neus, eventueel in combinatie met toediening via de mond bij gebruik van het *full-face* masker. Hierdoor wordt collaps van de bovenste luchtwegen voorkomen en zullen er, bij een druk boven de kritische sluitingsdruk, geen apneus of hypopneus meer optreden. CPAP vermindert de toegenomen cardiovasculaire morbiditeit en mortaliteit geassocieerd met ernstig OSAS. CPAP-therapie bij chronisch hartfalenpatiënten met OSAS kan leiden tot overlevingswinst. Daarnaast kan de therapie in deze patiëntengroep de hartfunctie verbeteren. In een studie van Kaneko et al. verbeterde,

14.1 Slaapapneu en hartfalen

Tabel 14.2	Berlin Questonnaire
Categorie 1	
1	*Snurkt u?*
a	Ja
b	Nee
c	Weet niet
	Als u snurkt:
2	*Uw snurken is:*
a	Iets luider dan ademen
b	Zo luid als praten
c	Luider dan praten
d	Erg luid – het kan gehoord worden in aangrenzende kamers
3	*Hoe vaak snurkt u:*
a	Bijna iedere nacht
b	3-4 nachten per week
c	1-2 nacht(en) per week
d	1-2 nacht(en) per maand
e	Nooit of bijna nooit
4	*Hebben andere mensen zich ooit gestoord aan uw snurken?*
a	Ja
b	Nee
c	Weet niet
5	*Heeft iemand gemerkt dat u, tijdens uw slaap, stopte met ademen?*
a	Bijna iedere nacht
b	3-4 nachten per week

c	1-2 nacht(en) per week
d	1-2 nacht(en) per maand
e	Nooit of bijna nooit
Categorie 2	
6	*Hoe vaak voelt u zich slaperig of vermoeid, nadat u bent opgestaan?*
a	Bijna iedere dag
b	3-4 keer per week
c	1-2 keer per week
d	1-2 keer per maand
e	Nooit of bijna nooit
7	*Gedurende de tijd dat u wakker bent, voelt u zich slaperig of vermoeid?*
a	Bijna iedere dag
b	3-4 keer per week
c	1-2 keer per week
d	1-2 keer per maand
e	Nooit of bijna nooit
8	*Hebt u wel eens last gehad van knikkebollen achter het stuur of bent u wel eens daadwerkelijk in slaap gevallen terwijl u reed?*
a	Ja
b	Nee
	Zo ja:
	Hoe vaak gebeurt dit?
a	Bijna iedere dag
b	3-4 keer per week
c	1-2 keer per week

d	1-2 keer per maand
e	Nooit of bijna nooit
Categorie 3	
9	*Hebt u een hoge bloeddruk?*
a	Ja
b	Nee
c	Weet niet
10	*Hebt u een BMI > 30?*
a	Ja
b	Nee

Interpretatie van de vragen: Elk antwoord binnen de arcering is een positieve respons.
Interpretatie van de categorieën:
Categorie 1 is positief bij twee of meer positieve antwoorden op vraag 1-5.
Categorie 2 is positief bij twee of meer positieve antwoorden op vraag 6-8.
Categorie 3 is positief bij één positief antwoord op vraag 9 of 10.
Testuitslag is positief als twee of meer categorieën positief zijn.

één maand na het starten met CPAP-therapie, de linkerventrikelejectiefractie van 25,0% naar 33,8%. Deze verbetering van de linkerventrikelejectiefractie werd niet gevonden in een studie van Smith et al., die wel een vermindering van obstructieve respiratoire episodes vonden zonder verbetering van hartfunctie of functionele status.

> Over het algemeen vermindert CPAP de mortaliteit en morbiditeit bij chronisch hartfalenpatiënten met OSAS zonder ernstige cardiovasculaire complicaties.

In een studie van Kiely et al. verslechterde CPAP juist de myocardfunctie bij een subgroep van patiënten met zowel chronisch hartfalen als atriumfibrilleren. Dit was echter een kleine studie, waarbij de hartfunctie van chronisch hartfalenpatiënten zonder slaapapneu werd gemeten in waaktoestand. Het risico op CPAP-gerelateerde myocardintolerantie lijkt lager te liggen bij patiënten met niet-permanent atriumfibrilleren. Een studie van Kanagala et al. liet minder recidieven van atriumfibrilleren zien na succesvolle cardioversie bij OSAS-patiënten behandeld met CPAP dan bij OSAS-patiënten zonder behandeling. De ernst van nachtelijke zuurstofdesaturaties door obstructieve

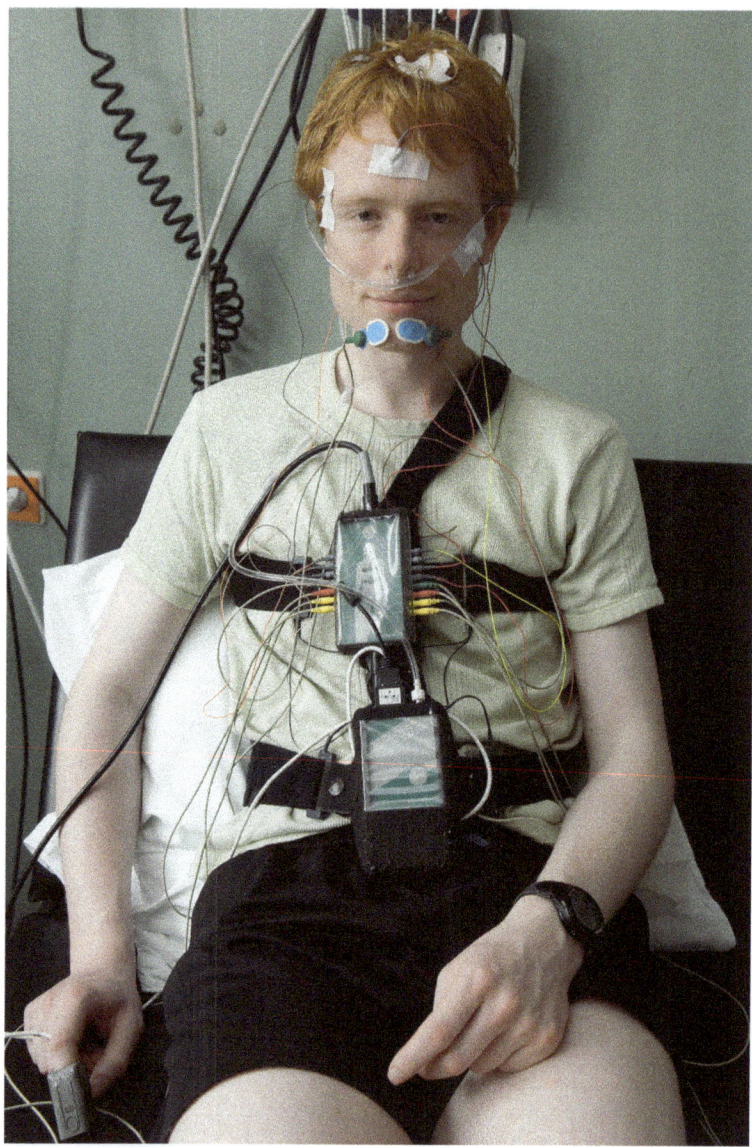

Figuur 14.3
Een jongeman aangesloten op een polysomnograaf. Zichtbaar zijn de EEG-plakkers voor het meten van de hersenactiviteit, de EMG-plakkers op de kin, de banden rond thorax en abdomen voor het meten van ademhalingsexcursies en de zuurstofsaturatiemeter aan de vinger.

respiratoire episodes lijkt een onafhankelijke risicofactor voor de ontwikkeling van atriumfibrilleren. Het is aannemelijk dat herstel van de zuurstofsaturatie bij het gebruik van CPAP de verklaring is voor het afgenomen risico op een recidief van het atriumfibrilleren.

CSA/CSR

Bètablokkers en remmers van het renine-angiotensine-aldosteronsysteem kunnen op indirecte wijze het optreden van CSA/CSR verminderen. Derhalve dient het optimaliseren van de medicamenteuze therapie altijd de eerste stap te zijn in de behandeling van slaapapneu bij patiënten met chronisch hartfalen (fig. 14.4).

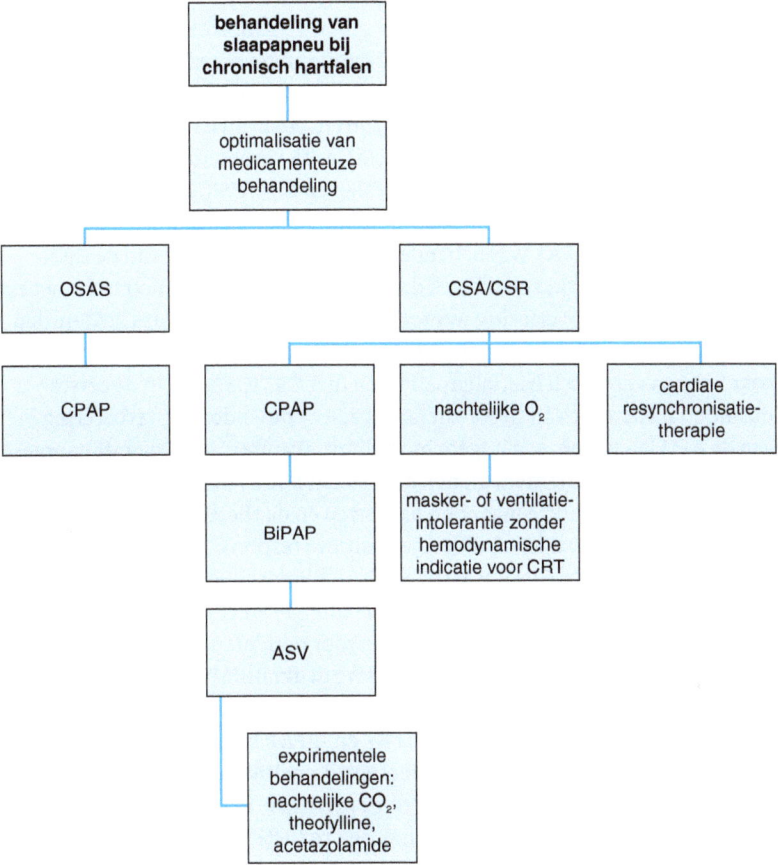

Figuur 14.4
Behandelingsalgoritme voor slaapapneu bij hartfalen.

Omdat de effecten van de CPAP zich niet beperken tot de bovenste luchtwegen, kan deze therapie ook worden ingezet bij de behandeling van CSA/CSR. Bij de meeste chronisch hartfalenpatiënten is de linkerventrikel einddiastolische druk verhoogd. De continue insufflatie van lucht door het CPAP-apparaat zorgt voor een constant positieve intrathoracale druk, waardoor het drukverschil met de linkerventrikel wordt gereduceerd. Dit resulteert in een afgenomen linkerventrikel einddiastolische druk, een betere vulling van de falende linkerventrikel en toename van het slagvolume. Daarnaast vermindert de veneuze *return* naar het rechteratrium door de toename van de intrathoracale druk, waardoor de pulmonale en myocardiale stuwing zal verminderen. De vermindering van de linkerventrikel *preload* zorgt voor een toename van de *cardiac output*. Door de verbeterde cardiale functie zal de centrale ademhalingsprikkel herstellen en zal het aantal centrale respiratoire episodes afnemen. De vermindering van het aantal apneus resulteert in een afname van de sympathische activiteit met als gevolg een vermindering van de hartslagvariabiliteit en van bloeddrukschommelingen. Tevens zorgt de apneureductie voor een afname van het aantal desaturaties, wat kan leiden tot een betere hartfunctie door vermindering van myocardischemie. In klinische studies deed CPAP de verschijnselen van chronisch hartfalen afnemen, maar zijn, in tegenstelling tot bij OSAS, de effecten van CPAP bij CSA/CSR minder uitgesproken. In een studie van Sin et al. verbeterde CPAP de overleving bij patiënten met chronisch hartfalen en CSA/CSR. In de CANPAP-studie werd daarentegen een vroege toename van de mortaliteit in de groep gevonden die met CPAP was behandeld. Uit post-hoc analyse van de CANPAP-studie (Arzt et al., 2007) bleek dat de linkerventrikelejectiefractie met en transplantatievrije overleving wel toenamen bij patiënten in de CPAP-groep die na drie maanden een afname van de AHI lieten zien tot 15 of lager. Blijkbaar hebben chronisch hartfalenpatiënten met CSA/CSR, die in de eerste maanden na de start van CPAP-therapie geen of onvoldoende verbetering van de AHI laten zien, een hogere mortaliteit. Wanneer CPAP wordt voorgeschreven bij deze patiënten, dienen de effecten nauwlettend te worden geobserveerd in de eerste drie maanden na starten en de therapie dient te worden beëindigd bij een zwakke of afwezige positieve respons.

In tegenstelling tot CPAP, waarbij de druk tijdens in- en expiratie gelijk is, is de druk bij *bilevel positive airway pressure* (BiPAP) lager tijdens expiratie dan tijdens inspiratie. BiPAP is comfortabeler voor patiënten die moeite hebben met het uitademen tegen een hoge positieve druk. BiPAP wordt meestal toegepast met een *back-up* frequentie, waarbij het apparaat invalt ten tijde van een centrale apneu. De effecten van CPAP en BiPAP bij het verminderen van CSA/CSR bij chronisch hartfalenpatiënten zijn gelijkwaardig.

Het principe van de *adaptive servoventilation* (ASV) is vergelijkbaar met CPAP en BiPAP. Desondanks is ASV, met een reductie van 91%, effectiever in het verminderen van centrale apneus dan CPAP, BiPAP of nachtelijke zuurstoftoediening. ASV verschilt van CPAP en BiPAP door algoritmen die de druk aanpassen aan de ventilatoire amplitude en luchtwegdruk. ASV compenseert voor het crescendo-decrescendo beloop van CSR en voor de periodes van centrale apneus. In een gerandomiseerde studie bij chronisch hartfalenpatiënten met CSA/CSR verbeterde de linkerventrikelejectiefractie met 6% na zes maanden behandeling met ASV. Lopende studies zullen moeten uitwijzen of dit zich ook vertaalt naar een verminderde morbiditeit en mortaliteit.

Nachtelijke zuurstoftoediening bij chronisch hartfalenpatiënten, in de dosering van 2 liter/minuut, reduceerde in één studie het aantal centrale apneus met 45%. In een andere studie verminderde de AHI met 70% na drie maanden nachtelijke zuurstoftherapie. Twee studies lieten na drie maanden nachtelijke zuurstoftoediening een significante verbetering van de linkerventrikelejectiefractie zien. Het effect van zuurstoftoediening op de cardiale functie is te verklaren door een afname van CSA/CSR als gevolg van een stijging van het kooldioxidegehalte. Daarnaast voorkomt zuurstoftherapie de desaturaties en secundaire myocardiale ischemie als gevolg van apneus en hypopneus. Het is tot op heden niet bekend of nachtelijke zuurstoftherapie leidt tot overlevingswinst bij chronisch hartfalen en CSA/CSR.

De invloed van cardiale pacing op slaapapneu is onduidelijk, aangezien een initiële studie gunstige resultaten liet zien die niet konden worden gereproduceerd in een vervolgstudie. Alle studies naar het effect van cardiale resynchronisatietherapie (CRT) bij chronisch hartfalenpatiënten met CSA/CSR lieten echter na implantatie van het systeem een afname zien van de AHI. De resultaten van CRT bij OSAS variëren van een afname van de AHI tot geen verbetering. CSA/CSR bij patiënten met chronisch hartfalen is geen indicatie voor CRT, maar cardiale dissynchronie bij een patiënt met CSA/CSR is juist een sterke indicatie voor CRT.

> Afname van slaapapneu is daarna een valide criterium in de responsevaluatie van CRT.

Vervolgens is er nog een aantal experimentele behandelingen beschikbaar voor CSA/CSR bij chronisch hartfalenpatiënten. Theofylline leidt tot een afname van de AHI, onder andere door een toename van de ademhalingsprikkel. De toepassing van theofylline wordt echter beperkt door de frequente incidentie van bijwerkingen bij gebruik van dit middel, waaronder cardiale aritmieën en plotselinge hartdood. Acetazolamide is een diureticum en ademhalingsstimulator. Op korte termijn zorgt acetazolamide voor een afname van de AHI bij chronisch hartfalenpatiënten met CSA/CSR, maar aangezien de langetermijneffecten niet bekend zijn, kan het gebruik van dit medicament niet routinematig worden geadviseerd. Extra CO_2-toediening via de ingeademde lucht is een andere experimentele therapie die leidt tot een afname van CSA/CSR bij chronisch hartfalenpatiënten, maar CO_2 zorgt ook voor een toename van de sympathische activiteit, wat onwenselijk is bij deze patiëntencategorie.

14.2 Diabetes mellitus type 2 en hartfalen

S. Janssen

Na het lezen van dit hoofdstuk is u meer duidelijk omtrent de epidemiologie, pathofysiologie en de preventie van hartfalen bij diabetes mellitus type 2. Er is een relatie tussen diabetesregulatie en cardiovasculaire ziekte bij diabetes mellitus type 2 en de schadelijke effecten van zowel slechte als strikte bloedglucosecontrole. De behandeling van diabetes mellitus type 2 bij hartfalen wordt besproken, evenals de indicaties en contra-indicaties van bloedglucoseverlagende middelen, en de voor- en nadelen van de diverse middelen in relatie tot cardiovasculaire problemen. Ook de behandeling van hartfalen bij diabetes mellitus type 2 komt aan de orde en de plaats van bètablokkers en metformine hierin.

Inleiding

In dit hoofdstuk wordt een overzicht gegeven van oorzaken, preventie en prognose van hartfalen bij diabetes mellitus type 2 (DM2), alsmede van de behandeling van hartfalen bij DM2 en van de behandelaspecten van DM2 bij hartfalen. In de literatuur is het onderscheid echter niet altijd duidelijk tussen cardiovasculaire ziekte bij DM en hartfalen op zichzelf.

Epidemiologie

Bij diabetes mellitus type 2 (DM2) wordt de prognose bepaald door macrovasculaire problemen, terwijl bij diabetes mellitus type 1 de microvasculaire complicaties op de voorgrond staan. Een hoofdstuk over hartfalen bij DM is derhalve een verhaal over DM type 2.

Hartfalen komt vaak voor bij DM, leidt tot ernstige morbiditeit en heeft een slechte prognose. Vergeleken met mensen zonder DM komt hartfalen 2,4 maal vaker voor bij mannen met DM en vijfmaal vaker bij vrouwen met DM. De prevalentie van hartfalen is 12% bij DM, versus 4,5% bij niet-diabeten. Elk jaar ontwikkelt 3-4% van de diabeten hartfalen versus 1,4% in een vergelijkbare groep niet-diabeten. In de grote hartfalen trials heeft 25% van de deelnemers DM.

Bij ouderen > 65 jaar liggen deze aantallen nog hoger: prevalentie van hartfalen 22,3% met een incidentie van 12,6% per 100 jaar.

Er is een relatie tussen het optreden van hartfalen en glykemische indices, zowel in het hyperglykemische als in het euglykemische bereik: iedere stijging van de nuchtere bloedsuikerwaarde met 1 mmol/l geeft een toename van 5% van de kans op opname voor hartfalen (follow-up 2,4 jaar). Bij DM verhoogt iedere 1% (11 mmol/mol)[1] stijging van het HbA1c de kans op hartfalen met 8%.

Daarnaast zijn de volgende factoren geassocieerd met het optreden van hartfalen bij DM: insulinegebruik, ischemische hartziekte, perifeer vaatlijden, afgenomen nierfunctie, micro- en macroalbuminurie, en de duur van de DM. DM verkort de levensverwachting met twee tot acht jaar door cardiovasculaire aandoeningen, afhankelijk van de leeftijd bij het optreden van DM.

Oorzaken hartfalen bij DM2

Hypertensie, coronarialijden en diabetische cardiomyopathie vormen een cardiotoxische trias. Hypertensie komt vaak voor bij DM type 2 en is bij 40% al aanwezig op het moment van het stellen van de diagnose, ook zonder de aanwezigheid van nefropathie, terwijl hypertensie bij DM type 1 pas ontstaat na het optreden van nefropathie. Hypertensie leidt tot myocardfibrose en hypertrofie met als gevolg diastolisch hartfalen. De United Kingdom Prospective Diabetes Study (UKPDS) geeft informatie over de relatie tussen bloeddruk en cardiovasculaire ziekte (CVZ). Iedere 10 mmHg reductie van de systolische bloeddruk leidt tot 12% reductie van cardiovasculaire complicaties.

Myocardischemie is een volgende factor die leidt tot hartfalen. DM is verantwoordelijk voor 10% van alle eerste myocardinfarcten (MI). DM versterkt het effect van klassieke risicofactoren voor MI met een factor 2 bij mannen en een factor 3 bij vrouwen. Patiënten met DM zonder eerder MI hebben hetzelfde risico te overlijden ten gevolge van CVZ als mensen zonder DM die eerder een MI hebben doorgemaakt. In de Framingham Heart Study is de mortaliteit ten gevolge van CVZ bij diabetes op de leeftijd van 55 jaar 35% versus 8% en 4% bij mannen en vrouwen zonder DM. Bij DM komt 'multivessel disease' vaker voor dan bij niet-DM (66% versus 46%). Hospitalisatie voor hartfalen

---

1 Omdat vanaf 1 januari 2011 het HbA1c-gehalte in een nieuwe eenheid (mmol/mol) wordt gerapporteerd, wordt deze in dit hoofdstuk naast de oude (%) vermeld.

na revascularisatie treedt vaker op bij DM dan bij non-DM en wel 25% versus 14% gedurende dertien jaar follow-up.

Onder diabetische cardiomyopathie wordt ventriculaire disfunctie verstaan onafhankelijk van bloeddruk en atherosclerose. Autonome neuropathie leidt tot een depletie van myocardiale catecholaminen door disfunctie van het sympathische zenuwstelsel met als gevolg systolische en diastolische disfunctie. Hierbij komt microvasculaire disfunctie door inactivatie van NO door 'advanced glycation end products (AGE)' en door onderdrukking van de expressie van angiogenetische groeifactoren.

Een laatste factor voor het optreden van hartfalen bij DM is fibrose van de papillaire spieren, waardoor mitralisklepinsufficiëntie ontstaat.

Samenvattend zijn hypertensie, coronarialijden, diabetische cardiomyopathie en mitralisklepinsufficiëntie elkaar versterkende factoren die leiden tot systolisch en diastolisch hartfalen bij DM.

Preventie hartfalen

De preventie van hartfalen bij DM is gericht op gewichtsreductie, behandeling van de hyperglykemie, correctie van het vetspectrum en verlagen van de bloeddruk.

Ook los van de aanwezigheid van DM stijgt bij overgewicht al vanaf een BMI van 25 kg/m^2 de kans op hartfalen met een relatief risico van 1,5 bij een BMI tussen 25 en 30 kg/m^2 tot 5,6 bij een BMI > 40 kg/m^2. Gewichtsreductie op zichzelf vermindert het risico op hartfalen.

Intensieve behandeling gericht op multifactoriële interventie (STENO-2-studie) reduceert het risico op cardiovasculaire ziekte met 50% bij patiënten met DM en microalbuminurie, echter zonder CVZ in de voorgeschiedenis. Microalbuminurie is een afzonderlijke risicofactor voor CVZ. Behandeldoelen waren in deze studie bloeddruk < 130/80 mmHg, HbA1c < 6,5% (48 mmol/mol) en totaalcholesterol < 4,4 mmol/l; daarnaast een ACE-remmer ongeacht de bloeddruk, en aspirinegebruik als primaire preventie.

In de HOPE-studie werd ramipril 10 mg aan een hoogrisico populatie voor CVZ gegeven, waaronder 39% DM zonder hartfalen. Behandeling met ramipril reduceert het risico op hartfalen met 23%.

Uit de RENAAL-studie blijkt dat losartan 50-100 mg per dag gegeven aan mensen met DM en macroalbuminurie (proteïnurie > 0,5 gram per dag), maar zonder CVZ of hartfalen, de kans op het ontstaan van hartfalen binnen vier jaar met 32% reduceert.

Een vaste combinatie van perindopril 4 mg en indapamide 1,25 mg verlaagt onafhankelijk van de initiële bloeddruk en comedicatie de kans op CVZ-morbiditeit en -mortaliteit (−18%) bij DM met een hoog risicoprofiel (aanwezigheid CVZ, retinopathie en nefropathie).

Omdat er een continue relatie is tussen CVZ en de systolische bloeddruk, ook in het prehypertensieve bereik, wordt in richtlijnen geadviseerd te streven naar een systolische bloeddruk van minder dan 130 mmHg. De ACCORD BP trial geeft antwoord op de vraag of het streven naar een bloeddruk van 120 mmHg systolisch (versus 140 mmHg systolisch) effect heeft op cardiovasculaire gebeurtenissen bij patiënten met DM en een hoog cardiovasculair risicoprofiel. In de intensief behandelde groep was de bloeddruk 119,3 mmHg, versus 133,5 mmHg in de standaard behandelde groep. Er is geen verschil in cardiovasculaire eindpunten tussen de twee groepen, terwijl er wel significant meer bijwerkingen zijn in de intensief behandelde groep. Er is dus onvoldoende bewijs dat het bij DM beter is om te streven naar een systolische bloeddruk van 120 mmHg in plaats van 140 mmHg.

Dislipidemie bij DM is gekarakteriseerd door hoge triglyceriden, laag HDL-cholesterol en kleine LDL-partikels ('small dense LDL'). Statinen zijn effectief bij DM om CVZ te reduceren (25-33%), zij het dat zelfs tijdens statinetherapie het optreden van CVZ hoog blijft. Uit de TNT-studie blijkt dat agressieve LDL-verlaging met 80 mg versus 10 mg atorvastatine effectiever is om cardiovasculaire gebeurtenissen te voorkomen, inclusief het optreden van hartfalen. In theorie is het toevoegen van een fibraat aan een statine logisch, omdat zo LDL-cholesterol en triglyceriden dalen, terwijl het HDL-cholesterol stijgt. In de praktijk blijkt echter uit de ACCORD Lipid-studie dat toevoegen van fenofibraat aan simvastatine geen effect heeft op CVZ en voor dit doel lijkt er geen rationele toepassing van fibraten.

Diabetesregulatie (HbA1c) en CVZ

De relatie tussen DM-regulatie gemeten aan het HbA1c-gehalte en de kans op hartfalen dan wel CVZ in ruime zin is complex en niet eenduidig. Hoewel het HbA1c-gehalte bepalend is voor het microvasculaire (retinopathie, nefropathie, neuropathie) risico, is deze relatie met het HbA1c niet zo duidelijk voor macrovasculaire complicaties. In het lage HbA1c-bereik (< 7%, < 53 mmol/mol) blijft de incidentie van CVZ hoger dan bijvoorbeeld die van retinopathie. Ook is het HbA1c-gehalte slechts de derde belangrijkste risicofactor voor CVZ bij DM2 na bloeddruk en roken.

Het risico op hartfalen is geassocieerd met glykemische controle in The Kaiser Permanente Medical Care Program. Iedere 1% (= 11 mmol/mol) stijging van het HbA1c-gehalte is geassocieerd met 8% toename van hartfalen bij een gemiddelde diabetesduur van negen jaar (follow-up 2,2 jaar).

In de UKPDS leidt bij nieuw gediagnosticeerde DM strikte diabetesregulatie tot een (helaas niet significante) reductie van AMI (–16%) en hartfalen (–9%). Alleen bij primaire behandeling met metformine daalt het optreden van MI (–39%) en mortaliteit (–36%) significant in de studieperiode. Bij tien jaar follow-up na afsluiten van de 10,7 jaar durende UKPDS-studie blijkt dat een vroege strikte diabetesregulatie een afname geeft van de cardiovasculaire morbiditeit en mortaliteit, een en ander los van het HbA1c na het afsluiten van het onderzoek. Ook hier geldt dat het gunstige effect van metformine groter is dan dat van sulfonylureumpreparaten of insuline. Dit wordt het 'legacy' effect van vroege, strikte diabetesregulatie genoemd. Er is geen 'legacy' effect voor de bloeddruk, dit wil zeggen dat het gunstige effect van 'vroege' bloeddrukregulatie verloren gaat wanneer dit niet wordt onderhouden.

In de diverse richtlijnen wordt voor het HbA1c een streefwaarde van < 7% (< 53 mmol/mol) aangehouden.

In een meta-analyse van epidemiologische data was een toename van het HbA1c-gehalte met 1% (11 mmol/mol) geassocieerd met een toename van CVZ met 18% en met 13% gestegen mortaliteit. Deze relatie tussen HbA1c en CVZ suggereert dat een strategie om het HbA1c verder te verlagen (< 7%, < 53 mmol/mol) zinvol is. Drie grote studies bij patiënten met langer bestaande (8-12 jaar) DM leren dat intensieve therapie (ADVANCE: streefwaarde HbA1c < 6,5% = 48 mmol/mol; ACCORD: streefwaarde HbA1c 6,0% = 42 mmol/mol; en VADT: streefwaarde HbA1c 1,5% (17 mmol/mol)) geen effect heeft op cardiovasculaire morbiditeit en mortaliteit. In de ACCORD-studie trad zelfs oversterfte op in de strikt behandelde groep, reden waarom het onderzoek vroegtijdig is beëindigd. Uit de VADT-studie blijkt wel dat er een relatie is tussen de diabetesduur en de effectiviteit van strikte metabole controle. Bij een diabetesduur van minder dan twaalf jaar is intensieve behandeling gunstig, terwijl bij langere diabetesduur het nastreven van lage HbA1c-waarden ongunstig is.

> Er blijkt een U-vormige relatie (fig. 14.5) tussen HbA1c en mortaliteit met een optimaal HbA1c rond 7-8% (53-64 mmol/mol) en een toegenomen kans op cardiovasculaire ziekte en dood bij lage en hoge HbA1c-waarden.

De ongunstige uitkomst bij lage HbA1c-waarden is mogelijk het gevolg van cardiovasculaire stress door hypoglykemieën.

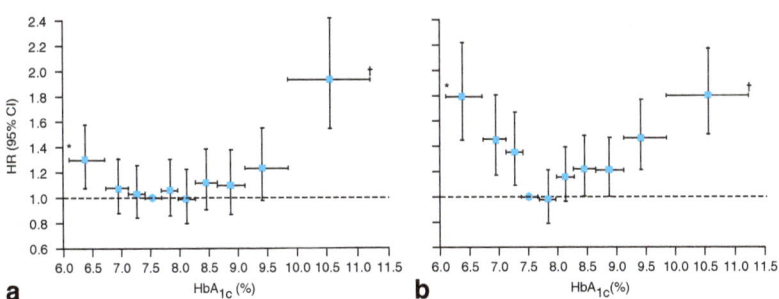

Figuur 14.5
Mortaliteit in relatie tot HbA1c bij DM type 2 behandeld met orale antidiabetica (a) en insuline (b) (Lancet 2010;375:481-9).

Behandeling van DM bij hartfalen

Metformine

Metformine is een effectief oraal antidiabeticum. Er treedt geen gewichtstoename op bij het gebruik van metformine, wat wel gebeurt bij het gebruik van sulfonylureumderivaten, thiazolidinedionen en insuline. Het gebruik van metformine wordt van oudsher beperkt geacht door angst voor het optreden van lactaatacidose. Lactaatacidose komt echter vrijwel niet voor (3,3 per 100.000 patiëntjaren) en als het voorkomt dan is het bij acute nierinsufficiëntie ten gevolge van een ernstige infectie. Hartfalen geldt in Nederland als contra-indicatie voor het gebruik van metformine, omdat hierbij weefselhypoxemie acidose zou kunnen uitlokken.

> Metformine beschermt als enig antidiabeticum tegen het optreden van cardiovasculaire problemen, en verlaagt de mortaliteit.

In de Verenigde Staten heeft de Food and Drug Administration de waarschuwing omtrent hartfalen bij metforminegebruik verwijderd. Dit is gebaseerd op de observatie dat metformine als mono- en als combinatietherapie bij hartfalen niet alleen de prognose verbetert (risicoreductie 'all cause mortality' 29% als monotherapie en 37% in combinatietherapie), maar ook dat metformine hierbij veilig gegeven kan worden zonder het optreden van lactaatacidose.

Thiazolidinedionen

Thiazolidinedionen (TZD's) zijn agonisten van de PPARγ-receptoren en verlagen het bloedglucose primair door verhoging van de insulinegevoeligheid in perifeer weefsel. Er zijn twee TZD's beschikbaar: pioglitazon (Actos®) en rosiglitazon (Avandia®). Gunstige neveneffecten van de TZD's zijn lichte bloeddrukdaling, afname van microalbuminurie, verlaging van het C-reactief proteïne, verbetering van serumlipiden en afname van de plaquevorming in de coronairvaten. Een tijd lang zijn de TZD's daarom als veelbelovend beschouwd voor de reductie van CVZ. De PROactive studie toonde aan dat pioglitazon het risico op myocardinfarct en CVA vermindert bij patiënten met DM en macrovasculaire ziekte. Dit ging echter ten koste van een groter percentage optreden van hartfalen. Rosiglitazon heeft geen effect op cardiovasculaire morbiditeit en mortaliteit, maar vergroot wel de kans op hartfalen. Hierbij moet worden aangetekend dat de door TZD's veroorzaakte vochtretentie een meer benigne vorm van hartfalen lijkt te veroorzaken, omdat de prognose van deze groep patiënten desondanks niet verslechtert. Opgemerkt moet worden dat in alle studies patiënten met klasse-II-IV New York Heart Association hartfalen uitgesloten zijn. Samenvattend moeten TZD's niet voorgeschreven worden aan mensen met hartfalen en dient men bedacht te zijn op het ontstaan van hartfalen bij het gebruik van TZD's.

Insulinetherapie en hartfalen

Het gebruik van insuline is geassocieerd met toegenomen cardiovasculaire morbiditeit, inclusief opname voor hartfalen, en mortaliteit bij patiënten met linkerventrikeldisfunctie na een MI. Er zijn echter geen gerandomiseerde studies naar het effect van insuline op hartfalen. Het is ook mogelijk dat het gebruik van insuline een marker is voor langer bestaande diabetes, omdat het bij DM type 2 immers meestal pas wordt ingezet als orale middelen niet meer voldoende effect hebben.

Sulfonylureum(SU-)derivaten

Er zijn weinig of geen gegevens over het gebruik van SU-preparaten als afzonderlijke factor in het beloop van CVZ. Vergeleken met metformine monotherapie verhoogt het gebruik van SU-preparaten in combinatie met metformine de mortaliteit. Anderzijds is er geen verschil in cardiovasculaire eindpunten in de ADVANCE-studie tussen de intensief behandelde groep, met 92,4% SU-gebruik, en de standaardgroep, met 58,9% SU-gebruik.

GLP-1-analogen en DPP-4-remmers

GLP-1-analogen en DPP-4-remmers zijn twee nieuwe groepen geneesmiddelen die inwerken op het incretinesysteem om bloedsuikerverlaging te effectueren. De orale DPP4-remmers vildagliptine (Galvus®) en sitagliptine (Januvia®) verhogen het in het lichaam geproduceerde glucagonachtig eiwit (GLP-1) door remming van de afbraak. De subcutaan toe te dienen GLP-1-analogen exenatide (Byetta®) en liraglutide (Victoza®) werken via de GLP-1-receptor. Beide groepen farmaca zorgen uiteindelijk voor stimulering van de insulineproductie, remming van de glucagonvorming, vertragen de maagontlediging en beperken het hongergevoel. De GLP-1-analogen zorgen voor gewichtsdaling bij mensen met overgewicht, zowel in aan- als afwezigheid van DM. Daarnaast daalt de bloeddruk en beschermt het de linkerventrikelfunctie bij myocardbeschadiging. Van de DPP-4-remmers en de GLP-1-analogen zijn er nog geen gegevens over effecten op macrovasculaire morbiditeit en mortaliteit, hoewel ze op theoretische gronden een gunstig effect hebben op het cardiovasculaire risicoprofiel.

Behandeling van hartfalen bij patiënten met DM

De behandeling van hartfalen bij DM verschilt niet van die van hartfalen zonder DM. Strikte bloeddrukregulatie (streefbloeddruk < 130/80 mmHg), ACE-remming, zoutbeperking en diuretica vormen de hoeksteen van de behandeling. Er is van oudsher terughoudendheid om bètablokkers te gebruiken bij diabetes met symptomatisch hartfalen. Men is beducht voor het verergeren van de insulineresistentie, maskeren van hypoglykemieën, en het verergeren van orthostatische hypotensie bij tevens bestaande autonome neuropathie. Deze overwegingen moeten afgezet worden tegen het duidelijke voordeel van bètablokkers bij DM en hartfalen, daar bètablokkers de mortaliteit in deze groep patiënten verminderen met 16%. Er zijn aanwijzingen dat de bezwaren die verbonden zijn aan eerste- (propranolol) en tweede- (metoprolol) generatie bètablokkers niet gelden voor derdegeneratie bètablokkers zoals carvedilol, een niet-selectieve bètablokker met α1-blokkerende eigenschappen. Deze groep heeft geen effect op insulinegevoeligheid, verlaagt de triglyceriden en verhoogt het HDL-gehalte.

Prognose hartfalen bij DM

De mortaliteit bij hartfalen en DM is 50% hoger dan bij mensen met hartfalen zonder DM, ook na correctie voor de conventionele risicofactoren. Met name bij diabeten ouder dan 65 jaar is de prognose van hartfalen somber. Dan is de mortaliteit bij de combinatie hartfalen en DM 32,7 per 100 persoonsjaren versus 3,7 per 100 persoonsjaren in de afwezigheid van hartfalen. De vijfjaarsoverleving van DM plus hartfalen is 12,5%. Dit verhoogde risico is meer uitgesproken bij vrouwen dan bij mannen (fig. 14.6).

De oorzaken van deze sombere prognose zijn niet duidelijk, maar betreffen waarschijnlijk het meer voorkomen van hypertensie en ischemische hartziekte, alsmede de frequentie van distale coronaire atherosclerose en de aanwezigheid van de specifieke diabetische cardiomyopathie.

Conclusies

- Hartfalen bij DM komt frequent voor, met name bij oudere patiënten, en heeft een zeer slechte prognose met een vijfjaarsoverleving van 12,5%.
- Oorzaken van hartfalen bij DM zijn: hypertensie, coronarialijden, diabetische cardiomyopathie en mitralisklepinsufficiëntie.
- De preventie van hartfalen bij DM bestaat uit: gewichtsreductie, multifactoriële interventie gericht op bloeddrukverlaging (systolische bloeddruk < 140 mmHg), correctie van dislipidemie en ACE-remming ongeacht de bloeddruk.
- Een fibraat toegevoegd aan een statine heeft geen meerwaarde bij DM.
- Vroegtijdige, strikte diabetesregulatie, met name met metformine, verbetert de prognose; bij langer bestaande DM is een strenge diabetesregulatie met een streefwaarde HbA1c < 7,0% (< 53 mmol/mol) niet zinvol.

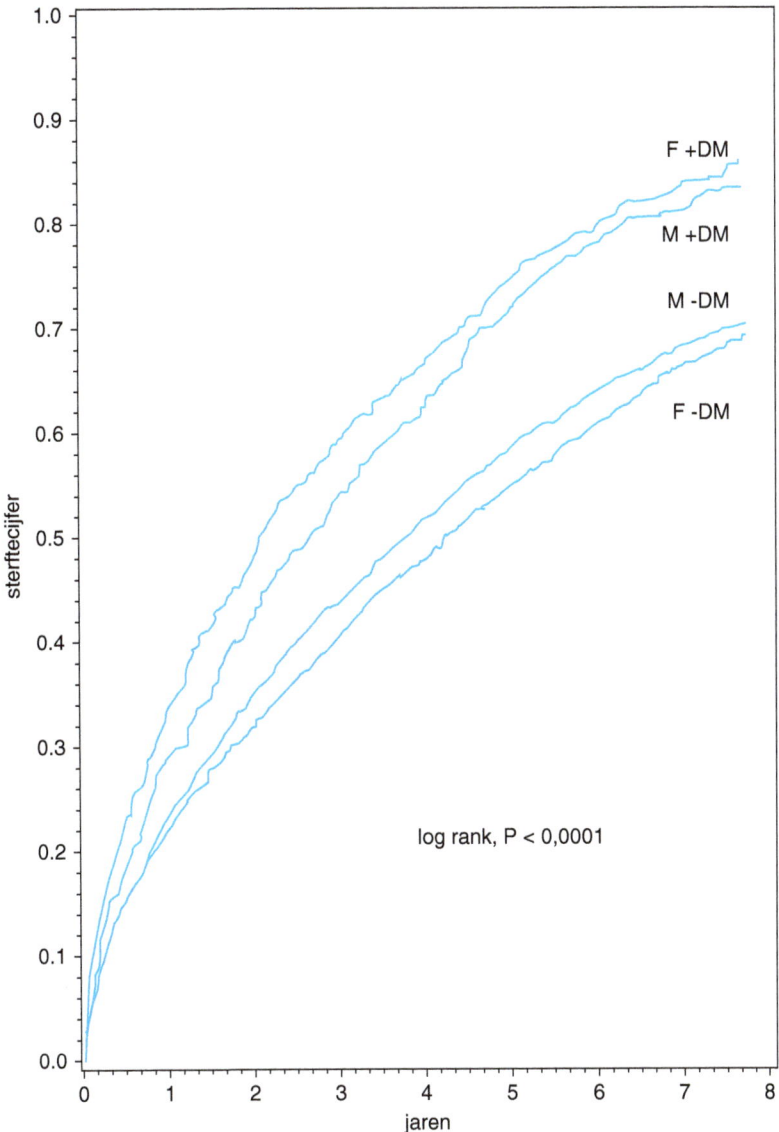

Figuur 14.6
Mortaliteit bij vrouwen (F) en mannen (M) met hartfalen in relatie tot aan- en afwezigheid van DM type 2 (J Am Coll Cardiol 2004;43:771-7).

– Metformine en bètablokkers hebben een gunstig effect op de prognose van hartfalen met DM en zijn niet gecontraïndiceerd.

14.3 Cardiorenaal syndroom

C.G. ter Meulen

Na het lezen van dit hoofdstuk bent u in staat om de consequenties van het ontstaan of bestaan van nierinsufficiëntie bij hartfalen in te schatten. Tevens wordt u aangegeven wanneer u zou moeten overwegen om de patiënt naar de nefroloog te verwijzen.

Inleiding

Van het cardiorenaal syndroom (CRS) wordt gesproken als er gelijktijdig sprake is van hartfalen en nierfunctiestoornissen. Het primair falende orgaan kan zowel het hart als de nier zijn, wat leidt tot falen van het andere orgaan. Een indeling is voorgesteld op basis van de primaire oorzaak van het cardiorenaal syndroom en de tijdsrelatie van optreden (tabel 14.3). Deze indeling is enigszins kunstmatig, daar mengbeelden regelmatig voorkomen. Bij patiënten met hartfalen is de aanwezigheid van nierfunctiestoornissen een van de belangrijkste risicofactoren op vroegtijdig overlijden. Omgekeerd is het zo dat patiënten met een nierfunctiestoornis een verhoogde kans hebben op (overlijden door) cardiovasculaire ziekte. De optimale behandeling van patiënten met een cardiorenaal syndroom is grotendeels onduidelijk. Evidence-based ondersteuning is beperkt. In dit hoofdstuk wordt een overzicht gegeven van de methoden om nierschade vast te stellen, de pathofysiologie, de epidemiologie, de behandeling en veelvoorkomende problemen zoals anemie en hyperkaliëmie. De belangrijkste focus is hierbij de patiënt met primair hartfalen (CRS type 2).

Tabel 14.3	Indeling van het cardiorenaal syndroom op basis van primaire oorzaak en tijdsrelatie.
type	omschrijving (voorbeeld)
1	acuut hartfalen leidt tot acute nierschade (cardiogene shock leidt tot acute tubulusnecrose)
2	chronisch hartfalen leidt tot chronische nierfunctiestoornissen
3	acute nierfunctiestoornis leidt tot acute cardiale disfunctie, ook het acute renocardiaal syndroom genoemd (hartritmestoornissen door hyperkaliëmie)
4	chronische nierfunctiestoornis leidt tot cardiale disfunctie, ook het chronisch renocardiaal syndroom genoemd (versnelde atherosclerose leidend tot ischemische hartziekte)
5	een systeemziekte leidt tot gecombineerd falen van hart en nieren, ook het secundair cardiorenaal syndroom genoemd (amyloïdose, SLE)

Vaststelling nierinsufficiëntie

De gouden standaard voor vaststelling van de glomerulaire filtratiesnelheid (GFR) van de nieren is de bepaling van de klaring van inuline of radioactief gelabeld iothalamaat. Deze methoden zijn echter kostbaar en arbeidsintensief en daardoor niet geschikt voor de klinische praktijk. Van oudsher wordt het serumcreatininegehalte gebruikt om de GFR te schatten. De hoogte van het serumcreatininegehalte wordt behalve door filtratie door de nierfilters (glomeruli) bepaald door factoren zoals de hoeveelheid spiermassa en de mate van actieve uitscheiding door tubuluscellen van de nier. Hierdoor is inschatting van de GFR met het serumcreatininegehalte onbetrouwbaar. Met de MDRD-formule wordt enigszins gecorrigeerd voor deze factoren en is een betere inschatting te maken. Deze formule geeft aan de hand van het serumcreatininegehalte, geslacht, de leeftijd en het ras een schatting van de GFR gecorrigeerd voor lichaamsoppervlak (estimated GFR (eGFR) in ml/min/$1,73m^2$) en is tamelijk nauwkeurig in het bereik van 15-60 ml/min/$1,73m^2$. Kalibratie van de bepaling van het creatinine is belangrijk om de GFR-uitslagen van de verschillende laboratoria vergelijkbaar te maken. Van belang is, dat de eGFR onbetrouwbaar wordt bij een eGFR > 60 ml/min en bij een sterk afwijkende lichaamsbouw (meer/minder dan gemiddelde spiermassa). Een alternatieve manier om de GFR te schatten is het berekenen van de creatinineklaring. Deze corrigeert voor de hoeveelheid spiermassa, maar sparen van 24-uursurine is in de praktijk belastend voor de patiënt en foutgevoelig door verzamelfouten. Daarnaast wordt deze methode onnauwkeurig door toename van uitscheiding van creatinine door tubuluscellen van de nier bij een afnemende nierfunctie. Hier kan enigszins voor gecorrigeerd worden door de creatinineklaring te middelen met de ureumklaring.

Samenvattend is het advies bij patiënten met een gemiddelde lichaamsbouw de MDRD te gebruiken voor schatting van de GFR. Bij een GFR > 60 ml/min of een sterk afwijkende lichaamsbouw is meting van de 24-uursurine aan te bevelen.

Epidemiologie

> Bij patiënten met hartfalen is de aanwezigheid van nierfunctiestoornissen een van de belangrijkste risicofactoren van vroegtijdig overlijden.

Chronische nierfunctiestoornissen worden ingedeeld naar hun ernst en de aan- of afwezigheid van albumine in de urine (tabel 14.4). In Nederland heeft 5,3% van de gezonde populatie een eGFR < 60 ml/min. Bij patiënten met hartfalen heeft ± 60% enige nierfunctieverslechtering en ± 29% een stadium-3-nierinsufficiëntie (eGFR < 60 ml/min). De aanwezigheid van nierfunctiestoornissen is een onafhankelijke risicofactor van overlijden bij hartfalen. De kans op overlijden is twee keer zo groot bij een eGFR < 60 ml/min, met een vijfjaarsoverlevingskans van 49%. Een verhoogd risico op (cardiovasculair) overlijden is overigens ook gevonden bij patiënten met verminderde nierfunctie zonder hartfalen.

Pathofysiologie

Hartfalen leidt via diverse mechanismen tot een stimulatie van het neurohumoraal systeem (sympathisch zenuwstelsel, renine-angiotensine-aldosteronsysteem (RAAS) en afgifte van antidiuretisch hormoon (ADH)). Deze neurohumorale stimulatie leidt ertoe dat de nieren meer zout en water vasthouden, met (long)oedeem als symptoom. De nieren worden als gevolg van het hartfalen minder doorbloed, waardoor de nierfunctie vermindert. Deze nierfunctievermindering leidt weer tot een verdere zout- en waterretentie met een verdere toename van het hartfalen. Een vicieuze cirkel ontstaat van verergeren van hartfalen en toenemende vorming van oedeem.

Dit is echter niet het enige mechanisme. Een onderliggende nierziekte bijvoorbeeld, kan een oorzaak zijn van verergeren van hartfalen als gevolg van hypertensie en/of vochtretentie (CRS type 3). Een verminderde nierfunctie geeft tevens een sterk verhoogd risico op versnelde atherosclerose, linkerventrikelhypertrofie en cardiovasculaire morbiditeit, factoren die hartfalen negatief beïnvloeden (CRS type 4).

Deze onderliggende nierziekte kan zowel primair (nierarteriestenose, glomerulonefritis) zijn als iatrogeen. Gebruik van jodiumhoudend contrast, NSAID's en andere nefrotoxische geneesmiddelen zijn bekende oorzaken van nierfunctieverslechtering bij patiënten met hartfalen.

> Disfunctie van zowel hart als nieren versterkt, ieder afzonderlijk, verder disfunctioneren van beide orgaansystemen.

Behandeling

Helaas is nierfalen voor de meeste gerandomiseerde gecontroleerde studies naar hartfalen een exclusiecriterium. Behandeling van het cardiorenaal syndroom is derhalve meestal empirisch. Adviezen worden grotendeels gebaseerd op basis van niet-gerandomiseerde studies en extrapolatie van studies bij patiënten zonder nierfalen.

RAAS-remmers

Remmers van het RAAS zijn zeer effectief in de behandeling van patiënten met linkerventrikeldisfunctie en tevens ter preventie van achteruitgang van de nierfunctie bij diabetische nefropathie en chronische nierziekten (met name bij aanwezigheid van proteïnurie). Na starten van ACE-remmers bij patiënten met het cardiorenaal syndroom treedt vaak een (lichte) stijging van het serumcreatininegehalte op. Dit berust op een fysiologische intrarenale hemodynamische aanpassing. De eerste reflex is dan om de ACE-remmer of ARB te stoppen. Het blijkt echter dat bij patiënten bij wie deze geneesmiddelen gestopt worden de kans op verergeren van hartfalen en overlijden sterk verhoogd is. Het is derhalve redelijk een zekere mate van nierfunctieachteruitgang na starten van de ACE-remmer te accepteren, zolang de nierfunctie niet verder verslechtert en er geen ernstige hyperkaliëmie optreedt. Geadviseerd wordt om drie tot vijf dagen na starten van een ACE-remmer of ARB de nierfunctie (en het serumkaliumgehalte) te controleren. Bij een stabiele nierfunctie kan de ACE-remmer of ARB gecontinueerd worden. Bij enige nierfunctieachteruitgang dient de nierfunctie vervolgd te worden totdat een stabiele waarde is bereikt. Een nierfunctieachteruitgang < 25% kan worden geaccepteerd. In het CBO-advies accepteert men zelfs een achteruitgang met 50%. Bij een ernstige achteruitgang van de nierfunctie is het advies de ACE-remmer of ARB te staken. De nierdoorbloeding is dan in hoge mate afhankelijk van een RAAS-stimulatie, wat het geval is bij hypovolemie en bij een dubbelzijdige nierarteriestenose.

Diuretica

Het gebruik van diuretica bij het cardiorenaal syndroom is onderwerp van discussie. De nierfunctie gaat vaak achteruit na starten van diuretica, vooral bij gebruik van ACE-remmers. Een hoge dosis diuretica is geassocieerd met een verhoogde mortaliteit. Waarschijnlijk is deze diureticaresistentie eerder een prognostische marker dan de oorzaak van een slechte uitkomst. Als symptomatische behandeling van overvulling blijken diuretica in de praktijk onmisbaar. Bij therapieresistente overvulling kan de dosering van lisdiuretica worden verhoogd of door middel van een continu infuus worden gegeven. Combinatie met thiazidediuretica dan wel aldosteronantagonisten versterkt de werking van lisdiuretica en kan ook worden toegepast. Nauwgezette controle van de vullingsstatus, elektrolyten en nierfunctie is hierbij aangewezen. Met optimalisatie van de vullingsstatus wordt vaak gezien dat de nierfunctie uiteindelijk verbetert. Intravasculaire ondervulling zal de nierfunctie doen verslechteren en moet dus worden voorkomen. Gebruik van positieve inotropica ter verbetering van de hemodynamiek en derhalve nierdoorbloeding kan overwogen worden bij diureticaresistentie en nierfunctieachteruitgang.

> Patiënten met een eGFR < 30 ml/min dienen verwezen te worden naar een nefroloog, tenzij zij geen nierfunctievervangende therapie willen.

Geïsoleerde ultrafiltratie

Met ultrafiltratie wordt vocht (ultrafiltraat = water en elektrolyten) aan het bloed onttrokken door middel van een kunstnierfilterbehandeling. In tegenstelling tot dialyse heeft geïsoleerde ultrafiltratie geen invloed op hyperkaliemie, zuur/basenafwijkingen en uremische toxinen. Ultrafiltratie is dan ook geen alternatief voor dialyse.

Geïsoleerde ultrafiltratie werd in een RCT vergeleken met standaard intraveneuze behandeling met diuretica bij 200 patiënten met acuut hartfalen en overvulling. Patiënten met een serumcreatininegehalte boven de 260 µmol/liter werden geëxcludeerd. Er werd gebruikgemaakt van een apart ontwikkeld apparaat dat met een lage bloedstroomsnelheid (10-40 ml/min; vergelijk dialyse: 150-300 ml/min) en een laag extracorporeel bloedvolume (33 ml) vocht (tot 500 ml/uur) en elektrolyten kan onttrekken. Geïsoleerde ultrafiltratie gedurende de eerste 48 uur na opname leidde tot meer gewichtsreductie dan bij de met diuretica behandelde groep (5 ± 3,1 kg versus 3,1 ± 3,5 kg, $p < 0,001$). Opvallend was dat er minder patiënten na negentig dagen opnieuw opgenomen hoefden te worden in verband met hartfalen in de met geïsoleerde ultrafiltratie behandelde groep. Deze veelbelovende resultaten moeten bevestigd worden in verder onderzoek.

Dialyse

Als de nierfunctie verder verslechtert bij patiënten met hartfalen, komt de vraag naar voren of dialyse een optie is. In algemene zin moet dialyse overwogen worden in de volgende situaties: uremisch syndroom, uremische pericarditis, hyperkaliëmie en therapieresistente overvulling. Het uremisch syndroom is een symptomencomplex van algemene malaise, verminderde eetlust en jeuk als gevolg van een verminderde nierfunctie. Deze symptomen treden normaliter op als de GFR minder dan 10-15 ml/min is. Factoren die medebepalend zijn of dialyse haalbaar en zinvol is bij patiënten met hartfalen, zijn de pre-existente conditie van de patiënt, de aanwezigheid van een reversibele oorzaak van nierfunctieachteruitgang (bijvoorbeeld contrastnefropathie) en de hartfunctie (linkerventrikelfunctie, bloeddruk). Bij een beperkte levensverwachting en conditie zal eerder afgezien worden van dialyse. Problematisch is, dat de levensverwachting niet altijd goed te voorspellen is en dat er patiënten zijn met een objectief slechte hartfunctie die in de praktijk dialyse goed verdragen. In algemene zin zal er bij een acute nierfunctieverslechtering en evidente hypotensie in eerste instantie voor gekozen worden te starten met continue dialysetechnieken (*continuous veno-venous hemofiltration*, CVVH), daar de kans op verdere verslechtering van de hemodynamiek hiermee kleiner is dan met intermitterende hemodialyse. Peritoneaal dialyse gaat eveneens gepaard met minder hemodynamische veranderingen en heeft de voorkeur boven intermitterende hemodialyse bij patiënten met hartfalen. Bij voorkeur wordt de patiënt in een vroeg stadium voorgelicht over de diverse mogelijkheden van nierfunctievervangende behandeling door een nefroloog. Vroegtijdige verwijzing naar een nefroloog gaat samen met een lagere morbiditeit en mortaliteit. Om deze reden is de richtlijn opgesteld dat patiënten met een eGFR < 30 ml/min verwezen dienen te worden naar een nefroloog, tenzij zij geen nierfunctievervangende therapie willen dan wel daar niet voor in aanmerking komen vanwege een korte levensverwachting of ernstige comorbiditeit (NfN/NIV-richtlijn *Chronische nierschade*, 2009).

Anemie

Anemie is geassocieerd met een verhoogde morbiditeit en mortaliteit bij populaties met hartfalen en chronische nierinsufficiëntie. Anemie bij het cardiorenaal syndroom is grotendeels het gevolg van onvoldoende productie van erytropoëtine door de nier, een verkorte overlevingsduur van de rode bloedcellen en hemodynamische veranderingen (verdunning door overvulling). Toch moeten andere oorzaken van anemie (bijv. ijzergebrek) worden uitgesloten (zie ook hoofdstuk 21).

Bij stadium-4-nierschade (tabel 14.4) heeft de helft van de patiënten een anemie. Behandeling met erytropoëtinestimulerende agentia (ESA: epoëtine-α, epoëtine-β of darbepoëtine-α) leidt tot een afname van de transfusiebehoefte en is geassocieerd met een afname in linkerventrikelhypertrofie. Er is echter toenemend bewijs dat correctie van anemie met ESA terughoudend moet worden toegepast bij patiënten met chronische nierinsufficiëntie. Een recent placebogecontroleerd onderzoek bij 4038 patiënten met diabetes en stadium-4-chronische nierschade vergeleek een placebogroep en een groep die behandeld werd met ESA, leidend tot een hemoglobinegehalte van mediaan 7,8 mmol/l (TREAT 2009). De placebobehandelde groep mocht ook behandeld worden met ESA als het hemoglobinegehalte < 5,6 mmol/l werd, hetgeen bij

46% incidenteel gebeurde. Het hemoglobinegehalte van de placebogroep was mediaan 6,6 mmol/l aan het eind van het onderzoek. Behandeling met ESA blijkt geen verbetering van overleving te geven of de kans op het krijgen van cardiovasculaire ziekte te verminderen. Opvallend was dat behandeling met ESA leidt tot een verhoogde kans op het krijgen van een cerebrovasculair accident (101 versus 51 patiënten). Behandeling met ESA gaf slechts een beperkte afname van vermoeidheidsklachten; verder was er geen verschil in kwaliteit van leven. De bevindingen van deze studie komen min of meer overeen met twee andere grote gerandomiseerde onderzoeken (CHOIR en CREATE) bij patiënten met chronische insufficiëntie, bij wie normalisatie van het hemoglobinegehalte met ESA werd onderzocht.

> Uit onderzoeken komt de suggestie om terughoudend te zijn met gebruik van ESA bij patiënten met een milde anemie.

Grote studies naar het effect van ESA bij hartfalen zijn nog niet gedaan. Studies bij kleine patiëntenpopulaties lieten tegenstrijdige uitkomsten zien. Momenteel wordt een grote dubbelblind gerandomiseerde placebogecontroleerde studie gedaan bij patiënten met hartfalen (RED-HF). De resultaten van deze studie moeten worden afgewacht om de plaats van ESA bij hartfalen te bepalen.

Tabel 14.4 Indeling van chronische nierschade (CNS).

stadium	GFR	albuminurie	prevalentie in Nederland
1	> 90 ml/min/1,73 m^2	ja	1,3%
2	89-60 ml/min/1,73 m^2	ja	3,8%
3	59-30 ml/min/1,73 m^2	ja/nee	5,3%
4	29-15 ml/min/1,73 m^2	ja/nee	0,04%
5	< 15 ml/min/1,73 m^2	ja/nee	< 0,04%

De huidige richtlijnen adviseren te starten met ESA bij een hemoglobinegehalte < 6,8 mml/l, waarbij de streefwaarde 6,8-7,5 mmol/l is. Deze richtlijn zal gezien de eerdergenoemde studies waarschijnlijk worden aangepast. In deze studies wordt gesuggereerd terughoudend te zijn met gebruik van ESA bij patiënten met een milde anemie (hemoglobinegehalte 5,6-7,4 mmol/l), vooral bij patiënten die weinig klachten hebben. Uitsluiten van andere oorzaken van anemie (ijzertekort, bloedverlies via maag-darmkanaal en behandeling van inflammatie) is belangrijk. Bij een symptomatische anemie kan ESA overwogen worden, met als streefdoel een laagnormaal hemoglobinegehalte (< 7,4 mmol/l).

Hyperkaliëmie

Hyperkaliëmie kan leiden tot levensgevaarlijke hartritmestoornissen en spierzwakte. De symptomen treden normaliter op bij een kalium > 7,0 mmol/l. Bij snel stijgen van het kalium wordt dit ook bij lagere waarden gezien. Bij hemodialysepatiënten is een serumkaliumgehalte > 5,6 mmol/l geassocieerd met verhoogde mortaliteit. Of dit ook geldt voor patiënten met hartfalen, bij wie doorgaans minder schommelingen in het serumkaliumgehalte optreden, is voor zover bekend niet aangetoond.

> Het algemene advies is bij een serumkaliumgehalte > 5,6 mmol/l maatregelen te nemen om het serumkaliumgehalte te verlagen.

Een verhoogd serumkaliumgehalte heeft diverse oorzaken (tabel 14.5). De meest voorkomende oorzaken van hyperkaliëmie bij hartfalen zijn volumedepletie en het (gecombineerd) gebruik van diverse geneesmiddelen (aldosteronreceptorantagonisten, ACE-remmers, ARB, kaliumsparende diuretica, bètablokkers). In onderzoeksverband is de kans op hyperkaliëmie 5-10% bij gebruik van RAAS-remmers bij patiënten met hartfalen. Het aantal patiënten dat om deze reden met RAAS-remmers moest stoppen is echter betrekkelijk laag (1-5%). Buiten onderzoeksverband is dit risico waarschijnlijk groter, door toepassing van deze medicatie bij patiënten met een hoger risicoprofiel en door minder nauwgezette controle van het kalium na starten van medicatie. Illustratief is de forse toename van hyperkaliëmie leidend tot ziekenhuisopnamen en overlijden na het op grote schaal gebruiken van aldosteronreceptorantagonisten bij patiënten met hartfalen. Een verhoogd serumkaliumgehalte wordt vooral gezien bij gecombineerd gebruik van ACE-remmers, ARB en aldosteronreceptorantagonisten, bij een verminderde nierfunctie, bij diabetes en bij ouderen (75 jaar en ouder). Het risico lijkt echter klein en is geen reden om af te zien van deze medicatie. Bij hoogrisico patiënten is het advies deze geneesmiddelen onder strikte controle van kalium en nierfunctie voor te schrijven (circa één week na elke verandering controle van het serumkaliumgehalte).

> Als een verhoogd serumkaliumgehalte wordt gerapporteerd, is de eerste stap een pseudohyperkaliëmie uit te sluiten. Een normaal serumcreatinine is al een hint in de richting van pseudohyperkaliëmie.

Tabel 14.5	Oorzaken van hyperkaliëmie (de vetgedrukte oorzaken komen het meest voor bij hartfalen).

pseudohyperkaliëmie
- als gevolg van afname (bijv. gestuwde afname van bloed)
- vertraging tussen afname en bepaling

redistributie over intra- en extracellulair volume
- acidose
- insulinedeficiëntie

verminderde uitscheiding van kalium
- nierinsufficiëntie
- mineralocorticoïdtekort
- **ACE-remmers/ARB**
- **aldosteronreceptorantagonisten**
- **volumedepletie**
- NSAID

Het advies is om het bloed ongestuwd af te nemen en direct te laten bepalen. Als het kalium reëel verhoogd is, kan met een elektrocardiogram worden vastgesteld of de hyperkaliëmie symptomatisch en potentieel levensbedreigend is. Vooral QRS-verbreding op het ECG is geassocieerd met levensbedreigende hartritmestoornissen. In deze situatie moet behandeling worden ingesteld, gericht op onmiddellijke verlaging van het plasmakalium tot een niveau waarop geen symptomen meer optreden. Gestart wordt met calcium iv, insuline en glucose iv. Opname met continue bewaking van het hartritme is hierbij aangewezen. Tevens moet de behandeling gericht zijn op een onderliggende oorzaak. Optimalisering van de circulatie bij patiënten met een geringe diurese als gevolg van een verminderd effectief circulerend volume is effectief voor verwijdering van het overschot aan kalium. De kaliurese kan hierbij worden bevorderd door toevoeging van een lisdiureticum. Kationwisselaars (zie verder) werken binnen twee tot vier uur en zijn behulpzaam voor verder herstel van de kaliumbalans. Bij een (oligure) nierinsufficiëntie moet dialyse worden overwogen.

Als er geen ECG-afwijkingen zijn, wordt de hyperkaliëmie als chronisch en asymptomatisch beschouwd. De behandeling is vooral gericht op bijstelling van de gebruikte geneesmiddelen (verlagen kaliumverhogende geneesmiddelen, vermijden NSAID), het optimaliseren van de vullingstoestand en aanpassing van het dieet. Als het kalium ondanks deze maatregelen verhoogd blijft, is het advies om kationwisselaars te gebruiken. Op theoretische gronden heeft het bij hartfalen de voorkeur om kationwisselaars te gebruiken die kalium voor calcium uitwisselen (calciumpolystyreensulfonaat). Het calcium blijft grotendeels achter in de darm en leidt in de praktijk zelden tot hypercalciëmie. Het alternatief natriumpolystyreensulfonaat leidt potentieel tot overvulling, daar bij deze kationwisselaar kalium wordt uitgewisseld voor natrium.

14.4 Hartfalen en dehydratie

E.J.P. Lamfers

Dehydratie bij de hartfalenpatiënt komt veel voor. Het is iets waar altijd extra voor gewaakt dient te worden en de behandeling ervan vereist maatwerk van hartfalenverpleegkundige, cardioloog, internist en nefroloog.

Inleiding

Een weinig belicht aspect in de literatuur en de richtlijnen over hartfalen maar een veelvoorkomend probleem is het optreden van dehydratie bij patiënten die ingesteld zijn op de gebruikelijke medicatie voor hartfalen. Het betreft met name patiënten met hartfalen met verminderde ejectiefractie die ingesteld zijn op ACE-remmers of A-II-antagonisten. Intercurrente ziekten die met vochtverlies gepaard gaan kunnen bij deze patiënten een acute, ernstige nierinsufficiëntie geven, die vaak ook nog gepaard kan gaan met een hyponatriëmie en een hyperkaliëmie. Pre-existent verminderde nierfunctie, kaliumsparende diuretica en tijdelijk gebruik van prostaglandineremmers (NSAID's) verergeren de nierinsufficiëntie en de hyperkaliëmie alleen maar.

Pathofysiologie

Scherpbier et al. beschrijven twee patiënten met hartfalen en hypertensie, die tijdens het gebruik van een ACE-remmer en als gevolg van een intercurrente, met vochtverlies gepaard gaande ziekte, inderdaad een acute nierinsufficiëntie krijgen. Bij één patiënt (braken en diaree) steeg het creatininegehalte van licht afwijkend tot 849 µmol/l en bij de andere tot 1183 µmol/l. Bovendien gebruikte deze laatste patiënt een NSAID en had hij tevens een anurie. Bij beide patiënten was er tevens sprake van een ernstige hyperkaliëmie en hyponatriëmie. Met intraveneuze vochttoediening, en tijdelijk stopzetten van de toediening van diuretica en ACE-remmer konden de nierfunctie en de vullingsstatus van de patiënt worden gecorrigeerd.

In de normale situatie speelt het enzym angiotensine II, onderdeel van het renine-angiotensine-aldosteronsysteem, een belangrijke rol bij de regulatie van het circulerend volume. Angiotensine II geeft vasoconstrictie, activeert het adrenerge systeem, stimuleert de aldosteronsecretie door de bijnierschors en activeert de ADH-secretie. Dit heeft tot gevolg dat er isotone volumeexpansie optreedt, en wel door het in gelijke mate retineren van natriumzout (aldosteronsecretie) en water (ADH-secretie). Tevens neemt de perfusiedruk in de glomerulus toe als gevolg van vasoconstrictie van met name de efferente arterie (door angiotensine II) en vasodilatatie van het afferente vat (door prostaglandines).

Hieruit valt af te leiden wat er gebeurt als er ondervulling optreedt, indien er tegelijkertijd remming van het renine-angiotensine-aldosteronsysteem bestaat. De vasoconstrictie en zoutretentie die voor het handhaven van het circulerend volume noodzakelijk zijn, treden niet op; de perfusiedruk in de glomerulus neemt veel meer af dan alleen op grond van dehydratie is te verwachten. Stel nu dat een patiënt daarbij een NSAID inneemt, met remming van de prostaglandines, dan neemt de glomerulusdoorbloeding nog verder af, met oligurie en stijging van het creatininegehalte tot gevolg. Het behoeft geen betoog dat atherosclerose van het renale vaatstelsel een extra risicofactor is bij het optreden van acute nierinsufficiëntie bij een patiënt met ACE-remming of gebruik van een A-II-antagonist.

Diagnose

> Kenmerkend bij het laboratoriumonderzoek is dat de stijging van het creatininegehalte in het bloed geen gelijke tred houdt met de stijging van het ureumgehalte. Het ureum is hoger dan men bij het creatinine zou verwachten.

Dehydratie wordt vermoed uit de anamnese (dorst, misselijkheid, lethargie, spierkrampen, gewichtsverlies en verminderde urineproductie) en lichamelijk onderzoek (orthostase, hoge hartfrequentie, droge slijmvliezen en stemverlies, verminderde huidturgor van de huid rond de claviculae). Kenmerkend bij het laboratoriumonderzoek is dat de stijging van het creatininegehalte in het bloed geen gelijke tred houdt met de stijging van het ureumgehalte: het ureumgehalte is meer dan tien keer hoger dan het creatininegehalte. Dit komt doordat ureum, een product van de eiwitstofwisseling in de lever, voor ongeveer 40-50% wordt teruggeresorbeerd vanuit het ultrafiltraat in de tubulus naar de bloedbaan. Bij volumedepletie en verminderde perfusiedruk stijgt het creatininegehalte, maar omdat ureum met het natrium wordt teruggeresorbeerd zal het ureum meer stijgen dan het creatininegehalte. Dit kenmerk bij laboratoriumonderzoek is alleen bruikbaar indien er geen bloeding in de tractus digestivus is opgetreden (extra productie van ureum in de lever) of wanneer de patiënt slecht gegeten heeft (juist geen extra stijging van het ureum).

Naast bloedonderzoek kan urineonderzoek wijzen op dehydratie: de natriumconcentratie in de urine is verlaagd (minder dan 20 mmol/l) en het soortelijk gewicht van de urine stijgt.

De hyperkaliëmie kan zich uiten in symptomatische bradycardieën, maar niet altijd is dehydratie de oorzaak. Vereijken et al. onderzochten 125 patiënten met hartfalen op voorbijgaande nierinsufficiëntie (25% toename en weer afname van het serumcreatinine) en selecteerden die patiënten die een toename van het kaliumgehalte van meer dan 5,5 µmol/l toonden. Deze patiënten hadden in de onderzoeksperiode van vier jaar 52 perioden met een hyperkaliëmie; 20% van deze perioden was uitgelokt door dehydratie (diarree, koorts). Dit betekent dat het optreden van een hyperkaliëmie bij een patiënt met hartfalen in één op de vijf gevallen een uiting is van dehydratie, zeker wanneer de hyperkaliëmie gepaard gaat met een stijging van het serumcreatininegehalte, en als dit optreedt in het beloop van een intercurrente ziekte. De auteurs merken op dat sinds het routinegebruik van aldosteronantagonisten bij de hartfalenmedicatie de kans op een hyperkaliëmie groter is geworden, met name bij diabeten en al bestaande nierinsufficiëntie.

Behandeling

De behandeling van de gedehydreerde hartfalenpatiënt is subtiel; het vereist het tijdelijk stoppen van essentiële hartfalenmedicatie zoals diuretica. Vaak ook dienen ACE-remmers of A-II-antagonisten in dosering verlaagd te worden of geheel te worden gestopt. Bij ernstige acute nierinsufficiëntie dient de patiënt te worden opgenomen op een afdeling met intensieve bewaking van diurese, bloeddruk en mineraalstoornissen, en dient het moment waarop de betreffende medicatie in de oude dosering wordt hervat met zorg te worden gekozen. Dat gebeurt meestal op een afdeling Cardiologie. Hoewel er veelal geen indicatie voor dialyse zal zijn (er is immers een prerenaal probleem, geen renale aandoening) zijn aanvullende adviezen van de nefroloog onontbeerlijk.

In het ergste geval is er een oligurie, een hyperkaliëmie met symptomen (> 5,7 mmol/l), symptomatische hypotensie en een sterk verhoogde creatinineconcentratie. In dat geval ontkomt de behandelend arts er niet aan om de patiënt te rehydreren met fysiologisch zout, naast stoppen van de diuretica en stoppen van de ACE-remmer of A-II-antagonist. Positieve inotropica zoals dobutamine kunnen nodig zijn om de achteruitgang van de cardiac output en de rehydratie op te vangen. Het moment van rehydratie wordt beoordeeld op grond van de kliniek (turgorherstel, diurese en vermindering van klachten) en kan worden gemonitord met de natriumuitscheiding in de urine. Er moet gewaakt worden voor overhydratie en men dient op het juiste moment weer te starten met diuretica.

Bij minder ernstige gevallen worden diuretica tijdelijk gestopt of in dosering gehalveerd en wordt de patiënt tot extra drinken aangezet, met naleving van een positieve vochtbalans. ACE-remmers en A-II-antagonisten worden gestopt bij een creatininegehalte hoger dan 310 micromol/l of gehalveerd in dosis bij een creatininegehalte tussen de 265 en 310 micromol/l of indien de MDRD 30 ml/min is geworden. De dosering van aldosteronantagonisten wordt aangepast aan het kaliumgehalte. Uiteraard dient nefrotoxische medicatie zoals NSAID's te worden gestopt en dient de dosering van renaal geklaarde medicamenten zoals lanoxin, metformine, en renaal geklaarde bètablokkers te worden aangepast.

14.5 Training bij hartfalen

W.M. van Teeffelen

In dit hoofdstuk wordt de rol besproken die training kan bieden bij de behandeling van hartfalen.

Inleiding

Lange tijd kregen patiënten met hartfalen rust voorgeschreven en werd sportief bewegen afgeraden. Rond 1990 begon deze visie te veranderen en de afgelopen jaren is fysieke training onderdeel van de behandeling geworden. Patiënten met hartfalen stromen ook in bij revalidatieprogramma's die voorheen uitsluitend werden aangeboden aan patiënten met een myocardinfarct of aan postoperatieve hartpatiënten. De sportarts kan een goede rol spelen bij het aansturen van een gericht programma.

Intake

Tijdens de intake moet er antwoord worden gegeven op de vraag of een trainingsprogramma voor de betreffende patiënt haalbaar is, medisch verantwoord is en een betere belastbaarheid zal geven. De resultaten van de intake vormen richtlijnen voor de training.

Uiteraard dienen de medische gegevens bij de intake beschikbaar te zijn. Hoe ziet de medische voorgeschiedenis eruit? Wat zijn de resultaten van diagnostische testen en welke behandeling heeft er plaatsgevonden? Waaruit bestaat de huidige therapie?

In de anamnese wordt gevraagd naar fysieke activiteiten in het dagelijks leven. Hoe ziet het dagschema eruit? Wanneer is de patiënt lichamelijk actief? Hoeveel rust neemt de betreffende patiënt? Het is belangrijk na te gaan wat de patiënt kan en wat niet. Waar liggen de grenzen van zijn prestatievermogen? Hoe gaat hij met de klachten om? Trekt hij zich terug en zoekt hij vooral rust? Of vindt hij het moeilijk beperkingen te aanvaarden en probeert hij het tegendeel te bewijzen?

In hoeverre is het voor de patiënt haalbaar om naar een centrum te komen voor zijn training? Zijn er praktische belemmeringen, zoals vervoer? Is hij gemotiveerd om een programma te volgen? Is hij ook gemotiveerd om zich blijvend voldoende in te spannen?

Heeft de patiënt nog andere klachten? Zijn er andere aandoeningen die zijn inspanningstolerantie kunnen beperken? Specifieke aandacht gaat bijvoorbeeld uit naar pulmonale factoren en perifeer arterieel vaatlijden. Dient in het trainingsprogramma rekening te worden gehouden met orthopedische problematiek?

Algemeen lichamelijk onderzoek maakt deel uit van de intake. Zijn er aanwijzingen voor een cardiale ontregeling? Is er vesiculair ademgeruis met normale longgrenzen? Hoe zijn de perifere pulsaties? Onderzoek wordt verricht van het houdings- en bewegingsapparaat. De beweeglijkheid van gewrichten wordt getest om te beoordelen of er bijvoorbeeld sprake is van artrose. Het is ook van belang een indruk te krijgen van de perifere spierkracht. Is er bij inspectie sprake van atrofie? Hoe is de tonus van grote spiergroepen bij palpatie? Hoeveel kracht kan patiënt zetten bij weerstand tegen strekken van het been? Kan hij zelfstandig overeind komen uit hurkzit? Kan de patiënt zich in een stoel met de armen opdrukken?

De belastbaarheid wordt verder in beeld gebracht door aanvullend onderzoek, deels om de uitgangspositie te bepalen en deels om richtlijnen voor de training te kunnen opstellen.

De 6-minutenlooptest is een eenvoudige en betrouwbare test om een indruk te verkrijgen van de inspanningstolerantie van patiënten met hartfalen. De test staat geen nadere medische en conditionele analyse toe. Ondanks het feit dat behaalde afstanden van minder dan 300 meter worden geassocieerd met een verhoogde kans op rehospitalisatie en een lagere éénjaarsoverleving blijft er discussie bestaan over de prognostische waarde ervan.

> Het verdient de voorkeur een cardiopulmonale excercise test (CPET) te verrichten, met voorafgaand een spirometrie en een rust-ECG.

Tijdens een maximale inspanningstest met ECG-bewaking en bloeddrukcontrole vindt tevens ademgasanalyse plaats. De ventilatie en de expiratoire zuurstof- en koolzuurconcentratie worden daarbij gemeten, evenals de O_2-saturatie. Soms worden ook arteriële bloedgassen bepaald.

Het belastingsprotocol, in blokken van één minuut, wordt bepaald door het ingeschatte maximale prestatievermogen. Behalve de ernst van het hartfalen spelen geslacht en lichaamsgewicht een rol. Men streeft ernaar het maximum in ongeveer tien minuten te bereiken. Na drie minuten infietsen met een belasting van 0 Watt wordt de belasting meestal met 10 of 15 Watt per minuut verhoogd. Een herstelfase van vijf minuten na een lichte belasting sluit de test af.

De spiro-ergometrie geeft inzicht in de zogenoemde inspanningsfysiologische keten waarin grofweg longen, hart, circulatie en skeletspieren een rol spelen. Welke factor is beperkend en is deze factor trainbaar? Op welke wijze is het mogelijk het zuurstofopnamevermogen te vergroten? De aandacht dient daarbij niet alleen naar de maximale waarde (VO_2 max of piek VO_2) uit te gaan, maar ook naar het submaximale verloop (en het herstel). Uit onderzoek is gebleken dat deze zuurstofkinetiek vertraagd is bij patiënten met hartfalen. De wet van Fick, waarbij de zuurstofopname het product van het hartminuutvolume maal het arterioveneus zuurstofverschil is, speelt hierbij een belangrijke rol.

Dit te verbeteren is een uitdaging voor de klinische inspanningsfysiologie, een terrein waarnaar steeds meer wetenschappelijke belangstelling uitgaat, maar dat ook als een nog relatief onontgonnen gebied mag worden beschouwd.

In de praktijk gaat de aandacht naar een aantal van de volgende parameters uit.

Hebben de longen bij maximale inspanning voldoende over? Een ademreserve van 20-40% is normaal. De ademequivalenten drukken de relatie uit tussen ventilatie en zuurstofopname of koolzuurafgifte.

Het ECG wordt beoordeeld. Wordt de verwachte maximale hartfrequentie gehaald? Blijft het verschil, uitgedrukt in HRR (heart rate reserve) onder de 12? De zuurstofpols – de zuurstofopname per hartslag – is een indirecte maat voor het slagvolume. Een vroege plateauvorming van de zuurstofpols is ook een teken van coronaire insufficiëntie.

Hoe verloopt de bloeddruk; stijgt de systolische tensie voldoende en de diastolische tensie juist niet? Blijft de saturatie voldoende hoog?

Het respiratoir quotiënt (RQ) als quotiënt van koolzuurafgifte en zuurstofopname weerspiegelt de metabole stofwisseling. Bij een rustmetabolisme hoort een zuivere vetverbranding met een waarde van 0,7. Het RQ hoort langzaam te stijgen en kan een maximale anaerobe waarde van 1,3 bereiken. Het verloop van het respiratoir quotiënt geeft inzicht in het functioneren van de perifere skeletspieren, de arterioveneuze circulatie en de mitochondriële capaciteit.

De maximale belasting (in Watt) wordt genoteerd. De maximale zuurstofopname (de piek VO_2) is een aloude maat voor het (maximale) aerobe vermogen.

> Bij hartfalen is het maximaal zuurstofopnamevermogen een onafhankelijke voorspeller van mortaliteit gebleken, beter dan andere inspanningsgerelateerde of klinische parameters.

Een hogere piek VO_2 gaat gepaard met een langere overleving.

Voor deze patiënten wordt de indeling volgens Weber gehanteerd. Een Weber-klasse A betekent een maximaal zuurstofopnamevermogen van meer dan 20 ml/min/kg. Waarden tussen 16 en 20 ml/min/kg vallen in Weberklasse B, tussen 10 en 16 in klasse C en tussen 6 en 10 in klasse D. Weber-klasse E is gecorreleerd met een maximale zuurstofopname van minder dan 6 ml/min/kg.

Voor functioneren in het dagelijks leven is een zuurstofopnamevermogen van 15 ml/min/kg vereist.

Submaximale parameters geven wellicht een beter beeld van het vermogen om dagelijkse inspanningen te leveren resp. vol te houden. Er zijn verschillende methoden om, aan de hand van de resultaten van de ademgasanalyse, het aerobe volhoudvermogen te berekenen. Hierbij is een begrip als ventilatoire drempel aan de orde.

Ook het herstel na maximale inspanning is interessant. Niet alleen de daling van de hartfrequentie, uitgedrukt als de herstelpols, is een conditionele maat. De snelheid van herstel van de zuurstofopname is beschreven als een geschikte voorspeller van trainingsgerelateerde resultaten.

Wellicht is de meest geschikte patiënt voor een trainingsprogramma de patiënt van wie de beperking op perifeer spierniveau ligt. Bij een grote groep patiënten met hartfalen is hun lichamelijke inactiviteit op den duur bepalend geworden voor het prestatievermogen.

Soms is voor optimaal resultaat van een trainingsprogramma aanvullend medisch onderzoek en/of behandeling geïndiceerd. Zo kan het voorkomen dat verwijzing naar de longarts plaatsvindt, omdat de resultaten van de intake kunnen passen bij een onvoldoende onderkend chronisch longlijden.

De training van patiënten met hartfalen

Een trainingsprogramma voor patiënten met hartfalen beoogt in praktische zin het uithoudingsvermogen en de spierkracht te verbeteren. Eigenlijk is dit een theoretische tweedeling, omdat beide factoren meer aan elkaar gerelateerd zijn dan in eerste instantie lijkt. Het krachtuithoudingsvermogen is hiervan een uiting. Kan krachttraining met veel herhalingen niet gezien worden als een vorm van gedoseerde aerobe training?

De richtlijnen voor de duurtrainingen volgen uit de resultaten van de inspanningstest tijdens de intake. Voor een duurtraining wordt geadviseerd om te trainen bij een hartfrequentie die maximaal drie tot vier slagen onder de ventilatoire drempel ligt.

In de literatuur is nog discussie over duur- versus intervaltraining. Veelal is er weinig verschil in effectiviteit aan te tonen, waaruit geconcludeerd wordt dat beide vormen kunnen worden gehanteerd. Hierbij dient opgemerkt te worden dat de intensiteit van de duurtraining (deels afhankelijk van de beschikbare faciliteiten) op verschillende manieren wordt bepaald. Daarnaast blijft een optimale sturing van training, ook bij gezonde sporters, een onderwerp van discussie.

Patiënten gaan vooruit als ze bij eenzelfde hartfrequentie een hogere belasting (zoals zwaarder fietsen of sneller lopen) aankunnen.

De trainingsrichtlijnen kunnen ook als MET-waarden worden aangegeven. De term MET staat voor *metabolic equivalent of task*. Een waarde van 1 MET komt overeen met de zuurstofopname in de rustsituatie. Deze bedraagt 3,5 ml/min/kg. Er zijn uitvoerige overzichten beschikbaar van de metabole vraag tijdens allerlei dagelijkse activiteiten, van tal van werkzaamheden en van verschillende sporten. Op deze manier kan een vertaalslag worden gemaakt naar activiteiten die goed uitvoerbaar zijn, een trainingswaarde hebben of te zwaar zijn.

Het is aan te bevelen om in de oefenzaal dynamische krachtmetingen te verrichten. Daarbij wordt bijvoorbeeld een 10 of 15 RM (repetition maximum oftewel herhalingsmaximum) op trainingstoestellen bepaald; welk gewicht kan de betreffende patiënt maximaal tien of vijftien keer wegdrukken? Er zijn omrekentabellen voor het geval het vooraf ingeschatte gewicht niet helemaal klopt en de maximale frequentie enigszins afwijkt. Vervolgens kan de trainingsbelasting op een bepaald percentage van dit 10 of 15 RM ingesteld worden. Deze dynamische krachtmeting kan per toestel in de loop van de tijd herhaald worden, waardoor de voortgang kan worden getoetst.

Controle van de hartfrequentie tijdens de training is essentieel. Natuurlijk moeten begeleiders adequaat opgeleid zijn, voldoende alert zijn en zo nodig kunnen ingrijpen, maar overmatige bezorgdheid werkt averechts.

Het is voldoende gebleken dat verstandig opgezette trainingsprogramma's veilig zijn. Het streven is dat de patiënten ook in het dagelijks leven blijvend meer actief worden.

De meeste programma's duren tien tot zestien weken. Het is van belang om op de hoogte te zijn van het lokale aanbod om de training in een niet-medische, maar wel goed begeleide sportieve setting voort te kunnen zetten.

Evaluatie

In de afgelopen jaren is een aantal studies van wisselende omvang verschenen. De resultaten zijn vergelijkbaar. Regelmatig fysieke inspanning, mits voldoende intensief, vormt een effectieve therapie bij stabiel hartfalen.

> Gerichte training heeft positieve effecten op de inspanningstolerantie van patiënten met hartfalen. Verbeteringen liggen in de orde van grootte van 15-20% ten aanzien van de piek VO_2.

Jaren later bedraagt het verschil nog ruim 10% vergeleken met patiënten die geen revalidatie hebben gevolgd. Een dergelijke verbetering heeft veel betekenis voor patiënten wier belastbaarheid het verschil bepaalt tussen zichzelf wel of juist niet in het dagelijks leven kunnen redden.

Patiënten die geen baat hebben bij een trainingsprogramma scoren prognostisch slechter.

Regelmatige training heeft geen nadelen en kan een positief effect hebben op de cardiale functie. Het risico op cardiovasculaire rehospitalisatie of dood neemt met 10 tot 15% af. Oefentherapie verbetert beslist de kwaliteit van leven.

Onderzoek heeft uitgewezen dat home-based programma's (met telemonitoring) identieke effecten kunnen bereiken met minder uitval. Het kan als een uitdaging worden gezien dergelijke programma's op een goede en efficiënte manier in de praktijk te realiseren.

Critici kunnen blijven beweren dat de positieve effecten van fysieke training nog onvoldoende wetenschappelijk bewezen zijn. Er is een behoorlijke spreiding van de effecten. Het zal nader aangetoond moeten worden welke patiënten er het meest baat bij hebben. De optimale inhoud van de training wat betreft aard, intensiteit, duur en frequentie blijft onderwerp van onderzoek. Ondertussen wordt het als *good practice* beschouwd om gerichte training te adviseren aan patiënten met stabiel hartfalen.

Literatuur

Slaapapneu en hartfalen

Allam JS, Olson EJ, Gay PC, Morgenthaler TI. Efficacy of adaptive servoventilation in treatment of complex and central sleep apnea syndromes. Chest 2007 Dec;132(6):1839-46.

Arzt M, Floras JS, Logan AG, Kimoff RJ, Series F, Morrison D, et al. Suppression of central sleep apnea by continuous positive airway pressure and transplant-free survival in heart failure: a post hoc analysis of the Canadian Continuous Positive Airway Pressure for Patients with Central Sleep Apnea and Heart Failure Trial (CANPAP). Circulation 2007 Jun 26;115(25):3173-80.

Bordier P. Sleep apnoea in patients with heart failure. Part I: diagnosis, definitions, prevalence, pathophysiology and haemodynamic consequences. Arch Cardiovasc Dis 2009 Aug;102(8-9):651-61.

Bordier P. Sleep apnoea in patients with heart failure: part II: therapy. Arch Cardiovasc Dis 2009 Oct;102(10):711-20.

Bradley TD, Logan AG, Kimoff RJ, Series F, Morrison D, Ferguson K, et al. Continuous positive airway pressure for central sleep apnea and heart failure. New Engl J Med 2005 Nov 10;353(19):2025-33.

Garrigue S, Bordier P, Jais P, Shah DC, Hocini M, Raherison C, et al. Benefit of atrial pacing in sleep apnea syndrome. New Engl J Med 2002 Feb 7;346(6):404-12.

Hanly PJ, Zuberi-Khokhar NS. Increased mortality associated with Cheyne-Stokes respiration in patients with congestive heart failure. Am J Respir Crit Care Med 1996 Jan;153(1):272-6.

Javaheri S, Parker TJ, Liming JD, Corbett WS, Nishiyama H, Wexler L, et al. Sleep apnea in 81 ambulatory male patients with stable heart failure. Types and their prevalences, consequences, and presentations. Circulation 1998 Jun 2;97(21):2154-9.

Javaheri S, Parker TJ, Wexler L, Liming JD, Lindower P, Roselle GA. Effect of theophylline on sleep-disordered breathing in heart failure. New Engl J Med 1996 Aug 22;335(8):562-7.

Javaheri S. Acetazolamide improves central sleep apnea in heart failure: a double-blind, prospective study. Am J Respir Crit Care Med 2006 Jan 15;173(2):234-7.

Kanagala R, Murali NS, Friedman PA, Ammash NM, Gersh BJ, Ballman KV, et al. Obstructive sleep apnea and the recurrence of atrial fibrillation. Circulation 2003 May 27;107(20):2589-94.

Kaneko Y, Floras JS, Usui K, Plante J, Tkacova R, Kubo T, et al. Cardiovascular effects of continuous positive airway pressure in patients with heart failure and obstructive sleep apnea. New Engl J Med 2003 Mar 27;348(13):1233-41.

Kiely JL, Deegan P, Buckley A, Shiels P, Maurer B, McNicholas WT. Efficacy of nasal continuous positive airway pressure therapy in chronic heart failure: importance of underlying cardiac rhythm. Thorax 1998 Nov;53(11):957-62.

Lorenzi-Filho G, Rankin F, Bies I, Douglas BT. Effects of inhaled carbon dioxide and oxygen on cheyne-stokes respiration in patients with heart failure. Am J Respir Crit Care Med 1999 May;159(5 Pt 1):1490-8.

Marin JM, Carrizo SJ, Vicente E, Agusti AG. Long-term cardiovascular outcomes in men with obstructive sleep apnoea-hypopnoea with or without treatment with continuous positive airway pressure: an observational study. Lancet 2005 Mar 19;365(9464):1046-53.

Romero-Corral A, Somers VK, Pellikka PA, Olson EJ, Bailey KR, Korinek J, et al. Decreased right and left ventricular myocardial performance in obstructive sleep apnea. Chest 2007 Dec;132(6):1863-70.

Sin DD, Logan AG, Fitzgerald FS, Liu PP, Bradley TD. Effects of continuous positive airway pressure on cardiovascular outcomes in heart failure patients with and without Cheyne-Stokes respiration. Circulation 2000 Jul 4;102(1):61-6.

Smith LA, Vennelle M, Gardner RS, McDonagh TA, Denvir MA, Douglas NJ, et al. Autotitrating continuous positive airway pressure therapy in patients with chronic heart failure and obstructive sleep apnoea: a randomized placebo-controlled trial. Eur Heart J 2007 May;28(10):1221-7.

Teschler H, Dohring J, Wang YM, Berthon-Jones M. Adaptive pressure support servo-ventilation: a novel treatment for Cheyne-Stokes respiration in heart failure. Am J Respir Crit Care Med 2001 Aug 15;164(4):614-9.

Wang H, Parker JD, Newton GE, Floras JS, Mak S, Chiu KL, et al. Influence of obstructive sleep apnea on mortality in patients with heart failure. J Am Coll Cardiol 2007 Apr 17;49(15):1625-31.

Diabetes mellitus type 2 en hartfalen

Bell DSH. Heart failure. The frequent, forgotten, and often fatal complication of diabetes. Diabetes Care 2003;26:2433-41.

Bodmer M, Meier C, Krähenbühl S, et al. Metformin, sulfonylureas, or other antidiabetes drugs and the risk of lactic acidosis or hypoglycemia. Diabetes Care 2008;31:2086-91.

Boudina S, Abel ED. Diabetic cardiomyopathy revisited. Circulation 2007;115:3213-23.

Brenner BM, Cooper ME, Zeeuw D de, et al. Effects of losertan on renal and cardiovascular outcomes in patients with type 2 diabetes and nephropathy. New Engl J Med 2001;345:861-9.

Currie CJ, Peters JR, Tynan A, et al. Survival as a function of HbA_{1c} in people with type 2 diabetes: a retrospective cohort study. Lancet 2010;375:481-9.

Duckworth W, Abraira C, Moritz T, et al. Glucose control and vascular complications in veterans with type 2 diabetes. New Engl J Med 2009;360:129-39.

Eurich DT, Majumdar SR, McAlister FA, et al. Improved clinical outcomes associated with metformin in patients with diabetes and heart failure. Diabetes Care 2005;28:2345-51.

Gæde P, Vedel P, Larsen N, et al. Multifactorial intervention and cardiovascular disease in patients with type 2 diabetes. New Engl J Med 2003;348:383-93.

Gustafsson I, Brendorp B, Seibaek M, et al. Influence of diabetes-gender interaction on the risk of death in patients hospitalized with congestive heart failure. J Am Coll Cardiol 2004;43:771-7.

Haas SJ, Vos T, Gilbert RE, et al. Are ß-blockers as efficacious in patients with diabetes mellitus as in patients without diabetes mellitus who have chronic heart failure? A meta-analysis of large-scale clinical trials. Am Heart J 2003;146:848-53.

Kannel WB, McGee DL. Diabetes and cardiovascular risk factors: The Framingham Study. Circulation 1979;58:8-13.

Kleefstra N, Hateren KJJ van, Houweling B, et al. Nieuwe bloedglucoseverlagende middelen bij type 2-diabetes. Ned Tijdschr Geneeskd 2010;154:A886.

Shepherd J, Barter P, Carmena R, et al. Effect of lowering LDL cholesterol substantially below currently recommended levels in patients with coronary heart disease and diabetes. Diabetes Care 2006;29:1220-6.

Singh S, Loke YK, Furberg CD. Thiazolidinediones and heart failure. A teleo-analysis. Diabetes Care 2007;30:2148-53.

Smooke S, Horwich TB, Fonarow GC. Insulin-treated diabetes is associated with a marked increase in mortality in patients with advanced heart failure. Am Heart J 2005;149(1):168-74.

The ACCORD Study Group. Effects of combination lipid therapy in type 2 diabetes mellitus. New Engl J Med 2010;362:1563-74.

The ACCORD Study Group. Effects of intensive blood-pressure control in type 2 diabetes mellitus. New Engl J Med 2010;362:1575-85.

The Action of Control Cardiovascular Risk in Diabetes Study Group. Effects of intensive glucose lowering in type 2 diabetes. New Engl J Med 2008;358:2545-59.

The ADVANCE Collaborative Group. Intensive blood glucose control and vascular outcomes in patients with type 2 diabetes. New Engl J Med 2008;358:2560-72.

The Heart Outcomes Prevention Evaluation Study Investigators. Effects of an angiotensin-converting-enzyme inhibitor, ramipril, on cardiovascular events in high-risk patients. N Engl J Med 2000;342:145-53.

UK Prospective Diabetes Study (UKPDS) Group. Effect of intensive blood-glucose control with metformin on complications in overweight patients with type 2 diabetes (UKPDS 34). Lancet 1998;352:845-65.

UK Prospective Diabetes Study (UKPDS) Group. Tight blood pressure control and risk of macrovascular and microvascular complications in type 2 diabetes (UKPDS 38). BMJ 1998;317:703-13.

Cardiorenaal syndroom

Costanzo MR et al. Ultrafiltration versus intravenous diuretics for patients hospitalized for acute decompensated heart failure. J Am Coll Cardiol 2007;49:675-83.

Desai AS, Swedberg K, McMurray JJV et al. Incidence and predictors of hyperkalemia in patients with heart failure. An Analysis of the CHARM Program. J Am Coll Cardiol 2007;50(20):1959-66.

Juurlink DN, Mamdani MM, Lee DS, Kopp A, Austin PC, Laupacis A, Redelmeier DA. Rates of hyperkalemia after publication of the Randomized Aldactone Evaluation Study. New Eng J Med 2004;351:543-51.

NfN/NIV Richtlijn voor de behandeling van patiënten met chronische nierschade (CNS). Nieuwegein/Utrecht: Nederlandse federatie voor nefrologie/Nederlandse Internisten Vereniging, 2009.

NIV Richtlijn elektrolytstoornissen. Utrecht: Nederlandse Internisten Vereniging, 2005.

Peffer MA, Burdmann EA, Chen CY et al. A trial of darbepoetin alfa in type 2 diabetes and chronic kidney disease. New Eng J Med 2009;361:2019-32.

Ronco C, Haapio M, House A, Anavekar NS, Bellomo R. The cardiorenal syndrome. J Am Coll Cardiol 2008;52:1527-39.

Shlipak MG, Massie BM. The clinical challenge of cardiorenal syndrome. Circulation 2004;110:1514-7.

Smith GL, Lichtman JH, Shlipak MG, Philips CO, DiCapua P, Krumholz HM. Renal impairment and outcomes in heart failure: systematic review and meta-analysis. J Am Coll Cardiol 2006;47:1987-96.

TREAT 2009. New Eng J Med 2010;363:1146-55.

Weir MR, Rolfe M. Potassium homeostasis and renin-angiotensin-aldosterone system inhibitors. Clin J Am Soc Nephrol 2010;5:531.

Hartfalen en dehydratie

Scherpbier NK, Grauw WJC de, Wetzels JFM, Vervoort GMM. Acute nierinsufficiëntie bij combinatie RAAS-remmer en dehydratie. Ned Tijdschr Geneeskd 2010;154:A1548.

Vereijken TLJ, Bellersen L, Groenewoud JMM, Knubben L, Baltussen L, Kramers C. Risk calculation for hyperkalaemia in heart failure patients. Neth J Med 2007;65:208-11.

15 Non-farmacologische therapie: CRT(-D) en ICD

L.H.R. Bouwels en J. Elders

In dit hoofdstuk leest u welke mogelijkheden en toepassingen beschikbaar zijn voor de behandeling van (de gevolgen van) hartfalen door middel van elektrische stimulatie (pacing) op de rechter- en linkerventrikel. Daarnaast wordt ingegaan op de betekenis van de linkerventrikelejectiefractie als voorspeller van het risico van een plotse dood en overlijden aan hartfalen. Tevens worden de indicaties tot implantatie van de ICD besproken.

15.1 Inleiding

Hartfalen gaat gepaard met een hoge mortaliteit en frequente ziekenhuisopname:
- De mortaliteit na één jaar is hoog: 20% van alle patiënten overlijdt.
- Vrouwen hebben een betere prognose dan mannen: 59% van de mannen en 45% van de vrouwen met gediagnosticeerd hartfalen zal binnen vijf jaar overlijden.
- Vanaf 1960 tot 1990 is het sterftecijfer voor zowel mannen als vrouwen met een derde toegenomen.
- In tien jaar tijd is het aantal ziekenhuisopnamen in de Verenigde Staten gestegen van 877.000 naar 1.106.000.
- In 2007 bezochten in de Verenigde Staten ongeveer 3.434.000 patiënten een hartfalenpolikliniek.
- Van alle hartfalenpatiënten overlijdt de meerderheid plots en onverwacht.

De meeste patiënten met hartfalen kunnen effectief worden behandeld met optimale medicamenteuze therapie. Een aantal patiënten komt in aanmerking voor een vorm van non-farmacologische therapie, zoals PCI bij belangrijk coronarialijden, chirurgische correctie van bijvoorbeeld significant coronaria- of kleplijden of katheterablatie van tachycardieën die het hartfalen veroorzaakten (tachycardiomyopathie). Desondanks is de incidentie van plotse dood bij een deel van de patiënten met hartfalen hoog en de fysieke beperking groot.

> Van alle hartfalenpatiënten overlijdt de meerderheid plots aan kamerfibrilleren en kamertachycardie.
> De LVEF is vooralsnog de beste voorspeller van plotse dood.

Daarom wordt sinds de jaren negentig van de vorige eeuw bij een groeiend aantal patiënten een effectieve vorm van deels profylactische deels therapeutische elektrische therapie toegepast. Ook deze therapie valt onder de non-farmacologische therapie van hartfalen.

Er zijn verschillende opties. Allereerst linkerventrikelresynchronisatie door middel van biventriculaire (rechter- en linkerkamer) pacing. Als tweede is er de profylactische ICD-implantatie ter correctie van een verhoogd risico op plotse dood door levensbedreigende kamerritmestoornissen. In zeldzame gevallen, waarbij door incessant tachycardie een cardiomyopathie is ontstaan, heeft ablatie van de tachycardie een gunstige invloed op het herstel van de gestoorde kamerfunctie. Ten slotte kan in geval van een symptomatische bradycardie worden gekozen voor rechterventrikel of AV-sequentieel pacing (VVI(R) of DDD(R)).

15.2 Achtergrond

Bij een normale prikkelgeleiding van het hart contraheren beide ventrikels nagenoeg gelijktijdig, doordat de elektrische activatie via de rechter- en linkerbundeltak verloopt.

De linkerventrikel werkt als een pomp die door symmetrische, concentrische contractie het bloed uitpompt naar de aorta. Door de contractie verkleint het volume en wordt er bloed verplaatst. Door sluiting van de mitralisklep gevolgd door opening van de aortaklep wordt per contractie gemiddeld 80 ml bloed in de aorta gepompt. Ernstige aandoeningen van het hart leiden naast verlies van spierkracht vaak tot geleidingsvertraging in één of meerdere delen van de in aanleg conische linkerventrikel. Het gevolg van deze geleidingsvertraging is vaak het duidelijkst zichtbaar aan de laterale delen van de linkerventrikel. Wanneer door een vertraagde prikkelgeleiding (zoals bij een linkerbundeltakblok) de contractie van beide ventrikels uit fase geraakt en dus de wanden van de rechter- en linkerventrikel niet langer symmetrisch naar elkaar toe bewegen (interventriculaire dissynchronie) vermindert de effectiviteit van de pomp. Doordat rechter- en linkerventrikel uit fase raken, zal ook het ventrikelseptum een paradoxale beweging gaan vertonen met als gevolg dat in de linkerventrikel zelf de septale en laterale wand niet meer gelijktijdig (synchroon) contraheren. Men noemt dit intraventriculaire dissynchronie. Door het uit fase zijn en een verandering van de linkerventrikelvulling kan bovendien een mitralisklepinsufficiëntie ontstaan of verergeren. Als gevolg van deze processen ontstaat (verdere) dilatatie van de linkerventrikel en verdikking van de hartspier, wat op zichzelf weer tot verdere geleidingsvertraging kan leiden. Er ontstaat een vicieuze cirkel die tot verdere afname van de effectieve pompfunctie leidt, alsook tot verergering van de symptomen van hartfalen.

Tegelijkertijd neemt het risico op levensbedreigende kamerritmestoornissen en plotse dood toe. De toename van dit risico verloopt bijna evenredig met de afname van de LVEF. Hoewel de medicamenteuze behandeling met vooral ACE-remmers en bètablokkers een gunstige invloed heeft op dit risico, is gebleken dat slechts de implantatie van een ICD de prognose daadwerkelijk gunstig beïnvloedt.

De verschillende modaliteiten worden hierna besproken.

15.3 Synchronisatietherapie of cardiale resynchronisatietherapie (CRT)

Het opheffen van de intra- en interventriculaire dissynchronie ten gevolge van geleidingsstoornissen noemt men cardiale resynchronisatietherapie (CRT). Door het plaatsen van een atriale pacingelektrode alsmede een rechterventrikelpacingelektrode en een linkerventrikelelektrode wordt een verbetering van zowel het vullings- als contractiepatroon van beide ventrikels gerealiseerd. Het interval tussen atrium- en ventrikelstimulatie (normaliter, zonder pacing, de PQ-tijd) kan worden verkort of verlengd, zodat een verdere optimalisatie van de vulling van de ventrikels wordt bewerkstelligd en mitralisklepinsufficiëntie wordt verminderd. Ook de stimulatietijd tussen rechter- en linkerventrikel kan worden verlengd of verkort, zodat het negatieve effect (dissynchronie) van een linkerbundeltakblok wordt opgeheven.

> Zeventig procent van alle hartfalenpatiënten met een verminderde linkerkamerfunctie in combinatie met een linkerbundeltakblok en mits optimaal medicamenteus behandeld heeft baat bij biventriculaire pacing.

Hartfalenpatiënten die in aanmerking komen voor deze therapie vertonen op het ECG een linkerbundeltakblokpatroon met een QRS-duur van 120 msec of meer. Studies hebben aangetoond dat er ook zonder deze typische vorm van geleidingsvertraging dissynchronie kan bestaan. Dissynchronie is het best op te sporen met behulp van echodoppler en MRI. Het effect van resynchronisatietherapie kan hiermee echter onvoldoende worden voorspeld. Slechts een breedte van het QRS-complex groter dan 150 msec blijkt een goede voorspeller van succes.

15.3.1 Voorwaarden voor de implantatie

Het implanteren van een CRT-device is complexer en tijdrovender dan het implanteren van een conventionele pacemaker of ICD. De implanteur dient dan ook de nodige training en ervaring te hebben voordat hij zelfstandig kan werken. Er worden in Nederland heel specifieke eisen gesteld waaraan moet worden voldaan, wil men volgens de Inspectie voor de Gezondheidszorg en de Nederlandse Vereniging voor Cardiologie (NVVC) gekwalificeerd zijn om implantatie van deze devices uit te voeren. Voordat implantatie plaatsvindt, is een uitgebreide cardiologische evaluatie aan te bevelen. Deze bestaat meestal uit een inspanningstest, nucleaire LVEF, een echocardiogram en een coronairangiogram. Het is belangrijk vooraf te weten wat de ventriculaire dimensies zijn, de LVEF en de ernst van een eventuele mitralisklepinsufficiëntie. Vaak wordt er bij het echocardiogram specifiek gekeken naar inter- en intraventriculaire dissynchronie (zie hoofdstuk 9). De voorspellende waarde daarvan met betrekking tot het succes van CRT is, zoals gezegd, echter beperkt.

Een cardiopulmonale inspanningstest, voorafgaand aan de implantatie, geeft een goede uitgangswaarde voor het evalueren van de veranderingen van de inspanningscapaciteit nadat de implantatie heeft plaatsgevonden. Daarnaast kunnen een 6-minutenlooptest en een vragenlijst ter beoordeling van de kwaliteit van leven waarde hebben om het succes van behandeling te beoordelen.

15.3.2 De implantatie van CRT

Het belangrijkste onderscheid tussen een conventionele pacemakerimplantatie en een CRT-implantatie is, naast het plaatsen van de rechterboezem- en rechterkamerelektrode, het plaatsen van de linkerventrikelelektrode. Om de linkerkamer via het veneuze systeem te kunnen bereiken voor stimulatie, maakt men gebruik van de sinus coronarius. Dit is de gemeenschappelijke uitmonding van de coronairvenen in de rechterboezem. In deze sinus coronarius monden alle venen uit die het via de coronairarteriën aangevoerde bloed afvoeren naar de veneuze circulatie.

> Door de gedocumenteerde effectiviteit van ICD-therapie bij de preventie van plotse dood heeft in de klinische praktijk een CRT-D gewoonlijk de voorkeur boven de CRT-P.

Door een elektrode retrograad via de sinus coronarius op te voeren naar de venen die de linkerharthelft bedienen, kan de linkerventrikel vanaf epicardiaal worden gestimuleerd. Om inzicht te verkrijgen in het verloop van de venen wordt een angiogram gemaakt.

Eerst wordt een zogeheten guiding-katheter geplaatst in het ostium van de sinus coronarius. Door de guiding-katheter wordt nu eerst een voerdraad en daarna, over de voerdraad, de elektrode opgevoerd tot in de gewenste vene. Als de elektrode op zijn plaats ligt en doorgemeten is, dient men de guidingkatheter uit het ostium van de sinus coronarius te verwijderen met behoud van de positie van de linkerkamerelektrode. Deze manoeuvre vergt ervaring en vooral in het begin van het leerproces is dit een moment waarop de elektrode van zijn plaats schuift (disloceert). Verschillende onderzoeken hebben aangetoond dat het plaatsen van de elektrode in de laterale of posteriolaterale regio van de sinus coronarius het beste resultaat geeft. De succeskans van een CRT-implantatie is ongeveer 90%.

Behalve dislocatie van de linkerkamerelektrode (in 10% van de gevallen) is perforatie vanwege de dunne wand van de sinus coronarius niet ondenkbaar. Ook stimulatie van de nervus phrenicus is een veelvoorkomende complicatie, omdat deze in dezelfde regio loopt als waar de elektrode wordt geplaatst. Het testen op stimulatie van de nervus phrenicus dient dan ook altijd plaats te vinden.

15.3.3 Nacontrole

Een aantal patiënten heeft geen of nauwelijks baat bij cardiale resynchronisatietherapie. Dit is de groep 'non-responders'. Om ervoor te zorgen dat CRT-patiënten zoveel mogelijk baat hebben bij resynchronisatietherapie is selectie vooraf belangrijk, maar ook het juiste patiëntenmanagement en de follow-up na de implantatie zijn van cruciaal belang. Dit vermindert het aantal 'non-responders'. Wanneer er vooraf twijfel bestaat en men toch tot implantatie overgaat, is het mogelijk door deskundige programmering van de biventriculaire pacemaker het uiteindelijke aantal 'non-responders' tot een minimum te beperken.

CRT is een andere therapie dan klassieke hartstimulatie: alle CRT-patiënten hebben hartfalen en de rationale van atrioventriculair pacen is elektromechanische resynchronisatie (en niet correctie van bradycardie). Daarnaast kennen de apparaten meer in te stellen variabelen en hebben zij een extra elektrode. Vaak wordt, omdat daarvoor gelijktijdig de indicatie bestaat, een CRT geïmplanteerd die ook een ICD-functie in zich heeft: de zogenoemde CRT-D.

De follow-up van een CRT-patiënt omvat behalve device controle ook hartfalenmanagement. Device controle is op zichzelf al uitgebreider dan een pacemakercontrole, want de standaard device controles worden aangevuld met speciale CRT-P of CRT-D-observaties.

15.3.4 Lange termijn follow-up

Follow-up op lange termijn van CRT-patiënten vereist een goede coördinatie tussen de hartfalenpolikliniek en de pacemaker/ICD-polikliniek. De regie met betrekking tot de optimale device instelling is in handen van een specialist op het gebied van elektrofysiologie, die hierover contact heeft met de hartfalencardioloog en echocardiografist.

Hartfalentherapie moet continu worden geoptimaliseerd en is een actief gebeuren. Door de resynchronisatietherapie zal de linkerkamer in vorm, volume en ejectiefractie positief veranderen. De stimulatie tussen boezem en kamer (AV) en rechter- en linkerkamer (VV) moet nu regelmatig worden bijgesteld, opdat het maximale synchronisatie-effect wordt bereikt. Dit gebeurt in de praktijk onder meer door echografische onderzoeken en inspanningstesten.

Een typische CRT follow-up bevat dezelfde soort controles als een normale pacemaker follow-up (integriteitscontrole van het systeem, onderliggend hartritme, beoordelen van telemetrische data). Bovendien vindt uitvoerige controle plaats van de werking van atriale, rechter-, linker- en biventriculaire stimulatie en een juiste programmering voor het optimaliseren van de functie van het device evenals een evaluatie van eventuele ritmestoornissen en gegeven therapieën.

> Belangrijk bij de CRT follow-up is dat de hartfalenpatiënt zoveel mogelijk (liefst 100%) biventriculair wordt gestimuleerd.

Naast de technische controles en de beoordeling van ritmestoornissen kunnen steeds meer CRT devices hemodynamische parameters waarnemen en interpreteren, zoals de impedantie van de thorax. Dit is een maat voor de hoeveelheid vocht in de weefsels. Het beoordelen van deze parameters kan nuttig zijn om in te schatten of de patiënt een responder is op de therapie en of er een verandering in de ernst van hartfalen optreedt.

15.3.5 Optimalisatie van resynchronisatietherapie

Zoals al is vermeld, zijn CRT-patiënten gebaat bij een optimale en 100% biventriculaire stimulatie. Het contractiepatroon van het hart is op twee niveaus te beïnvloeden:
1 het tijdsinterval tussen boezemelektrode en kamerelektrode (AV-interval): hiermee kan men de tijd tussen de boezemcontractie en de daaropvolgende kamercontractie verlengen of verkorten. Op die manier kan de vulling van de ventrikel voor die specifieke patiënt worden geoptimaliseerd;
2 tussen rechterventrikelelektrode en linkerventrikelelektrode (VV-interval): zo kan men het dissynchrone patroon tussen rechter- en linkerventrikel opheffen.

Het optimale AV-interval is de tijd tussen de contractie van het linkeratrium en de linkerventrikel, waarbij de atriale bijdrage optimaal is voor de vulling van de linkerventrikel. Daarmee wordt vervolgens een optimaal slagvolume bereikt. Als dit interval niet goed is ingesteld, zullen het slagvolume en de LVEF niet optimaal zijn en kan ook de mitralisklepinsufficiëntie toenemen.

Het optimale VV-interval wordt geassocieerd met het hoogste slagvolume van de linkerventrikel in de acute fase. Optimalisatie van zowel AV- en VV-interval zal resulteren in een verbeterde vulling van de linkerventrikel, een vermindering van mitralisklepinsufficiëntie en een verhoging van het slagvolume (waardoor de LVEF en de cardiac output verbeteren).

> Optimale instelling en aanpassing van het *device* met behulp van echocardiografie biedt aanvullend voordeel.

Er zijn verschillende methoden om deze intervallen te optimaliseren, waarvan echocardiografische beoordeling verreweg het meest wordt gebruikt. Doppler-evaluatie van de transmitrale flow is een veelgebruikte methode voor het optimaliseren van het AV-interval, terwijl de beoordeling van het linkerventrikel slagvolume vaak plaatsvindt door middel van de VTI-methode (velocity time integral).

15.3.6 Wetenschappelijk bewijs voor de CRT-therapie

Achtereenvolgens worden de volgende belangrijke trials besproken: Companion, CARE-HF, Miracle en Miracle-ICD.

Companion onderzocht in een populatie van 1520 patiënten met NYHA-klasse III en IV en een QRS-breedte van > 120 msec de toegevoegde waarde van CRT en ICD ten opzichte van optimale medicamenteuze therapie en liet een vermindering van overall mortaliteit en ziekenhuisopnamen zien van 20%. Voor CRT alleen bedroeg het voordeel in beide eindpunten 20%; in combinatie met ICD daalde de totale mortaliteit zelfs met 36%.

CARE-HF includeerde 813 patiënten met NYHA-klasse II en IV, een LVEF ≤ 35%, een QRS-duur > 120 msec en een linkerventrikel einddiastolisch volume van < 55 mm en toonde voor beide eindpunten (dus ook de mortaliteit!) een reductie van 36% door toepassing van CRT. Het aantal ziekenhuisopnamen werd zelfs gereduceerd met 52%.

De Miracle studie (453 patiënten met NYHA-klasse II-IV, QRS-duur > 130 msec en een LVEF ≤ 35%) toonde aan dat patiënten met een CRT beter presteerden op de 6-minutenlooptest, NYHA-klasse, LVEF en kwaliteit van leven ten opzichte van de controlegroep (medicamenteuze therapie). In Miracle-ICD werden 369 patiënten met dezelfde criteria als voor de Miracle-studie geïncludeerd. In deze studie werd gekeken naar de effectiviteit en de doelmatigheid van CRT-D ten opzichte van CRT-P. Bij patiënten met een CRT-D was de kwaliteit van leven na zes maanden verbeterd, evenals de maximale zuurstofopname en functionele capaciteit. Er was geen verbetering zichtbaar in de 6-minutenlooptest, hospitalisatie of linkerhartkamerfunctie en/of -volume.

De grootste gemene deler is dat van de goed geïndiceerde CRT-patiënten ongeveer 70% een goede respons vertoont op biventriculaire pacing. Hun functionele capaciteit verbeterde, evenals de linkerkamerdiameter en -functie, en de kans op mortaliteit verminderde.

Vooralsnog onopgelost is de vraag of en in welke mate CRT zin heeft bij atriumfibrilleren en bij patiënten die pacemakerafhankelijk zijn en uitsluitend op de RV worden gepaced. Er zijn enkele onderzoeken gaande die nagaan of bijvoorbeeld na een AV-knoopablatie de prognose kan worden verbeterd door biventriculair te pacen in plaats van alleen rechtsventriculair.

15.3.7 Richtlijnen CRT(-D) anno 2010

In de laatste richtlijnen van de European Society of Cardiology, gepubliceerd in 2008, worden de volgende aanbevelingen gedaan:
- De conventionele pacemakerindicaties voor patiënten met een normale linkerventrikelfunctie gelden ook voor patiënten met hartfalen. Bij patiënten met hartfalen en sinusritme is het handhaven van de chronotrope respons en de coördinatie tussen de atriale en ventriculaire contractie door middel van een DDD(-R) pacemaker zeer belangrijk.
- Bij hartfalenpatiënten met een pacemakerindicatie (eerste implantatie of upgrading), die daarnaast NYHA-klasse III of IV hebben, een LVEF < 35% of linkerventrikeldilatatie is biventriculaire stimulatie een overweging. Voor deze patiënten is het stimuleren van alleen de rechterventrikel wellicht aanleiding tot verergering van de klachten door toename van dissynchronie (Klasse IIa, bewijsniveau C).
- CRT-P is aanbevolen om mortaliteit en morbiditeit te reduceren bij patiënten met NYHA-klasse III en IV die symptomatisch zijn ondanks optimale medicamenteuze therapie, en die een matige EF hebben (LVEF $\leq$ 35%) met verlenging van QRS-duur (QRS duur $\geq$ 120 msec) (Klasse 1, bewijsniveau A).
- CRT-D is aanbevolen om mortaliteit en morbiditeit te reduceren bij patiënten met NYHA-klasse III en IV die symptomatisch zijn ondanks optimale medicamenteuze therapie, en die een matige EF hebben (LVEF $\leq$ 35%) met verlenging van QRS-duur (QRS duur $\geq$ 120 msec) (Klasse 1, bewijsniveau A).
- Door het gedocumenteerde effect van ICD-therapie op de preventie van plotse dood heeft een CRT-D in de klinische praktijk gewoonlijk de voorkeur boven de CRT-P, indien de patiënt een gemiddelde levensverwachting heeft van meer dan één jaar.

15.3.8 Follow-up op afstand

Het poliklinisch controleren van CRT-apparaten is een intensieve aangelegenheid. De patiënt moet vaak naar het ziekenhuis komen voor controle; dit is niet alleen tijdrovend maar het brengt ook kosten met zich mee.

Sinds enige tijd is er de mogelijkheid om de technische controle van een CRT-P of CRT-D op afstand te doen. De patiënt krijgt een kastje (transponder) mee naar huis dat wordt aangesloten op het telefoonnetwerk. Het kastje maakt op regelmatige tijdstippen contact met de CRT-P of CRT-D. Alle essentiële gegevens worden uitgelezen en verstuurd naar een centrale server. Vanuit deze server wordt alle data naar het controlerend ziekenhuis verzonden. Via een beveiligde internetverbinding kan het controlerend ziekenhuis alle gegevens inzien die normaal ook tijdens een polikliniekbezoek uit het device te halen zijn. Op deze manier kan een deel van de polikliniekbezoeken wellicht vervangen worden door transtelefonische controles. Het nadeel is dat de arts geen klinisch beeld heeft van de patiënt.

15.4 Implanteerbare cardioverter/defibrillator (ICD)

De implanteerbare cardioverter/defibrillator (ICD) is een device om levensbedreigende ritmestoornissen via een algoritme te herkennen, te diagnosticeren en te beëindigen met een vorm (pacing, burst of defibrillatie) van elektrotherapie. Indicatiestelling voor de implantatie van dit device luistert nauw. Aan de ene kant is er immers het voordeel van de potentiële behandeling van levensbedreigende ritmestoornissen, maar aan de andere kant is er het potentiële nadeel dat er complicaties van de implantatie kunnen ontstaan en dat de patiënt onterechte shocks krijgt met de nodige gevolgen voor zijn emotionele situatie. Daarnaast moet men bij deze dure apparaten vanzelfsprekend de kosten in ogenschouw nemen.

De belangrijkste parameter om de groep patiënten te identificeren met een verhoogd overlijdensrisico is de linkerventrikelejectiefractie (LVEF). Dit geldt zowel voor primaire als voor secundaire preventie van plotse dood. Naast de LVEF zijn meerdere andere factoren van invloed op de prognose: functionele klasse volgens de NYHA, manifeste tekenen van hartfalen, ventriculaire ritmestoornissen en onderliggend hartlijden. Zij zijn mede van invloed op de afweging of de patiënt op dat moment in aanmerking komt voor de implantatie van een ICD.

Om die reden is al vanaf eind jaren zeventig van de vorige eeuw gezocht naar de mogelijkheid om ICD-therapie toe te passen. De bedenker van deze implanteerbare defibrillator was de oorspronkelijk Pools-Israëlische cardioloog M. Mirowski (1924-1990). Overlevenden van een out-of-hospital resuscitatie hebben een hoog recidiefpercentage van plotse dood (10 tot 40%). Mede daarom werd voor deze indicatie secundaire preventie door middel van ICD-implantatie al snel geaccepteerd. Het duurde lang en er waren meerdere grote trials voor nodig om met name de primaire preventie-indicaties hard te maken.

15.4.1 Voorwaarden in Nederland

In Nederland zijn er strikte richtlijnen volgens welke een centrum een ministeriële vergunning verkrijgt voor het implanteren van ICD's en CRT-D's. Deze richtlijnen zijn in te zien op de website van de NVVC.

Het optreden van een eerste ICD-shock verhoogt het risico op mortaliteit voor de patiënt.

15.4.2 De follow-up

Over het algemeen vindt twee- tot viermaal per jaar een controle plaats van de functie van het device en de leads. Op indicatie kan vaker controle plaatsvinden, bijvoorbeeld bij patiënten met frequent optredende hartritmestoornissen of relevante medicatiewisseling. Met behulp van telemonitoring kan het aantal bezoeken aan het ziekenhuis respectievelijk de pacemaker-afdeling in theorie worden verminderd. Telemonitoring maakt het mogelijk de belangrijkste parameters die de functie van het geïmplanteerde systeem weergeven op afstand te controleren. Er is momenteel een richtlijn in de maak die beschrijft welke de consequenties zijn voor de patiënt, de controlerende centra en de verzekeraars alsmede de juridische implicaties van deze nieuwe techniek.

15.4.3 De optimalisatie van de ICD en ATP

Een ICD dient primair levensbedreigende kameraritmie te herkennen en te beëindigen. Dit is mogelijk door antitachypacing (ATP) of door een gelijkstroom elektrische shock. Met het oog op het comfort van de patiënt zal zoveel mogelijk worden getracht kamertachycardie te beëindigen met behulp van antitachypacing op de rechterventrikel. Studies hebben aangetoond dat antitachypacing in ongeveer 80% van de gevallen succesvol is om kamertachycardieën te beëindigen (Painfree I en II). Veelal wordt dan ook getracht om de ventriculaire tachycardie te termineren met behulp van antitachypacing, voordat wordt overgegaan tot shocktherapie. Helaas blijkt het soms lastig het device zodanig te programmeren dat de gevaarlijke kameraritmie in alle gevallen wordt gedetecteerd zonder dat in een aantal situaties een onterechte shock wordt afgegeven, bijvoorbeeld bij boezemfibrilleren met hoge kamerfrequentie of andere niet-levensbedreigende ritmestoornissen. Het juist instellen van detectiezone en detectietijd is hierbij van eminent belang (Prepare). In zeker zin moet veelal een compromis worden gevonden tussen de kans op een gewenste terechte shock en een ongewenste onterechte shock.

Een ICD geeft, afhankelijk van merk en type, tot maximaal acht shocks af. Wanneer de kameraritmie vóór die tijd is beëindigd, worden bij een nieuwe episode weer maximaal acht shocks toegediend. Persisteert de aritmie na acht shocks dan stopt de ICD met het afgeven van therapie.

15.4.4 Wanneer en hoe moet men welke (voorzorgs)maatregelen nemen?

Wanneer een patiënt binnen 24 uur twee of meer keren een terechte shock heeft ontvangen dan spreekt men van een elektrische storm. In veel gevallen betekent dit dat de hemodynamische toestand van de patiënt is verslechterd. Het feit dat een therapeutische shock nodig is geweest, betekent tevens dat de patiënt een hoger risico heeft op overlijden.

Wanneer een patiënt een shock heeft gevoeld waarna hij zich direct weer goed voelt, zijn een melding aan het implanterend centrum en een bezoek aan de pacemakerafdeling tijdens werktijd meestal voldoende. Wanneer de patiënt zich echter niet direct goed voelt of hij meer dan één shock krijgt, is een onmiddellijk bezoek aan het dichtstbijzijnde ziekenhuis aangewezen, waar dan grondig onderzoek moet plaatsvinden van patiënt en het device.

Veel moderne ICD's hebben auditieve of voelbare alarmeringssignalen. De ICD is veelal zo geprogrammeerd dat deze op vaste en voor de patiënt herkenbare momenten optreden. De patiënt krijgt altijd instructies hoe in zo'n geval te handelen. In veel gevallen kan worden volstaan met telefonisch contact met het ziekenhuis; soms is een spoedbezoek noodzakelijk.

Wanneer de patiënt het ziekenhuis bezoekt voor een operatieve niet-cardiale ingreep, moet de ICD-therapie altijd tevoren worden uitgezet om een onterechte shock te voorkomen, die kan worden getriggerd door elektromagnetische (stoor)signalen, bijvoorbeeld door cauterisatieapparatuur. Uiteraard dient de ICD weer te worden ingeschakeld voordat de patiënt de operatiekamer verlaat. Wanneer de ICD wordt uitgezet, blijft de pacemakerfunctie gewoon in stand.

15.4.5 Wetenschappelijk bewijs voor de ICD-therapie

ICD's redden levens zowel door het minder optreden van plotse dood door kamerritmestoornissen als door afname van de totale mortaliteit. De winst in mortaliteit is zowel voor primaire als secundaire preventie 30%.

Achtereenvolgens worden de volgende belangrijke trials besproken: AVID, CIDS, CASH, SCD-HeFT, MADIT-I, MADIT-II, MUSTT, DEFINITE, AMIO-VIRT, en DINAMIT.

In AVID en CIDS werd aangetoond dat ICD superieur is aan amiodaron bij overlevenden van een hartstilstand. CASH toonde aan dat overlevenden van een hartstilstand geen baat hebben bij antiaritmica, wel bij implantatie van een ICD.

De SCD-HeFT trial toonde bij patiënten met dyspnoe volgens NYHA functionele klasse II en III en een LVEF < 35% aan dat ICD-therapie levens redt, wanneer vergeleken wordt met zowel placebo als met amiodaron. Daarbij maakt het geen verschil of de etiologie van hartfalen ischemisch is of niet-ischemisch. Opvallend was wel dat het mortaliteitsvoordeel vooral en bijna uitsluitend werd behaald bij patiënten met functionele klasse II.

MADIT-I onderzocht de hypothese dat ICD's levens redden van hoogrisico patiënten met coronarialijden. Hiertoe werden de geïncludeerde patiënten uitgebreid elektrofysiologisch onderzocht op induceerbare VT of VF. ICD-therapie scoorde veel beter dan conventionele behandeling met bètablokkers, amiodaron en klasse-I-antiaritmica en gaf een overall mortaliteitswinst van 54% en een vermindering van aritmische dood met 75%.

MADIT-II toonde aan dat patiënten met een ischemische cardiomyopathie evident baat hebben bij ICD-therapie, zelfs zonder uitgebreid onderzoek naar ventriculaire hartritmestoornissen of induceerbaarheid bij elektrofysiologisch onderzoek. Met name deze studie heeft grote invloed gehad op de groei van het aantal ICD-implantaties in het kader van primaire preventie van plotse dood. Deze indicatie kreeg in de Europese en Amerikaanse richtlijnen een klasse-1-kwalificatie. In de Nederlandse richtlijnen wordt zij echter als te ruim en te weinig kostenefficiënt beschouwd en staat daarom genoteerd als een klasse-2a-indicatie.

In de MUSTT-studie werd bij patiënten met ischemisch hartfalen, asymptomatische NSVT's, induceerbaarheid bij elektrofysiologisch onderzoek en een LVEF < 40% aangetoond dat ICD-therapie superieur is aan behandeling met optimale antiaritmische therapie die op basis van elektrofysiologisch onderzoek is vastgesteld.

DEFINITE onderzocht in een specifieke groep patiënten met een niet-ischemische cardiomyopathie (in tegenstelling tot de ischemische groep patiënten in de MADIT-II-studie) de effecten van ICD-therapie op aritmische dood en overall mortaliteit. Er werd winst gemeten op beide eindpunten, met name bij patiënten met een functionele klasse III.

AMIOVIRT onderzocht een specifieke patiëntengroep met niet-ischemische cardiomyopathie en NSVT's, waarvoor een behandeling werd gekozen met amiodaron of ICD. Er werd geen significant verschil in resultaat gevonden. In beide groepen patiënten was echter sprake van een lagere dan verwachte sterfte.

DINAMIT bekeek de effecten van ICD-therapie in een hoogrisico patiëntengroep kort na een doorgemaakt infarct (6-40 dagen na het indexinfarct) en met een LVEF < 35%. Er kon geen winst in mortaliteit worden aangetoond. Hierdoor is in de geldende richtlijnen geen plaats voor vroegtijdige plaatsing van een ICD bij patiënten met een groot infarct, bij wie volgens algemene inzichten wel degelijk een groot mortaliteitsrisico bestaat. Vooralsnog is dit een niet goed te verklaren bevinding.

Voor de ICD wordt zowel bij primaire preventie als secundaire preventie van plotse dood een winst geboekt in relatief risico op overlijden van 30%.

Twee recente studies, MADIT-CRT en REVERSE toonden aan dat ook bij patiënten in functionele klasse I en II volgens NYHA veel winst kan worden behaald door toepassing van CRT en ICD. Te verwachten is dat deze gegevens zullen doorwerken in de richtlijnen van de Europese en Amerikaanse cardiologieverenigingen. Anderzijds staat de indicatie 'primaire preventie' bij een LVEF van 30-35% enigszins op losse schroeven. Bij kritische beschouwing van de resultaten van de grote onderzoeken is er relatief weinig winst in mortaliteit aan te tonen in deze groep.

Met betrekking tot toepassing van ICD-therapie zijn er nog andere onopgeloste vragen, zoals: hoe zinvol is de ICD bij patiënten met een ernstige nierfunctiestoornis? Hoe zinvol en kosteneffectief is ICD-behandeling bij 80-plussers met een verminderde vitaliteit? Wat zal het effect zijn van de subcutaan toe te passen ICD, waarbij geen risico bestaat op *lead*gerelateerde complicaties (pneumothorax, dislocatie, infectie, vaatbeschadiging)?

15.4.6 Huidige richtlijnen anno 2010

In de laatste richtlijnen van de European Society of Cardiology, gepubliceerd in 2008, worden de volgende aanbevelingen gedaan voor het toepassen van ICD-therapie:
- Een ICD voor secundaire preventie is aanbevolen voor patiënten die een episode van VF hebben overleefd en voor patiënten met een gedocumenteerde hemodynamisch instabiele VT of VT met syncope. Daarnaast dienen deze patiënten een LVEF ≤ 40% te hebben en een gemiddelde levensverwachting (en goede functionele verwachting) van > 1 jaar (Klasse I, bewijsniveau A).
- Een ICD voor primaire preventie van plotse dood is aanbevolen om mortaliteit te reduceren bij patiënten met een linkerventrikeldisfunctie ten gevolge van een myocardinfarct. Het infarct moet op zijn minst veertig dagen oud zijn, de LVEF ≤ 35%, met een NYHA-klasse II en III onder optimale medicamenteuze therapie en een gemiddelde levensverwachting > 1 jaar (Klasse I, bewijsniveau A).
- Een ICD voor primaire preventie is aanbevolen om mortaliteit te reduceren bij patiënten met niet-ischemische cardiomyopathie met een LVEF ≤ 35%, een NYHA-klasse II-III, optimale medicamenteuze therapie en een gemiddelde levensverwachting van > 1 jaar (Klasse I, bewijsniveau B).

Kanttekeningen bij richtlijnen

De meeste trials hebben patiënten geïncludeerd met een NYHA-klasse III. Hoewel de meeste grote ICD-trials patiënten hebben geïncludeerd met een LVEF < 35 of 40% blijken de geïncludeerde patiënten gemiddeld een LVEF van 25-30% te hebben gehad. Er zijn aanwijzingen dat de meeste winst in mortaliteit wordt behaald bij patiënten met een LVEF < 30%. Er is twijfel over de kosteneffectiviteit van de toepassing van ICD-therapie bij de groep met een LVEF tussen 30 en 35%. Om de vraag te beantwoorden of en in welke mate deze groep baat heeft bij ICD-therapie, is aanvullend onderzoek noodzakelijk. Verder zijn zoals gebruikelijk ernstig zieke patiënten buiten de trials gehouden (onder wie patiënten met diabetes mellitus en nierfunctiestoornissen). De gemiddelde leeftijd van in de trials geïncludeerde patiënten is relevant lager dan in de patiëntengroep die voor CRT-D kwalificeert. Toch is in aanvullend onderzoek gebleken dat ook bij een leeftijd boven de 80 jaar toepassing van ICD-therapie effectief is, mits de patiënt in een goede conditie verkeert en een acceptabele levensverwachting heeft.

De publicatie van twee recente studies, MADIT-CRT en REVERSE, toont aan dat ook patiënten in NYHA-klasse I en II baat hebben bij resynchronisatietherapie, al dan niet in combinatie met ICD. Te verwachten is dat dit binnen afzienbare tijd in de richtlijnen zal worden opgenomen.

Literatuur

Abraham WT, Fischer WG, Smith AL, et al., for the MIRACLE Study Group. Cardiac resynchronization in chronic heart failure. New Engl J Med 2002;346:1845-53.

Bardy GH, Lee KL, Mark DB, Poole JE, Packer DL, Boineau R, et al., for the Sudden Cardiac Death in Heart Failure Trial (SCD-HeFT) investigators. Amiodarone or an implantable cardioverter-defibrillator for congestive heart failure. New Eng J Med 2005;352:225-37.

Bristow MR, Saxon LA, Boehmer J, Krueger S, Kass DA, De Marco T, for the Comparison of Medical Therapy, Pacing, and Defibrillation in Heart Failure (COMPANION) investigators. Cardiac-resynchronization therapy with or without an implantable defibrillator in advanced chronic heart failure. New Eng J Med 2003;350:2140-50.

Buxton AE. Prevention of sudden death in patients with coronary artery disease: the Multicenter Unsustained Tachycardia Trial (MUSTT). Prog Cardiovasc Dis 1993;36:215-26.

Cleland JGF, Daubert J-C, Erdmann E, et al., for the Cardiac Resynchronization-Heart Failure (CARE-HF) Study Investigators. The effect of cardiac resynchronization on morbidity and mortality in heart failure. New Engl J Med 2005;352:1539-49.

Connolly S, Gent M, Roberts R, for the Canadian Implantable Defibrillator Study (CIDS) investigators. A randomized trial of the implantable cardioverter defibrillator against amiodarone. Circulation 2000;101:1297-1302.

Gold MR. Effect of cardiac resynchronization therapy on incidence of spontaneous ventricular arrhythmias in mild heart failure: results from the REVERSE trial. Heart Rhythm Society 2008 Scientific Sessions. San Francisco (CA), May 15, 2008.

Hohnloser S, Kuck K, Dorian P, Roberts RS, Hampton JR, Hatala R, et al., on behalf of the DINAMIT investigators. Prophylactic use of an implantable cardioverter-defibrillator after myocardial infarction. New Engl J Med 2004;351(24):2481-8.

Kadish A, Dyer A, Daubert JP, et al., for the Defibrillators in Non-Ischemic Cardiomyopathy Treatment Evaluation (DEFINITE) investigators. Prophylactic defibrillator implantation in patients with nonischemic dilated cardiomyopathy. New Engl J Med 2004;350:2151-8.

Kuck K, Cappato R, Siebels J, et al. Randomized comparison of antiarrhythmic drug therapy with implantable defibrillators in patients resuscitated from cardiac arrest. Circulation 2000;102:748-54.

Mirowski M, Mower MM, Langer A, Heilman MS, Schreibman J. A chronically implanted system for automatic defibrillation in active conscious dogs. Experimental model for treatment of sudden death from ventricular fibrillation. Circulation 1978;58:90-4.

Moss AJ, et al. Improved survival with an implanted defibrillator in patients with coronary disease at high risk for ventricular arrhythmia. Multicenter Automatic Defibrillator Implantation Trial investigators. New Engl J Med 1996;335:1933-40.

Moss AJ, Hall WJ, Cannom DS, Klein H, Brown MW, Daubert JP, MADIT-CRT Trial investigators. Cardiac-resynchronization therapy for the prevention of heart-failure events. New Engl J Med 2009 Oct 1;361(14):1329-38 [Epub 2009 Sep 1].

Moss AJ, Zareba W, Hall WJ, Klein H, Wilber DJ et al., for the Multicenter Automatic Defibrillator Implantation Trial II investigators. Prophylactic implantation of a defibrillator in patients with myocardial infarction and reduced ejection fraction. New Eng J Med 2002;346:877-83.

Painfree I. Wathen MS, Sweeney MO et al. Shock reduction using antitachycardia pacing for spontaneous rapid ventricular tachycardia. Circulation 2001;104(7):796-801.

Painfree II. Buxton AE, Sweeney MO et al. Prospective randomized multicenter trial of empirical antitachycardia pacing versus shocks. Circulation 2004;110(17):2591-6.

Poole JE, Johnson GW, Hellkamp AS, Anderson J, Callans DJ, Raitt MH. Prognostic importance of defibrillator shocks in patients with heart failure. New Engl J Med 2008 Sep 4;359(10):1009-17.

Prepare study. Wilkalff BL, Williamson BD, et al. Strategic programming of detection and therapy parameters in implantable cardioverter/defibrillator reducer shocks in primary prevention patients. J Am Coll Cardiol 2008;52(7):541-50.

Strickberger SA, Hummel JD, Bartlett TG, et al. Amiodarone versus implantable cardioverter-defibrillator: randomized trial in patients with nonischemic dilated cardiomyopathy and asymptomatic nonsustained ventricular tachycardia. AMIOVIRT. J Am Coll Cardiol 2003;41:1707-12.

Swedberg K, Vahanian A, Camm J, De R, Eur Soc Cardiology. The Task Force for the Diagnosis and Treatment of Acute and Chronic Heart Failure. ESC guidelines for the diagnosis and treatment of acute and chronic heart failure 2008. Eur Heart J 2008;29:2388-2442.

The Antiarrhythmics Versus Implantable Defibrillators (AVID) investigators. A comparison of antiarrhythmic drug therapy with implantable defibrillators in patients resuscitated from near-fatal ventricular arrhythmias. New Eng J Med 1997;337:1576-83.

Young JB, Abraham WT, Smith AL, et al., for The Multicenter InSync ICD Randomized Clinical Evaluation (MIRACLE ICD) Trial investigators. Combined cardiac resynchronization and implantable cardioversion defibrillation in advanced chronic heart failure. JAMA 2003;289:2685-94.

16 Mechanische circulatoire ondersteuning bij hartfalen

J.R. Laphor

Na het lezen van dit hoofdstuk kent u de huidige stand van zaken en mogelijkheden van de mechanische ondersteuningsmogelijkheden.

16.1 Inleiding

Behalve coronairchirurgie en klepchirurgie is er een aantal mogelijkheden om het falende hart chirurgisch, al dan niet in combinatie met mechanische devices, te ondersteunen.

Chirurgische behandeling kan geïndiceerd zijn bij twee soorten hartfalen, namelijk acuut en chronisch hartfalen. Van het eerste spreekt men bijvoorbeeld als hartfalen acuut optreedt ten gevolge van een acuut myocardinfarct, waarbij zoveel myocardweefsel verloren gaat dat door verminderde pompfunctie van het hart een cardiogene shock (postmyocardinfarct shock) optreedt. Een fulminante endocarditis met ernstig klepvitium en hartfalen als gevolg is een ander voorbeeld. Weer een andere oorzaak van acuut hartfalen is wanneer cardiogene shock optreedt na een openhartoperatie waarbij de patiënt niet van de hart-longmachine ontwend kan worden (postcardiotomy shock).
  Diagnostische criteria voor deze shock zijn:
- aanhoudende hypotensie met systolische tensie lager dan 90 mmHg;
- oligurie dan wel anurie;
- koude acra als gevolg van verminderde doorbloeding;
- pulmonale wiggedruk groter of gelijk aan 18 mmHg;
- cardiac index minder dan 1,6 (1,8) $l/min/m^2$.

Acuut hartfalen als gevolg van cardiogene shock gaat gepaard met een hoge mortaliteit.

De primaire behandeling van acuut hartfalen bestaat uit medicamenteuze ondersteuning (inotropie) al dan niet in combinatie met de introductie van een intra-aortale ballonpomp (IABP). Dit laatste ter verbetering van de coronaire doorbloeding en het verminderen van de weerstand waartegen de linkerventrikel het bloed moet uitpompen. Bij de diverse oorzaken van de shock horen verschillende therapievormen.

In het geval van een acuut myocardinfarct kan ook een acute coronaire interventie plaatsvinden. Deze kan bestaan uit een percutane coronaire interventie (PCI, dotterbehandeling) of een aortocoronaire bypassoperatie (CABG).

Indien de toegepaste therapie niet leidt tot herstel van de cardiogene shock kan tijdelijke mechanische ondersteuning van de circulatie worden overwogen. Daartoe wordt gebruikgemaakt van tijdelijke (variërend van enkele uren tot een maand) bloedpompen die uitwendig worden aangedreven en die in enkele gevallen ook buiten het lichaam blijven. Men noemt deze bloedpompen *ventricular assist devices* (VAD). Een derde toepassing van deze tijdelijke VAD's is bij cardiogene shock ten gevolge van een fulminante myocarditis. Naast de keuze van het soort mechanische ondersteuning, is het tijdstip waarop het moet worden geïnitieerd vaak een probleem. In de SHOCK *trial registry* werd bij slechts 0,8% van de acute infarctpatiënten met cardiogene shock melding gemaakt van mechanische ondersteuning van de circulatie. Vaak wordt langdurig getracht de patiënt te stabiliseren met maximale inotrope medicatie, ondanks dat in een onderzoek van Samuels werd aangetoond dat er een lineair verband bestaat tussen de hoogte van de inotrope ondersteuning en de ziekenhuismortaliteit.

16.2 Vormen van mechanische ondersteuning

Als mechanische ondersteuning van acuut hartfalen komt een aantal devices in aanmerking. De meest gebruikte tijdelijke ventriculaire assist devices zijn:
- Extracorporeal membrane oxygenation (ECMO);
- Impella (rotorpomp);
- TandemHeart;
- Levitronix CentriMag.

Omdat ECMO en Impella een beperktere gebruikstijd kennen, worden deze vaak bij de acute vormen van hartfalen gebruikt. De implanteerbare VAD's kunnen ook wel bij de acute vorm worden gebruikt, maar kennen – omdat zij geïmplanteerd worden – vaker indicaties bij chronisch hartfalen (bridge to transplant, bridge to recovery).

16.2.1 ECMO

Een ECMO-systeem bestaat meestal uit een geminiaturiseerde hart-longmachine, met een kleine centrifugaalpomp voorzien van heparine gecoate slangen en een membraanoxygenator. Er bestaan twee vormen, namelijk de veno-arteriële (V-A ECMO) en de veno-veneuze (V-V ECMO). De laatste wordt alleen toegepast bij de behandeling van therapieresistente ventilatoire problemen. Indien alleen circulatoire ondersteuning noodzakelijk is, spreekt men meestal van extracorporeal life support (ECLS). De canulatie kan op twee manieren plaatsvinden; in de eerste plaats centraal in de aorta ascendens en het rechteratrium. Hiervoor is een sternotomie noodzakelijk, zodat het meestal wordt toegepast bij postcardiotomie shock. Het voordeel hiervan is dat de linkerhartkamer volledig kan worden ontlast, waardoor eventueel herstel van de myocardfunctie wordt bevorderd. Daarnaast is, in de tweede plaats, canulatie in de lies via de arteria en vena femoralis mogelijk. In dat geval kunnen de canules via een transcutane seldinger-techniek snel worden ingebracht, wat een groot voordeel is in een reanimatiesetting. Een nadeel is dat de linkerventrikel niet wordt ontlast, zodat meestal ook een ballonpomp moet worden ingebracht of een transkatheter septotomie van het interatriale septum moet worden verricht.

De laatste jaren wint de ECMO aan populariteit als mechanisch circulatoir support, vanwege de lage kosten.

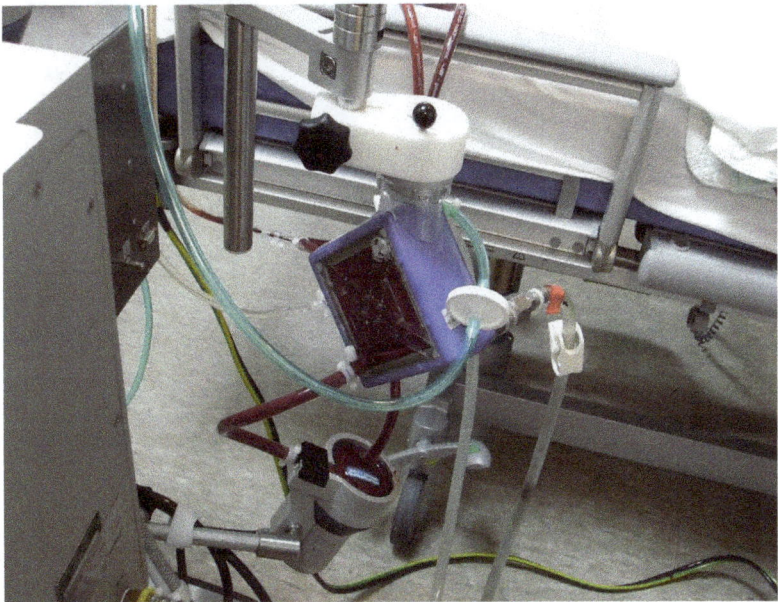

Figuur 16.1
Extracorporele mechanische ondersteuning.

16.2.2 Impella 2.5 en 5.0

De Impella 2.5 en 5.0 zijn kleine axiale rotorpompen, gemonteerd op een katheter die via de arteria femoralis dan wel via de arteria subclavia of direct via de aorta ascendens zijn op te voeren via de aortaklep tot in de linkerven-

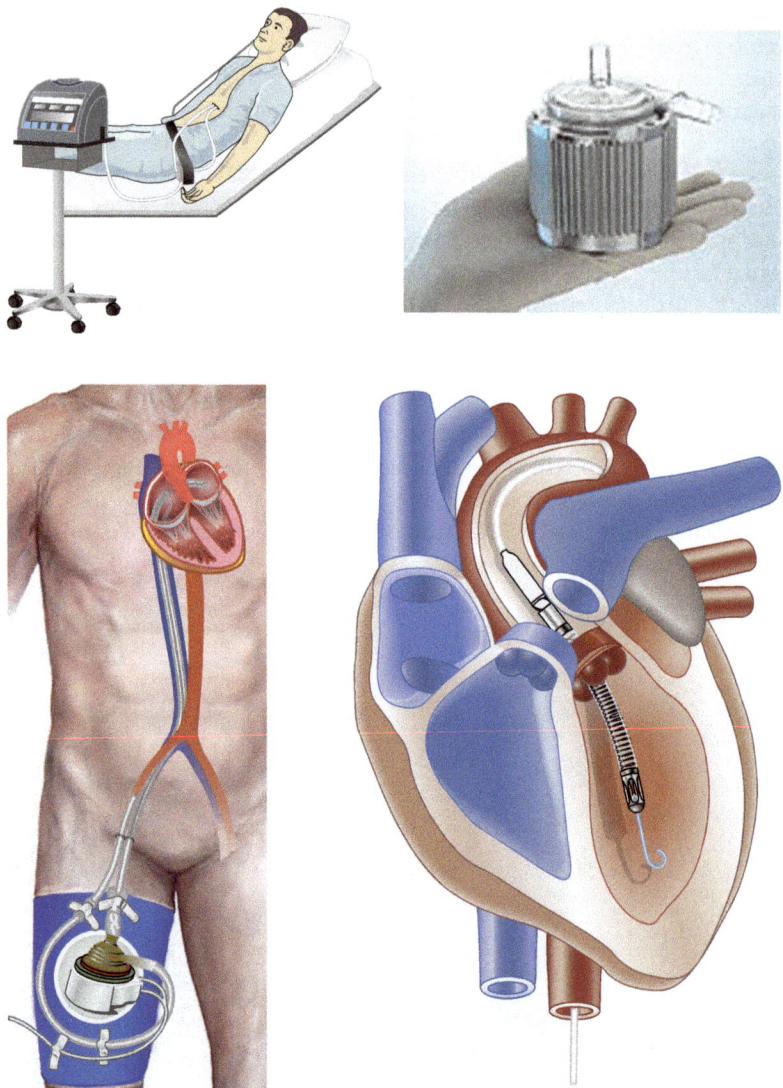

Figuur 16.2
Tijdelijke ventriculaire assist devices.

trikel (fig. 16.2). Dit is mogelijk onder röntgendoorlichting, maar ook onder echocardiografie. De pomp wordt via een uitwendige console aangedreven, waarbij ook het drukverschil tussen de instroom en uitstroom van de pomp wordt weergegeven. Dit laatste geeft een indicatie van de juiste positie van de pomp in de linkerhartkamer. De pomp kan bij een maximaal aantal toeren van 50.000 rpm een flow genereren van 2,5 l/min dan wel 5 l/min, door bloed uit de linkerventrikel te zuigen en vervolgens uit te pompen in de aorta ascendens. Het is een device bedoeld voor kortdurende ondersteuning van maximaal 14-30 dagen.

16.2.3 Mechanische ondersteuning bij chronisch hartfalen

> Harttransplantatie is nog steeds de eerste keus van behandeling als het gaat om patiënten in een eindstadium van chronisch hartfalen, die niet meer reageren op optimale medicamenteuze behandeling.

In de afgelopen twee decennia heeft het tekort aan donororganen ertoe geleid dat de wachttijden voor harttransplantatie opliepen tot meer dan een jaar met als gevolg een toenemende sterfte in de wachtlijstperiode. In de jaren tachtig en negentig werden meerdere implanteerbare en zogenoemde paracorporele pompsystemen ontwikkeld als mechanische ondersteuning van de falende hartfunctie, die buiten het lichaam functioneren. Ze werden geïntroduceerd met de bedoeling de periode tot aan de harttransplantatie te overbruggen, de zogenoemde *bridge to transplantation*. Hierdoor werd niet alleen de mortaliteit op de wachtlijst teruggedrongen, maar ook de kwaliteit van leven in de wachtlijstperiode werd aanzienlijk verbeterd. Tot dusver zijn in de loop der jaren drie generaties VAD's ontwikkeld, die wat omvang betreft steeds kleiner en wat betreft duurzaamheid steeds beter werden. De goede resultaten van deze systemen hebben ertoe geleid dat ze tegenwoordig niet alleen als bridge to transplantation, maar ook als *bridge to recovery* (herstel van de hartfunctie) of als alternatief voor harttransplantatie worden toegepast.

Eerstegeneratie implanteerbare VAD's

De eerste generatie implanteerbare VAD's zijn zogeheten pulsatiele pompsystemen, waarbij na passieve vulling van de pomp het bloedvolume wordt uitgepompt via een piston of drukplaat-zuigersysteem. Mechanische dan wel biologische klepprothesen in de pomp zorgen daarbij voor de verplaatsing van het bloed in één richting.

De meest voorkomende eerste generatie VAD's zijn paracorporele systemen zoals de Thoratec PVAD (Thoratec Inc, Pleasanton, CA) en het Berlin Heart Excor systeem (Berlin Heart AG, Berlijn, Duitsland) en implanteerbare systemen zoals de HeartMate XVE (Thoratec Inc, Pleasanton, CA en de Novacor VAD (WorldHeart, Oakland, CA) (zie fig. 16.3a en b).

Het zijn alle links ventriculaire VAD's, waarbij de paracorporele systemen ook als rechterventrikel assist device kunnen dienen. Deze paracorporele systemen hebben het pomphuis buiten het lichaam, verbonden met flexibele transcutane canules die het bloed van de ventrikel en naar de grote lichaamsslagaders voeren. De pompen worden pneumatisch aangedreven door middel van verrijdbare consoles. Implanteerbare devices worden onder het diafragma geplaatst in een intra-abdominale of preperitoneale pocket onder de musculus rectus abdominis. De nieuwste AD's hebben een groot volume, hetgeen een uitgebreide dissectie noodzakelijk maakt en dit vergroot weer het

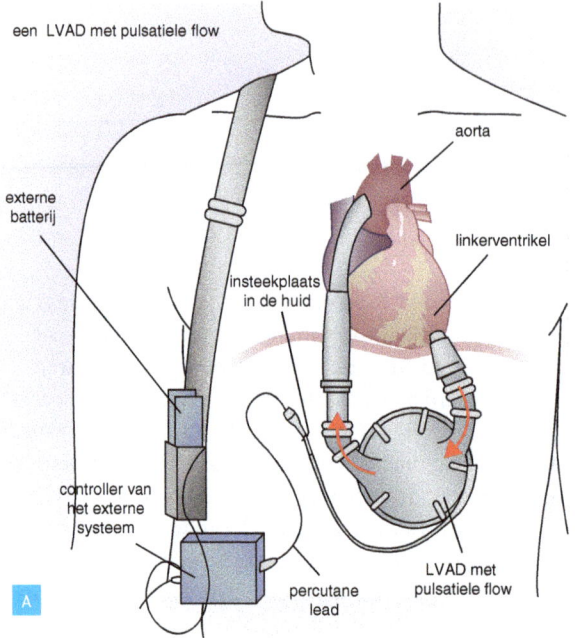

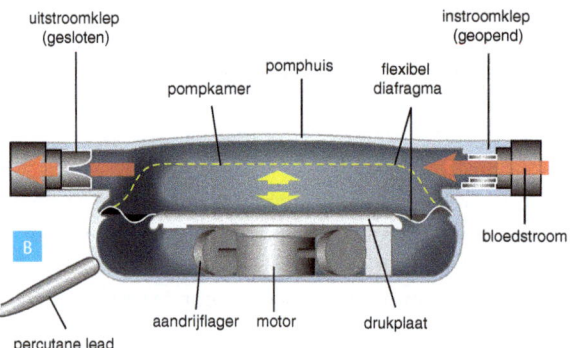

Figuur 16.3 a en b
HeartMate XVE.

risico op bloedingen en infecties. De aandrijving vindt plaats via een transcutane *driveline*, die tevens is voorzien van een kanaal ter ontluchting van de pomp. Door de ontluchting gaat het functioneren van de pomp wel met enig lawaai gepaard. De energie wordt geleverd door oplaadbare en draagbare batterijen, waardoor de patiënt een hoge mate van mobiliteit heeft. De HeartMate XVE heeft als enige een opgeruwde binnenbekleding, die de afzetting van fibrine stimuleert. Deze biologische neo-intima zorgt er samen met de biologische klepprothesen voor dat er behalve aspirine als trombocytenaggregatieremmer geen antistolling noodzakelijk is. Alle pompen zijn voorzien van biologische dan wel mechanische klepprothesen.

Resultaten eerste generatie VAD's

Alle devices van de eerste generatie leveren een goede circulatoire ondersteuning, waarbij de gehele ventrikelfunctie kan worden overgenomen. Ze kunnen daarmee de overleving tot aan de transplantatie verbeteren.

In de meeste onderzoeken worden in het kader van bridge to transplantation perioperatieve overlevingspercentages gemeld van 80-85 en een overlevingspercentage tot aan de transplantatie van 60-70. Dit met een korte gemiddelde ondersteuningsduur van 50-60 dagen en een maximale ondersteuningsduur van zes maanden.

Daarbij komt een acceptabele kwaliteit van leven: de patiënt is in staat het ziekenhuis te verlaten. In de literatuur wordt dit bevestigd aan de hand van 6-minutenlooptests en wanneer bij steunhartpatiënten de Minnesota living with heart failure score en het Seattle heart failure model worden afgenomen.

In nauwe relatie met de kwaliteit van leven staan bijwerkingen zoals trombo-emboliën, bloedingen, infecties en technische mankementen. Een trombo-embolie met als gevolg een TIA of een herseninfarct is een van de meest voorkomende complicaties, met een incidentie variërend van 5 tot 50%, afhankelijk van het type VAD. Het laagste gemiddelde percentage trombo-emboliën wordt gemeld van de HeartMate XVE met de biologische binnenbekleding, variërend van 3 tot 9%. Daarnaast zijn infecties een belangrijke complicatie, waarbij de driveline, de pomppocket of het device zelf betrokken kan zijn. Het meest komen infecties voor van de insteekopening van de driveline. Pocketinfecties, veelal veroorzaakt door het grote volume van de pomp, zijn een serieuzer probleem, dat vaak chirurgische interventie noodzakelijk maakt. Ze zijn gerelateerd aan een hoge mortaliteit. Technisch falen van de pomp vormt een ander serieus probleem, vanwege de vele bewegende onderdelen van het pompmechanisme en de kwetsbare biologische klepprothesen. Vooral de HeartMate XVE is daar gevoelig voor en het komt bij 35% van de patiënten voor na een ondersteuningsduur van twee jaar en met een mortaliteit van 10%.

Tweede generatie VAD's

> Groeiende wachtlijsten voor transplantatie met wachttijden van één jaar en meer maakten de introductie van kleinere, stillere en meer betrouwbare VAD's noodzakelijk.

Dit gegeven heeft geleid tot de ontwikkeling van de tweede generatie continue flow rotary VAD's, die de toepassing van de eerste generatie VAD's vrijwel volledig heeft overgenomen. In tegenstelling tot de eerste generatie VAD's veroorzaken ze een continue bloedstroom zonder polsgolf. De belangrijkste vertegenwoordigers van de tweede generatie VAD's zijn de HeartMate 2 VAD (Thoratec Inc, Pleasanton, CA, fig. 16.4), de Jarvik 2000 (Jarvik Heart Inc, NY), de MicroMed Debakey VAD en de Berlin Heart Incor (Berlin Heart AG,

Berlijn, Duitsland). Van deze VAD's is de HeartMate 2 met meer dan 6000 implantaties wereldwijd de meest succesvolle.

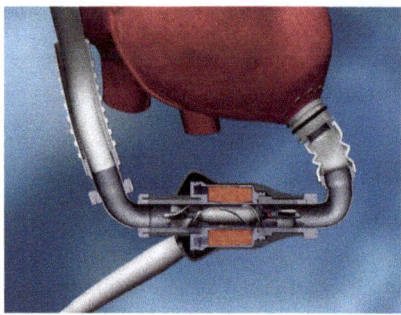

Figuur 16.4
Dwarsdoorsnede HeartMate 2.

Het volume van deze pomp bedraagt slechts een zevende van die van zijn voorganger en heeft slechts een kwart van diens gewicht. De schroef is het enige bewegende onderdeel, met slijtvaste lagering. De implantatietechniek is identiek aan die van de HeartMate XVE, waarbij nog steeds een kleine pocket noodzakelijk is. De driveline is dunner en ook flexibeler en dit verhoogt niet alleen het comfort voor de patiënt, maar samen met de kleinere pocket verlaagt het ook het infectierisico.

Resultaten tweede generatie VAD's

De gemiddelde ondersteuningsduur met de tweede generatie steunharten is aanzienlijk toegenomen in vergelijking met die van de eerste generatie. Zo worden in de meeste studies getallen genoemd van één jaar en langer. De gemiddelde ondersteuningsduur van het eigen programma in het UMCU bedraagt bijvoorbeeld 400 ± 370 dagen.

Ook is de overlevingsduur met deze generatie devices aanmerkelijk beter dan met de eerste generatie. In de meeste recente studies worden actuariële overlevingscurven genoemd met een overleving na één maand van 85-90%, na zes maanden rond de 80% en na één jaar 70-75%.

Ook bij de tweede generatie devices blijven twee complicaties op de voorgrond staan. Zo blijkt uit meerdere studies met de HeartMate 2 dat het percentage trombo-embolieën in dezelfde orde van grootte ligt als bij de HeartMate XVE, met percentages variërend van 3-6% voor ischemische herseninfarcten en 1-4% voor TIA's. Wel lijkt het percentage hemorragische herseninfarcten iets hoger te zijn (2-3%) als gevolg van de intensievere antistolling. Voor andere niet-pulsatiele devices ligt het percentage neurologische complicaties nog wat hoger met waarden voor stroke van 15-18%. Tromboembolieën vormen dus nog steeds de achilleshiel van steunharten.

Ook infecties vormen nog steeds een serieus probleem met percentages van 13-27%, waarbij het merendeel een infectie betreft rond de insteekopening van de driveline. Het percentage pocketinfecties is duidelijk afgenomen sinds de introductie van de kleinere continue flow devices, met waarden van 0-3%. Hierbij is opvallend dat deze complicaties zelden meer een fataal beloop hebben.

Derde generatie VAD's

Derde generatie VAD's zijn implanteerbare centrifugaalpompen, waarbij de bloedstroom wordt voortgestuwd op basis van het centrifugeprincipe door middel van een magnetisch geleviteerde schijf. Het grote voordeel van deze pomp is dat hij met zijn vrije ophanging geen lagers heeft die aan slijtage onderhevig zijn en dat hij daardoor een kleiner volume heeft.

De belangrijkste vertegenwoordiger is de HeartWare HVAD (HeartWare Inc, Miramar, FL) die recent in de kliniek is geïntroduceerd. Een ander voorbeeld van dit type VAD is de Levacor VAD (WorldHeart Inc, Oakland, CA).

Het grootste voordeel van centrifugaal pompen is dat ze door hun kleine volume geen preperitoneale pocket nodig hebben, maar in het pericard of in de thorax kunnen worden geplaatst. Het ontbreken van een intra-abdominale pocket zou het risico op infecties of bloedingen sterk kunnen reduceren. Recent zijn de eerste resultaten van een internationaal onderzoek met de HeartWare HVAD gepresenteerd (fig. 16.5). Daaruit bleek dat de resultaten in ieder geval te vergelijken zijn met die van de HeartMate 2. Een bijzonderheid van de HVAD is dat hij niet alleen als een LVAD, maar ook als een RVAD of in combinatie als een BiVAD kan worden toegepast.

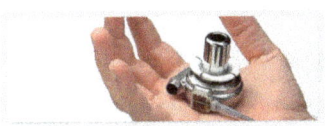

Figuur 16.5
HeartWare HVAD.

16.2.4 Implanteerbaar kunsthart

Het pneumatische kunsthart CardioWest TAH (Syncardia) is de gemodificeerde Jarvik 7, dat in de jaren tachtig initieel werd ontwikkeld en klinisch werd toegepast als alternatief voor een harttransplantatie. Tegenwoordig wordt het uitsluitend nog toegepast als overbrugging naar een harttransplantatie, hoewel met lagere overlevingspercentages dan LVAD's. De indicatie voor de toepassing van dit kunsthart is ernstige cardiogene shock, resulterend in ernstig multiorgaanfalen of in het geval van een massief hartinfarct waarvoor biventriculaire ondersteuning noodzakelijk is. Andere indicaties zijn ernstig linkerventrikelfalen met extensieve intraventriculaire trombi of in selecte gevallen van primaire *graft failure* of rejectie na een harttransplantatie.

Het AbioCor TAH (Abiomed, Danvers, VS) is een totaal implanteerbaar elektrohydraulisch kunsthart. Na een initiële studie werd de toepassing opgeschort in afwachting van de ontwikkeling van een kleiner, betrouwbaarder model.

16.3 Nieuwe ontwikkelingen en toepassingen

Het teruglopend aantal harttransplantaties wereldwijd als gevolg van het tekort aan geschikte donorharten en het succes van de eerste generatie VAD's heeft de vraag doen rijzen of deze devices toegepast zouden kunnen worden als alternatief voor een harttransplantatie. Het resultaat van de REMATCH trial, gepubliceerd in 2001, bleek echter niet conclusief. In deze studie werden patiënten met eindstadium hartfalen, die niet in aanmerking kwamen voor een harttransplantatie, gerandomiseerd in een groep patiënten die de HeartMate XVE als eindbehandeling kreeg en in een groep die alleen optimale medicamenteuze therapie kreeg. De actuariële overleving na één jaar bleek wel significant hoger voor de HeartMate XVE-groep (52% versus 25%), maar na twee jaar bleek dit niet meer het geval (23% versus 8%). Het gevolg was dat de eerste generatie VAD's niet wijdverspreid werd geaccepteerd als alternatief.

> Tweede generatie VAD's blijken een twee jaars overleving te hebben, die groter is dan 70%.

De overleving gaat gepaard met een goede kwaliteit van leven, gemeten met de Minnesota Living with Heart Failure questionnaire en de Medical Outcomes Study Short-Form General Health Survey (SF-36), en een verbetering wat betreft de NYHA-classificatie. Vooral de resultaten met de HeartMate 2 en de HeartWare HVAD hebben de weg geopend voor het gebruik van deze VAD's als alternatief voor harttransplantatie.

Een punt van aandacht hierbij blijft of de niet-pulsatiele flow gegenereerd door de tweede generatie VAD's op langere termijn gevolgen zal hebben voor de eindorgaanfunctie van hartfalenpatiënten. Daarbij moet men zich wel realiseren dat er zelfs met continue flow devices toch een zekere pulsatiliteit in de bloedstroom ontstaat, als gevolg van restcontractiliteit van de linkerventrikel.

16.4 Overbrugging naar herstel (bridge to recovery)

Overbrugging naar herstel van de hartfunctie met behulp van implanteerbare VAD's is een onderwerp van veel discussie.

Gedacht wordt dat dit herstel kan worden beïnvloed door de mate van volume- en drukontlasting van de falende linkerventrikel, neurohumorale inhibitie en de aard van de myocardiale schade, zoals ischemische of niet-ischemische cardiomyopathie. Uiteindelijk blijkt uit de literatuur dat toch slechts een klein percentage patiënten met een idiopathische cardiomyopathie de potentie tot herstel van de myocardfunctie heeft, waarbij een deel na verwijdering van het device terugvalt in hernieuwd hartfalen na een korte of langere termijn. Beter begrip van de pathofysiologie van de complexiteit van myocardiaal herstel is noodzakelijk. Betrouwbare markers voor dit herstel ontbreken momenteel, evenals werkzame *weaning*protocollen. Wel is er een proactief protocol (Harefield, GB), waarbij de β2-adrenerge receptoragonist clenbuterol wordt gebruikt naast andere farmacologische ondersteuning. Deze strategie zou bij een geselecteerde groep hartfalenpatiënten succesvol zijn. Validatie van deze studie die afkomstig moet zijn van een multicenterstudie in de Verenigde Staten en het verenigd Koninkrijk (HARP) is tot op heden niet bemoedigend.

16.5 Overbrugging naar een beslissing (bridge to decision)

Implantatie van een implanteerbare LVAD bij patiënten met acuut hartfalen, zeker wanneer dit gepaard gaat met multiorgaanfalen, leidt veelal tot een matig resultaat. Onder deze condities is implantatie van dergelijke kostbare systemen niet kosteneffectief. Datzelfde geldt wanneer het om patiënten gaat in cardiogene shock en met een onbekende neurologische status, zoals na reanimatie. Ter overbrugging worden tegenwoordig in dergelijke gevallen de minder kostbare, tijdelijke VAD's, zoals de Levitronix CentriMag of de Impella Recovery VAD geïmplanteerd. Totdat de klinische situatie de implantatie van een meer permanent implanteerbaar device rechtvaardigt. Ook de ECMO wint in dit opzicht terrein als bridge to decision.

Een andere indicatie voor het implanteren van de tweede generatie implanteerbare VAD's als overbrugging naar een beslissing vormen patiënten die niet voor harttransplantatie in aanmerking komen vanwege een hoge pulmonale vaatweerstaand. Er zijn studies waarin wordt aangetoond dat een langdurige LVAD-ondersteuning kan leiden tot een verlaging van deze vaatweerstand, waardoor een harttransplantatie in een later stadium toch tot de mogelijkheden behoort.

16.6 Toekomstige ontwikkelingen

Het ouder worden van de populatie in de maatschappij zal leiden tot een toename van de incidentie van chronisch hartfalen. Dit leidt tot een groeiende behoefte aan orgaantransplantatie, wat steeds meer op gespannen voet zal komen te staan met het tekort aan donororganen. Dit veroorzaakt groeiende wachtlijsten voor harttransplantatie en lange wachttijden. Nieuwe, kleinere en duurzame ventricular assist devices kunnen hiervoor in de toekomst uitkomst bieden. Naast de reeds genoemde HeartWare HVAD zijn nieuwe systemen zoals de HeartMate 2X (fig. 16.6) en de HeartMate 3 in ontwikkeling.

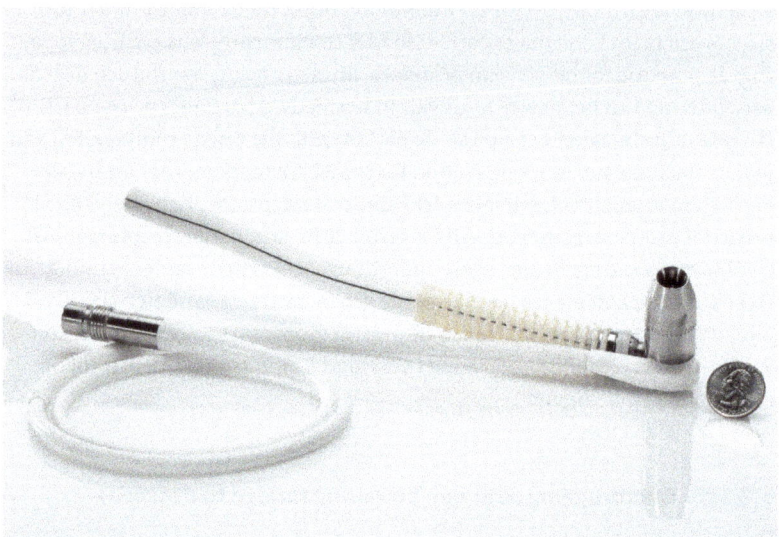

Figuur 16.6
HeartMate 2X.

> Het is zeer wel denkbaar dat VAD's, geschikt voor de behandeling van chronisch hartfalen, binnenkort met minimaal invasieve technieken zijn te implanteren.

Deze nieuwe systemen zullen ook tot de ontwikkeling van nieuwe chirurgische technieken leiden, waarbij implantatie via een minimaal invasieve techniek mogelijk is zonder gebruikmaking van de hart-longmachine. Dit kan het operatierisico, vooral bij de oudere patiënt, reduceren en daarmee ook de toepassing op ruimere schaal vergroten.

Een andere ontwikkeling is de transcutane energieoverdracht door middel van een zogenoemd TET-systeem (Transcutaneous Energy Transfer) ter vervanging van de driveline. Dit zal niet alleen het risico op infecties verkleinen, maar ook de kwaliteit van leven vergroten. Nieuwe batterijtechnologie zal leiden (en heeft al geleid) tot kleinere oplaadbare batterijen met een grotere capaciteit.

Ook op het gebied van risicostratificatie en selectie van patiënten zal met de invoering van gevalideerde datasystemen zoals INTERMACS en EuroVad voortgang worden geboekt.

Literatuur

Arabia FA, Smith RG, Rose DS, et al. Success rates of long-term circulatory assist devices used currently for bridge to heart transplantation. ASAIO J 1996;42(5):M542-6.

Birks EJ, Tansley PD, Hardy J, et al. Left ventricular assist device and drug therapy for the reversal of heart failure. New Engl J Med 2006;355:1873-84.

Christiansen C, Klocke A, Autschbach R. Past, present, and future of long-term mechanical cardiac support in adults. J Card Surg 2008;23:664-76.

Combes A, Leprince P, Luyt CE, et al. Outcomes and long-term quality-of-life of patients supported by extracorporeal membrane oxygenation for refractory cardiogenic shock. Crit Care Med 2008;36(5):1404-11.

Deng MC, Naka Y. Mechanical circulatory support therapy in advanced heart failure. Londen: Imperial College Press, 2007.

Dowling RD, Gray LA Jr, Etoch SW, et al. Initial experience with the Abiocor implantable replacement heart system. J Thorac Cardiovasc Surg 2004;127(1):131-41.

El-Banayosy A, Arusoglu L, Kizner L, et al. Novacor left ventricular assist systems versus HeartMate vented electric left ventricular system as a long-term mechanical support device in bridging patients: a prospective study. J Thoracic Cardiovasc Surg 2000;119:581-7.

El-Banayosy A, Arusoglu L, Morshuis M, et al. CardioWest Total Artificial Heart: Bad Oeynhausen experience. Ann Thorac Surg 2005;80:548-52.

Esmore D, Kaye D, Spratt P, et al. A prospective, multicenter trial of the VentrAssist left ventricular assist device for bridge to transplant, safety and efficacy. J Heart Lung Transplant 2008;27(6):579-88.

Frazier OH, Rose EA, Oz MC, Dembitsky W, et al. Multicenter clinical evaluation of the HeartMate vented electric left ventricular assist system in patients awaiting heart transplantation. J Thoracic Cardiovasc Surg 2001;122(6):1186-95.

Garatti A, Bruschi G, Colombo T, et al. Clinical outcome and bridge to transplant rate of left ventricular assist device recipient patients: comparison between continuous flow and pulsatile-flow devices. Eur J Cardiothorac Surg 2008;34(2):275-80.

Goldstein DJ, Zucker M, Arroyo L, et al. Safety and feasibility trial of the Micromed DeBakey ventricular assist device as bridge to transplantation. J Am Coll Cardiol 2005;45(6):962-3.

Holman WL, Kormos RL, Naftel DC, et al. Predictors of death and transplant in patients with a mechanical circulatory support device: a multi-institutional study. J Heart Lung Transplant 2009;28:44-50.

John R, Kamdar F, Liao K, et al. Improved survival and decreasing incidence of adverse events with the HeartMate II left ventricular assist device as bridge-to-transplant therapy. Ann Thorac Surg 2008;86:1227-35.

John R, Liao K, Lietz K, et al. Experience with the Levitronix CentriMag circulatory support system as a bridge to decision in patients with refractory acute cardiogenic shock and multisystem organ failure. J Thor Cardiovasc Surg 2007;134(2):351-8.

John R. Current axial-flow devices HeartMate II and Jarvik 2000 left ventricular assist devices. Semin Thorac Cardiovasc Surg 2008;20(3):264-72.

Kalya AV, Tector AJ, Crouch JD et al. Comparison of Novacor and HeartMate Vented electric left ventricular assist devices in single institution. J Heart Lung Transplant 2005;24(11):1973-5.

Kamdar F, Boyle A, Liao K et al. Effects of centrifugal, axial, and pulsatile left ventricular assist device support on end-organ function in heart failure patients. J Heart Lung Transplant 2009;28:352-9.

Klotz S, Danser AHJ, Burkhoff D. Impact of left ventricular assist device (LVAD) support on the cardiac reverse remodeling process. Progress in Biophysics and Molecular Biology 2008;97:479-96.

Lahpor J, Khaghani A, Hetzer R, et al. European results with a continuous flow ventricular assist device for advanced heart failure patients. Eur J cardio Thor Surg 2010;37:357-61.

Levy WC, Mozaffarian D, Linker DT, Farrar DJ, Miller LW. Can the Seattle heart failure model be used to risk-stratify heart failure patients for potential left ventricular assist device therapy? REMATCH Investigators. J Heart Lung Transplant 2009;28:231-6.

Lietz K, Long JW, Kfoury AG, et al. Outcomes of left ventricular assist device implantation as destination therapy in the post-REMATCH era: implications for patient selection. Circulation 2007;116:497-505.

Lietz K, Miller LW. Destination therapy: current results and future promises. Semin Thorac Cardiovasc Surg 2008;20:225-33.

Lietz K, Miller LW. Will left ventricular assist device therapy replace heart transplantation in the foreseeable future? Curr Opin Cardiol 2005;20:132-7.

Marasco SF, Lukas G, McDonald M, et al. Review of ECMO (extra corporeal membrane oxygenation) support in critically ill adult patients. Heart Lung Circ 2008;suppl 4:S41-7.

Martin J, Siegenthaler MP, Friesewinkel O, et al. Implantable left ventricular assist device for treatment of pulmonary hypertension in candidates for orthotopic heart transplantation – a preliminary study. Eur J Card Thorac Surg 2004;25:971-7.

Maybaum S, Frazier OH, Starling R et al. Low rate of cardiac recovery despite cellular recovery during LVAD support: Results from the LVAD working group. J Heart Lung Transplant 2004;23 (Suppl 1):S52.

Miller LW, Lietz K. Candidate selection for long-term left ventricular assist device therapy for refractory heart failure. J Heart Lung Transplant 2006;25:756-63.

Miller LW, Pagani FD, Russell SD et al. Use of a continuous-flow device in patients awaiting heart transplantation. New Engl J Med 2007;357:885-96.

Morshuis M, El-Banayosy A, Arusoglu L, et al. European experience of Duraheart magnetically levitated centrifugal left ventricular assist system. Eur J Cardthorac Surg 2009;35:1020-8.

Pagani FD, Miller LW, Russell SD, Aaronson KD, John R, Boyle AJ, et al. HeartMate II Investigators. Extended mechanical circulatory support with a continuous-flow left ventricular assist device. J Am Coll Cardiol 2009 Jul 21:54(4);312-21.

Rose EA, Gelijns AC, Moskowitz AJ, et al. Long-term use of a left ventricular assist device for end-stage heart failure. New Engl J Med 2001;345:1435-43.

Samuels LE, Kaufman MS, Thomas MP, Holmes EC, Brockman SK, Wechsler AS. Pharmacological criteria for ventricular assist device insertion following cardiotomy shock: experience with the Abiomed BVS system. J Card Surg 1999 Jul-Aug;14(4):288-93.

Slaughter MS, Pagani FD, Rogers JG, Miller LW, Sun B, Russell SD, et al. HeartMate II clinical investigators. J Heart Lung Transplant 2010 Apr 29;(4 Suppl):S1-39.

Slaughter MS, Sibieski MA, Tamez D, et al. HeartWare miniature axial-flow ventricular assist device: design and initial feasibility test. Tex Heart Inst J 2009;36(1):12-6.

Stevenson LW, Pagani FD, Young JB, et al. INTERMACS profiles of advanced heart failure: the current picture. J Heart Lung Transplant 2009;28(6): 535-41.

Strüber M, Sander K, Lahpor J, et al. HeartMate II left ventricular assist device; early European experience. Eur J Card Surg 2008;34:289-94.

Zimpfer D, Zrunek P, Roethy W et al. Left ventricular assist devices decrease fixed pulmonary hypertension in cardiac transplant candidates. J Thorax Cardiovasc Surg 2007;133(3):689-95.

17 Harttransplantatie

N. de Jonge

Na het lezen van dit hoofdstuk hebt u inzicht in de beperkte rol die harttransplantatie vervult voor de groeiende groep patiënten met hartfalen, als gevolg van het zeer beperkte aanbod aan donorharten. Op individueel niveau, bij geselecteerde patiënten, zijn de resultaten echter indrukwekkend en de complicaties relatief beperkt. De richtlijnen voor indicatie en contra-indicaties van harttransplantatie worden besproken.

17.1 Inleiding

De eerste harttransplantatie bij de mens in 1967 was een doorbraak in de behandeling van patiënten met terminaal hartfalen. De langetermijn resultaten bleken echter zo teleurstellend dat vele centra besloten af te zien van deze behandeling. Pas na verbetering van de diagnostische mogelijkheden om acute afstoting in een vroege fase op te sporen en de introductie van betere immunosuppressiva, in het bijzonder ciclosporine, konden harttransplantaties op grotere schaal worden toegepast. In totaal zijn er wereldwijd intussen meer dan 85.000 harttransplantaties verricht, wat neerkomt op een aantal van circa 3000 per jaar.

> De eerste harttransplantatie bij de mens in 1967 was een doorbraak.

In Nederland werd de eerste harttransplantatie verricht in 1984 in Rotterdam, in 1985 gevolgd door het UMC Utrecht. In 2007 heeft ook het UMC Groningen vergunning gekregen voor het verrichten van harttransplantaties. Het aantal harttransplantaties in Nederland is zeer beperkt en lijkt ook geleidelijk af te nemen, waarbij het huidige aantal ongeveer 35 per jaar bedraagt (fig. 17.1). Ook in andere landen, maar met name in Europa, loopt het aantal harttransplantaties terug (fig. 17.2). De beperkende factor bij dit lage aantal transplantaties is het tekort aan donorharten. Dit tekort lijkt de afgelopen jaren verder te zijn toegenomen. Dit wordt vooral veroorzaakt door het dalend aantal verkeersslachtoffers. Alleen door acceptatie van steeds meer donoren met een hoger risico, zoals oudere donoren en meer instabiele donoren, lukt het om het jaarlijkse aantal harttransplantaties vooralsnog niet verder te laten dalen. Figuur 17.3 geeft de gemiddelde donorleeftijd weer van de in Utrecht getransplanteerde patiënten. Daarin is goed te zien dat de gemiddelde donorleeftijd hier aanzienlijk hoger ligt dan in andere landen. Dit hangt samen met het feit dat het percentage donoren dat overlijdt als gevolg van een trauma hier nog slechts 20% bedraagt en dat 80% van de donoren overlijdt als gevolg van cerebrovasculaire accidenten. In andere landen is dit laatste percentage slechts 30 en overlijdt het merendeel van de donoren als gevolg van traumata. Over het algemeen zijn traumaslachtoffers relatief jong en gezond, terwijl patiënten die overlijden aan een cerebrovasculair accident gemiddeld ouder zijn en ook al uitingen van vaatlijden hebben, met een veel grotere kans op cardiale betrokkenheid.

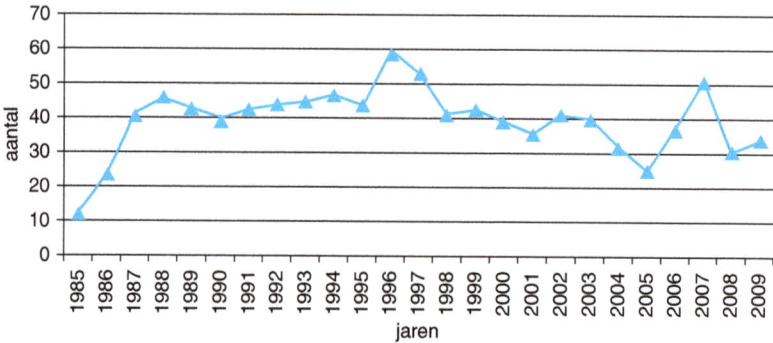

Figuur 17.1
Het aantal harttransplantaties in Nederland.

Het invoeren van de Wet op de orgaandonatie (WOD), in 1998, heeft op het beperkte aantal donororganen helaas geen positief effect gehad.

Een andere factor die mogelijk bijdraagt aan het dalend aantal donorharten is een verschuiving van multiorgaandonatie bij donoren met kloppend hart, naar procedures bij donoren nadat de circulatie gestopt is (non-heart beating donaties). Deze procedures zijn logistiek eenvoudiger en korter dan gewone multiorgaanprocedures, mede omdat niet gewacht hoeft te worden tot voldaan wordt aan de criteria voor hersendood, maar bij een infauste prognose in een eerdere fase overgegaan kan worden tot een abstinerend beleid. Door middel van orgaanperfusie met een speciale katheter kunnen op deze manier wel de nieren, lever en zelfs de longen worden gebruikt, maar niet het hart. Of deze non-heart beating procedures daadwerkelijk aanleiding geven tot substitutie van klassieke donatieprocedures is niet bekend,

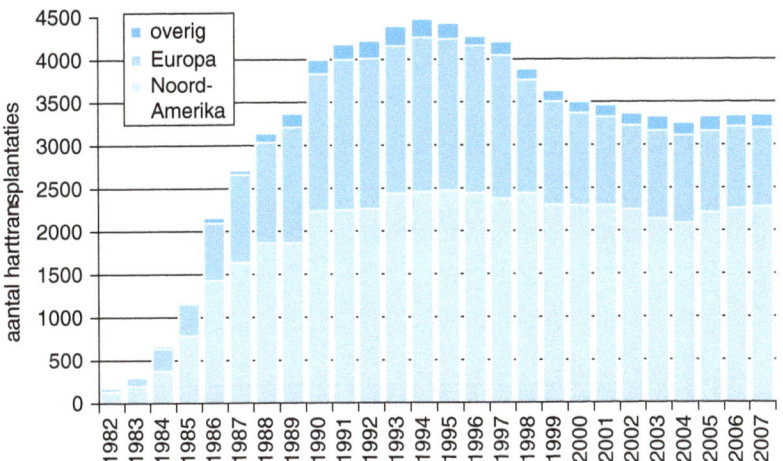

Figuur 17.2
Het totale aantal harttransplantaties wereldwijd.

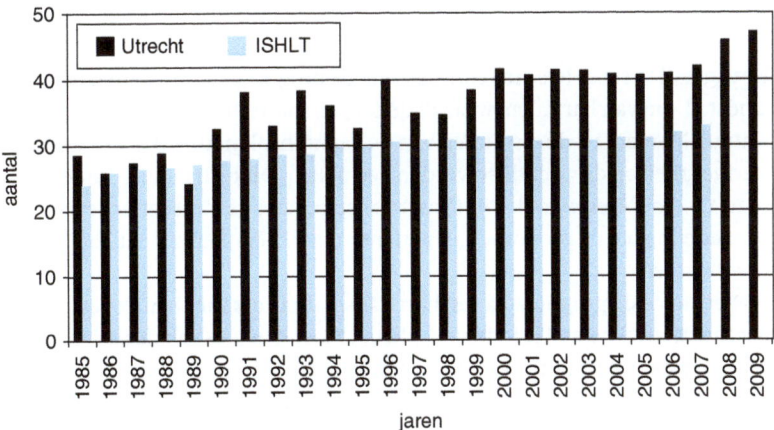

Figuur 17.3
De gemiddelde donorleeftijd van de in Utrecht getransplanteerde hartpatiënten in vergelijking met de internationale gegevens (International Society for Heart and Lung Transplantation).

maar wel aannemelijk. Duidelijk is wel dat dit het toch al beperkte potentieel van donorharten nog verder verkleint.

17.2 Resultaten

De resultaten na harttransplantatie zijn goed te noemen. De éénjaarsoverleving van de hiervoor vermelde 85.000 harttransplantatiepatiënten was 80-85%, gevolgd door een vrijwel constante jaarlijkse mortaliteit van 4% (fig. 17.4). Na tien jaar is 50% van de transplantatiepatiënten nog in leven. Van de patiënten die het eerste jaar overleven, is dertien jaar later zelfs de helft nog in leven.

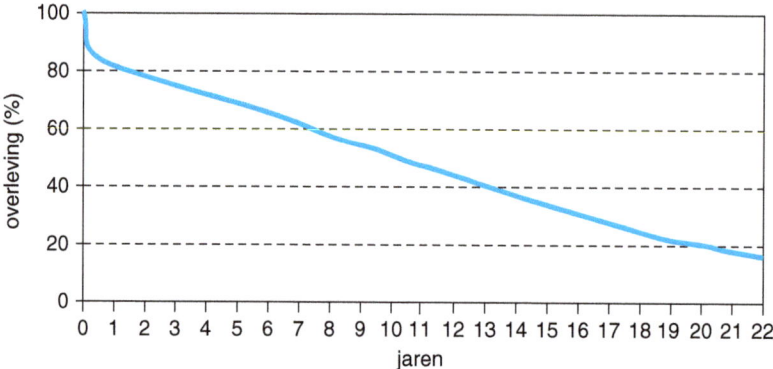

Figuur 17.4
De overleving na harttransplantatie volgens de registratie van de International Society for Heart and Lung Transplantation.

Deze getallen staan in schril contrast met de prognose van patiënten in het eindstadium van hartfalen, waarbij de éénjaarsmortaliteit wel 75% bedraagt. Natuurlijk moet bij de resultaten van de harttransplantaties ook het aantal sterfgevallen op de wachtlijst worden betrokken. Dit bedraagt in de meeste centra 15-20%. Desondanks blijft harttransplantatie de meest effectieve behandeling om de prognose van patiënten met therapieresistent hartfalen te verbeteren.

Niet alleen de prognose na een harttransplantatie is aanzienlijk beter, ook het functioneel herstel is indrukwekkend. Meer dan 90% van de patiënten ervaart geen beperkingen van de activiteiten. De objectieve inspanningstolerantie, afgemeten aan de piek VO_2 bij een inspanningstest, is echter vaak niet normaal. Het merendeel van de patiënten haalt een piek VO_2 die ongeveer 60-70% van normaal bedraagt voor leeftijd en geslacht. Dit wordt mede veroorzaakt door de combinatie van restrictieve functiestoornissen en de chronotrope incompetentie van het transplantatiehart, en mogelijk door het persisteren van longproblemen, zoals diffusiestoornissen.

De belangrijkste problemen vroeg na harttransplantatie vormen acute rejectie en infecties. Doordat het donorhart als lichaamsvreemd wordt herkend, zal het immuunsysteem van de ontvanger worden geactiveerd, waarbij vooral de T-lymfocyten verantwoordelijk zijn voor de afstoting van het donororgaan. Om dit activatieproces zo veel mogelijk te remmen, is levenslange immunosuppressie met een combinatie van medicamenten noodzakelijk. Tegenwoordig zijn hiervoor meerdere medicamenten beschikbaar, waarvan ciclosporine (Neoral®), tacrolimus (Prograft®, Advagraft®), mycofenolaatmofetil (CellCept®, Myfortic®) en prednison de meest gebruikte zijn. Om acute rejectie in een vroeg, meestal nog asymptomatisch, stadium op te sporen, ondergaan de patiënten volgens een vast schema endomyocardbiopsieën. Afhankelijk van het histologisch beeld van het biopt kan de immunosuppressie worden aangepast.

> De belangrijkste problemen na harttransplantatie zijn acute rejectie, verhoogde kans op infecties en maligniteiten, nierinsufficiëntie en specifieke aan transplantatie gerelateerde coronairpathologie (chronische rejectie).

Door het gebruik van de immunosuppressiva is de afweer tegen bijvoorbeeld infectieziekten en maligniteiten echter ook verminderd. Met name de kans op infecties is aanzienlijk vergroot. Dit betreft zowel banale, bacteriële infecties als opportunistische infecties, bijvoorbeeld met *Pneumocystis carinii* en schimmelinfecties. Een veelvoorkomende virusinfectie na orgaantransplantatie is cytomegalie, dat via het donororgaan kan worden overgedragen. Vooral patiënten die zelf nooit cytomegalie hebben doorgemaakt en dus geen antistoffen hiertegen hebben, kunnen hier flink ziek van worden.

Wat de maligniteiten betreft, komen vooral veel huidtumoren voor, zowel basaalcelcarcinomen als plaveiselcelcarcinomen. Daarnaast is de incidentie van solide orgaantumoren verhoogd. Een speciaal probleem vormen de posttransplantatielymfomen. Dit is een vorm van non-hodgkinlymfoom die vaak gerelateerd is aan activatie van het epstein-barr-virus. In zijn algemeenheid is het beloop van maligniteiten bij patiënten na transplantatie agressiever dan in de gewone populatie.

Latere problemen na harttransplantatie zijn de verhoogde kans op nierinsufficiëntie en coronariapathologie. Mede als gevolg van het gebruik van nefrotoxische middelen, zoals ciclosporine en tacrolimus, kan bij een deel van de patiënten terminale nierinsufficiëntie ontstaan, waarvoor dialyse en soms niertransplantatie noodzakelijk is.

> Een specifiek aan transplantatie gerelateerd probleem is het ontstaan van versnelde coronairsclerose in het donorhart.

Dit probleem wordt 'cardiac allograft vasculopathy' genoemd of ook wel chronische rejectie, vanwege de betrokkenheid van immunologische processen bij het ontstaan ervan. Het betreft een diffuse aantasting van de gehele coronairarterie, tot in de kleinere vertakkingen, waarbij intimahyperplasie ontstaat en het lumen progressief kleiner wordt. Gezien het diffuse karakter van de aandoening wordt het bij coronairangiografie vaak onderschat. Het belang van deze aandoening ligt in het feit dat deze aanleiding kan geven tot het ontstaan van pompfunctiestoornissen, acuut myocardinfarct en acute hartdood. Klassieke angina pectoris wordt door de meeste patiënten niet gevoeld, omdat het transplantatiehart grotendeels gedenerveerd is, maar soms ervaren de patiënten toch wel wat vage, atypische pijnklachten als uiting van coronairinsufficiëntie. Vanwege de diffuse aard van de aandoening draagt een coronaire interventie zoals een PCI of CABG meestal niet bij aan verbetering van de prognose van de patiënt. Eigenlijk is de enige behandelingsmogelijkheid retransplantatie, maar dit is door het beperkte aanbod van donororganen meestal niet haalbaar.

17.3 Selectie van transplantatiekandidaten

Het beperkte aanbod van donorharten brengt met zich mee dat slechts een kleine groep patiënten met terminaal hartfalen in aanmerking kan komen voor een harttransplantatie. Zorgvuldige selectie van die patiënten met de grootste kans op succes, zowel wat betreft levensverwachting als kwaliteit van leven, is dan ook noodzakelijk.

Mede vanwege de veranderingen in de behandeling en de verbetering van de prognose van patiënten met hartfalen zijn enkele jaren geleden nieuwe richtlijnen voor de selectie van harttransplantatiepatiënten gepubliceerd (tabel 17.1).

Hierin is de indicatie voor harttransplantatie ruim geformuleerd: 'eindstadium van een hartziekte, niet toegankelijk voor meer conservatieve therapie.' Het betreft hier patiënten met ernstige symptomen van hartfalen, onbehandelbare angina pectoris of ritmestoornissen, voor wie een alternatieve behandelingsmogelijkheid ontbreekt terwijl er sprake is van een slechte prognose. Daarbij is het van belang te benadrukken dat een lage ejectiefractie van de linkerventrikel alléén geen indicatie is voor een harttransplantatie.

Tabel 17.1	Indicatie en contra-indicaties voor harttransplantatie.
indicatie voor harttransplantatie:	
- eindstadium hartziekte, niet toegankelijk voor meer conservatieve therapie	
contra-indicaties:	
- irreversibele pulmonale hypertensie/verhoogde PVR	
- actieve systemische infectie	
- actieve maligniteit, of eerdere maligniteit met recidiefkans	
- onmogelijkheid mee te werken aan complexe behandeling	
- ernstig perifeer of cerebraal vaatlijden	
- irreversibele disfunctie van ander orgaan, inclusief ziekten die prognose na HTx kunnen beperken	

Het inschatten van de prognose van een individuele patiënt met terminaal hartfalen is zeer moeilijk. Geen enkele test of meting blijkt hiervoor op zichzelf voldoende voorspellende waarde te hebben.

Bij patiënten met stabiel, *chronisch* hartfalen kan gebruik worden gemaakt van de combinatie van een aantal gegevens, waaronder de linkerventrikelejectiefractie, de objectieve inspanningstolerantie, hemodynamische data en uitingen van neurohormonale activatie, zoals hyponatriëmie. Daarbij dient te worden benadrukt dat deze gegevens moeten worden bepaald bij een optimaal behandelde patiënt. De inspanningstolerantie wordt bepaald aan de hand van de piek VO_2 bij een inspanningstest. Bij een piek VO_2 minder dan 14 ml/kg/min, dan wel minder dan 50% van normaal voor deze patiënt tijdens anaerobe inspanning ($RQ \geq 1,05$), kan transplantatie worden overwogen. Naast het hanteren van meetpunten op één bepaald moment om de prognose in te schatten, is het eigenlijk nog veel belangrijker het verloop ervan in de tijd erbij te betrekken. Hierbij kan gedacht worden aan het geleidelijk dalen van de piek VO_2 bij opeenvolgende inspanningstests, maar ook aan herhaalde ziekenhuisopnamen ter behandeling van decompensatio cordis.

De inschatting van de prognose van een patiënt met ernstig *acuut* hartfalen is nog moeilijker, omdat in eerste instantie niet duidelijk is hoe het beloop zal zijn. Sommige patiënten verslechteren zo snel dat op heel korte termijn een harttransplantatie dan wel mechanische ondersteuning van de circulatie zal moeten worden overwogen. Een ander deel van deze patiënten zal echter met optimale therapie herstellen, mogelijk zelfs voor langere tijd. Dit is vooral het geval bij patiënten met een eerste manifestatie van een cardiomyopathie. Intensief overleg met een harttransplantatiecentrum is vaak nodig om het beleid voor deze patiëntencategorie te bepalen. Hierbij is het van groot belang erop te wijzen dat het starten van een bètablokker bij ernstig gedecompenseerde patiënten met acuut hartfalen absoluut gecontraïndiceerd is en zelfs aanleiding kan geven tot het ontstaan van een onbehandelbare cardiogene shock. Pas na ontwatering en stabilisatie kan voorzichtig gestart worden met een lage dosering van een bètablokker.

Bij de selectie van transplantatiekandidaten wordt een aantal contra-indicaties gehanteerd (tabel 17.1). De belangrijkste hiervan is de aanwezigheid van irreversibele pulmonale hypertensie/verhoogde pulmonale vaatweerstand bij de ontvanger, omdat dit door de rechterventrikel van het donorhart slecht verdragen wordt, met grote kans op acuut rechtszijdig falen met vaak fatale afloop.

De uiteindelijke beslissing of een patiënt een geschikte kandidaat is voor een harttransplantatie, wordt genomen in het transplantatiecentrum door het behandelteam. Hiervan maken onder andere een cardioloog, een cardiopulmonaal chirurg en een verpleegkundig specialist deel uit. Bij gebleken geschiktheid wordt de patiënt op de landelijke wachtlijst geplaatst. De toewijzing van donorharten door Eurotransplant geschiedt aan de hand van de bloedgroep, lichaamsafmetingen, medische urgentie en wachttijd. De gemiddelde wachttijd bedraagt momenteel ruim acht maanden (fig. 17.5), maar kan in sommige gevallen wel oplopen tot veel langer dan een jaar. Optimale medicamenteuze behandeling en begeleiding zijn dan ook noodzakelijk om deze lange wachttijd goed door te komen. Meestal zal het accent van de begeleiding liggen in het transplantatiecentrum, maar op indicatie kan het verwijzend centrum daarin ook een rol spelen. Om de kans op acute hartdood te verkleinen krijgen vrijwel alle patiënten op de wachtlijst een implanteerbare defibrillator (ICD).

Door de lange wachttijd neemt de kans op overlijden als gevolg van progressief pompfalen natuurlijk sterk toe. Dat is de reden dat een toenemend aantal patiënten behandeld wordt met een 'steunhart' (linkerventrikel assist device, LVAD) als overbrugging naar een harttransplantatie.

Momenteel wordt in ons centrum al ruim de helft van het aantal harttransplantaties verricht, nadat de patiënt de wachttijd kon overbruggen dankzij een LVAD.

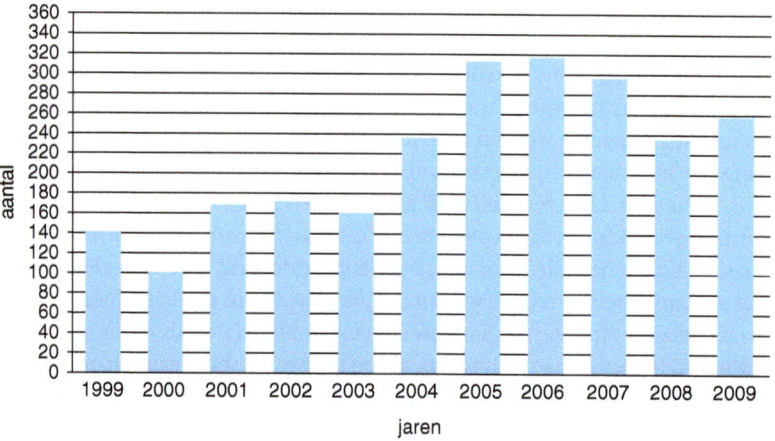

Figuur 17.5
De gemiddelde wachttijd (dagen) tot aan harttransplantatie in het UMC Utrecht.

Indien een patiënt tijdens de wachtperiode voor een donorhart verbetering vertoont, met een duidelijke toename van de piek VO_2 bij inspanning, kan de indicatie voor een harttransplantatie (tijdelijk) komen te vervallen.

17.4 Conclusie

Harttransplantatie is een uitstekende behandeling voor patiënten met een terminale hartziekte, die zowel resulteert in een aanzienlijke verbetering van de overleving als van de kwaliteit van leven. Het is wel een heel intensieve behandeling die ook veel vraagt van de coöperatie van de patiënt. Daarbij is het van belang je te realiseren dat door het zeer beperkte aanbod van donorharten slechts een klein percentage van deze patiënten kan worden behandeld. Het lijkt niet aannemelijk dat hierin de komende jaren veel verandering gaat optreden. Het is dan ook belangrijk om naar alternatieve therapieën te blijven zoeken, waarbij mechanische ondersteuning van de circulatie naast overbrugging naar harttransplantatie, mogelijk ook een belangrijke rol gaat spelen als alternatief voor harttransplantatie.

Literatuur

Balk AHMM, Domburg RT van, Vantrimpont PJMJ, et al. Mortality on the waiting list for heart transplantation. Cardiology 2000;7:49-57.

Chatterjee K. Refractory heart failure-drugs and devices. Eur Heart J 2001;22:2227-30.

Fang JC. Rise of the machines – left ventricular assist devices as permanent therapy for advanced heart failure. New Engl J Med 2009;361:2282-5.

Gao SZ, Alderman EL, Schroeder JS, et al. Accelerated coronary vascular disease in the heart transplant patient: coronary arteriographic findings. J Am Coll Cardiol 1988;12:334-40.

Hunt SA, Frazier OH. Mechanical circulatory support and cardiac transplantation. Circulation 1998;97:2079-90.

Jonge N de, Kirkels H, Lahpor JR, Klöpping C, Hulzebos EJ, Brutel de la Rivière A, Robles de Medina EO. Exercise performance in patients with end-stage heart failure after implantation of a left ventricular assist device and after heart transplantation: an outlook for permanent assisting? J Am Coll Cardiol 2001;37:1794-9.

Jonge N de, Kirkels JH, Klöpping C, Lahpor JR, Calsikan C, Maat APWM, et al. Guidelines for heart transplantation. Neth Heart J 2008;16:79-87.

Kao AC, Trigt P van, Shaeffer-McCall GS et al. Allograft diastolic dysfunction and chronotropic incompetence limit cardiac output response to exercise two to six years after heart transplantation. J Heart Lung Transplant 1995;14:11-22.

Kirkels JH, Jonge N de, Klöpping C, Lahpor JR, Herwerden LA van, Balk AHMM, et al. Heart transplantation in the Netherlands: quo vadis? Neth Heart J 2006;14:425-30.

Kirkels JH, Jonge N de, Lahpor JR. Assist devices in the new decade: from technical developments to political decisions. Eur J Heart Failure 2010;12:217-8.

Lahpor JR, Jonge N de, Swieten HA van, et al. Left ventricular assist device as bridge to transplantation in patients with end-stage heart failure. Eight year experience with the implantable HeartMate LVAS. Neth Heart J 2002;10:267-71.

Loosdregt J van, Oosterhout MFM van, Bruggink AH, Wichen DF van, Kuik J van, Koning E de, et al. The chemokine and chemokine receptor profile of infiltrating cells in the wall of arteries with cardiac allograft vasculopathy is indicative of a memory t-helper 1 response. Circulation 2006;14:1599-1607.

Rose EA, Gelijns AC, Moskowitz AJ, Heitjan DF, Stevenson LW, Dembitsky W, et al. Long-term use of a left ventricular assist device for end-stage heart failure. New Engl J Med 2001;345:1435-43.

Steimle AE, Stevenson LW, Fonarow GC, et al. Prediction of improvement in recent onset cardiomyopathy after referral for heart transplantation. J Am Coll Cardiol 1994;23:553-9.

Taylor DO, Stehlik J, Edwards LB, et al. Registry of the International Society for Heart and Lung Transplantation: twenty-sixth official adult heart transplant report-2009. J Heart Lung Transplant 2009;28:1007-22.

18 Hartfalen in de huisartspraktijk: herkenning en behandeling

J.A.M. Hoevenaars

In dit hoofdstuk leert u specifiek huisartsgeneeskundige aspecten die aanwezig zijn bij de hartfalenpatiënt.
Bij de behandeling moet de huisarts bedenken dat transmurale samenwerking onontbeerlijk is voor zowel de patiënt als de behandelaar.

18.1 Inleiding

Hartfalen is uitgegroeid tot een kwantitatief belangrijk en relevant probleem in de huisartspraktijk. Voorheen zag de huisarts voornamelijk de acute gevallen van hartfalen, vandaag de dag betreft het veelal de chronische vorm. Dit is niet alleen het gevolg van de toenemende vergrijzing, maar ook van de verbeterde overlevingskans na een myocardinfarct en hartziekten (coronarialijden, klepgebreken, cardiomyopathieën) en de verbeterde behandelingsmogelijkheden van hartfalen zelf.

Stelt de huisarts de (waarschijnlijkheids)diagnose hartfalen, dan zal hij moeten gaan zoeken naar de mogelijke etiologie. Deze bepaalt soms het verdere diagnostische en therapeutische beleid. Vaak is er sprake van een systolische disfunctie van het hart, maar er kan ook sprake zijn van een diastolische disfunctie.

In de multidisciplinaire richtlijn *Chronisch hartfalen 2010* wordt hartfalen gedefinieerd als een complex van klachten en verschijnselen ten gevolge van een tekortschietende pompfunctie van het hart. Hierbij dient de huisarts ook bekend te zijn met het begrip asymptomatisch hartfalen, omdat dit relevant kan zijn voor het bepalen van een risicoprofiel van een patiënt en mogelijke preventie van progressie van het syndroom hartfalen.

Met betrekking tot het huisartsgeneeskundig beleid bij hartfalen zijn de volgende vragen belangrijk:

- Welke mogelijkheden zijn er voor de huisarts met betrekking tot de diagnostiek? Wat is het nut van vroege diagnostiek?
- Wanneer is aanvullend onderzoek geïndiceerd? Wat is de meerwaarde van de inbreng van de cardioloog?
- Wanneer en hoe moet de huisarts een patiënt met hartfalen behandelen?

De huisarts zal zich er steeds meer van bewust moeten worden dat het huisartsgeneeskundig beleid bij hartfalen voor een belangrijk deel kan worden uitgevoerd door de huisarts zelf. Dit houdt in dat de huisarts zich een beeld moet vormen van zowel de symptomen – via de anamnese, voorgeschiedenis, het lichamelijk onderzoek en beloop – als van de oorzaken, bijdragende factoren en compensatiemechanismen. Het is daarbij niet zozeer van belang wie de patiënt behandelt, maar wel dat de behandeling adequaat is. Hierbij moet men bedenken dat transmurale samenwerking onontbeerlijk is voor zowel patiënt als behandelaar.

18.2 Vroege diagnostiek en preventie

> De huisarts kan de diagnostiek en de behandeling van hartfalen voor een belangrijk deel zelf uitvoeren.

Wordt met hartfalen steeds decompensatio cordis bedoeld? Bij decompensatio cordis is er steeds sprake van hartfalen, maar bij hartfalen is er niet altijd decompensatio cordis. Bij vroege diagnostiek hoeven hartfalen en decompensatio cordis niet gelijk te zijn aan elkaar. In de functionele classificatie van hartfalen volgens de criteria van de New York Heart Association, is NYHA-klasse I asymptomatisch. Dit is een situatie van hartfalen waarin het hart niet in staat is om – met behoud van een normale vullingsdruk en een intact humoraal apparaat – een adequate bloedstroom naar de weefsels te verzorgen. Dit houdt in dat er sprake is van hartfalen zonder klinische verschijnselen: asymptomatisch hartfalen. Ontstaan er klinische verschijnselen, die pas optreden wanneer de door het hartfalen opgetreden compensatoire hemodynamische en neurohumorale mechanismen overmatig reageren of uitgeput raken, dan spreken we van symptomatisch hartfalen (= decompensatio cordis). Als een patiënt met hartfalen NYHA-klasse II adequaat wordt behandeld (dus verbetert) en daardoor functioneel in NYHA-klasse I komt, is er op dat moment sprake van asymptomatisch hartfalen.

De grootste groep patiënten met asymptomatisch hartfalen betreft asymptomatische postinfarctpatiënten met een lage ejectiefractie (35-45%), dus met een systolische linkerventrikeldisfunctie. In principe gaat het hier om patiënten met hartfalen, die eigenlijk ook als zodanig behoren te worden behandeld en gecontroleerd. Deze patiënten worden symptomatisch als de compensatoire hemodynamische en neurohumorale mechanismen overmatig reageren of uitgeput raken.

Het huisartsgeneeskundig beleid bij hartfalen moet gericht zijn op vroege diagnostiek en adequate therapie, en preventie van hartfalen speelt hierbij zeker een rol. In het schema van Dzau en Braunwald (fig. 18.1) zijn risicofactoren van hartfalen weergegeven, zoals hypertensie, diabetes mellitus en hyperlipidemie, die kunnen leiden tot atherosclerose en linkerventrikelhypertrofie (LVH). Deze afwijkingen predisponeren voor myocardischemie en coronariatrombose en vervolgens voor myocardinfarct. Hierna volgt het proces van remodellering, ventrikeldilatatie en activatie van neurohumorale systemen.

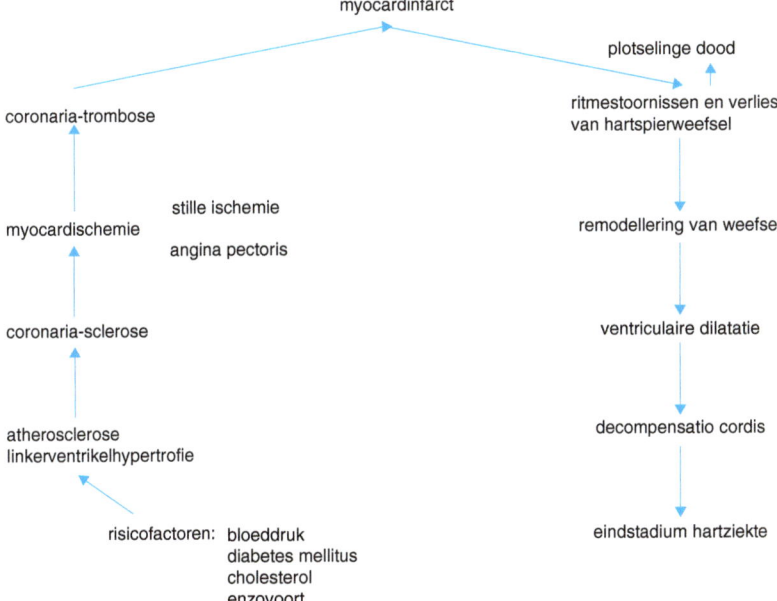

Figuur 18.1
Keten van cardiovasculaire aandoeningen die leiden tot eindstadium hartziekten (Dzau, Braunwald, Am Heart J 1991;121:1244-63).

Een belangrijke risicofactor voor hartfalen is hypertensie, die bij onvoldoende behandeling kan leiden tot LVH en ischemische hartziekten. Diagnostiek en adequate behandeling van hypertensie zijn dan ook de eerste stappen in de preventie van hartfalen.

Symptomatisch hartfalen kan zich presenteren in twee vormen, een chronische en een acute vorm. De acute vorm is vaak niet moeilijk te herkennen, de chronische kan echter sluipend ontstaan met weinig karakteristieke klachten (tabel 18.1).

De chronische vorm van hartfalen komt het meest voor. In de huisartspraktijk zijn dit meestal patiënten ouder dan 65 jaar, met een variërende symptomatologie. Opvallend is vaak een in korte tijd veranderend leefpatroon: afname in uithoudingsvermogen door moeheid en kortademigheid. Minder

Tabel 18.1	Sensitiviteit, specificiteit en voorspellende waarde van verschijnselen die samenhangen met hartfalen bij een a-priorikans van 20%.		
symptoom	sensitiviteit (%)	specificiteit (%)	voorspellende waarde (%)
dyspnoe	66	52	23
orthopnoe	21	81	25
paroxismale nachtelijke dyspnoe	33	76	26
anamnese oedeem	23	80	22
anamnese dyspnoe	47	77	34
hartfrequentie > 100 in rust	7	99	6
crepitaties	13	91	27
oedeem bij onderzoek	10	93	3
derde toon	31	95	61
verhoogde CVD	10	97	2
hepatojugulaire reflux	17	91	–
cardiomegalie op röntgenfoto (hart/thorax ratio > 0,5)	62	67	32

– = niet bekend

interesse in hobby's en minder belangstelling voor de omgeving kunnen het gevolg zijn. Lusteloosheid, soms prikkelbaarheid en verwardheid bij de oudere patiënt worden opgemerkt door de omgeving. Verdacht zijn slaapstoornissen door nachtelijke benauwdheid en/of hoest, aan het einde van de dag knellende schoenen of kleding of gewichtstoename bij gelijkblijvend eetpatroon.

> Nachtelijk plassen is een overgewaardeerd gegeven bij hartfalen. Eigenlijk heeft het voor hartfalen alleen betekenis als er 's nachts meer geplast wordt dan overdag.

Bij rechtszijdig hartfalen is oedeem aan de benen een waardevol gegeven. Helaas zijn dikke benen/voeten meestal het gevolg van andere oorzaken, bijvoorbeeld veneuze insufficiëntie of immobilisatie. Eenzijdig oedeem aan de benen heeft zelden een cardiale oorzaak; pijnlijke benen en roodheid pleiten sterk tegen een cardiale etiologie. Vele vormen van enkeloedeem verdwijnen door hoogleggen of na de nachtrust en ook dit verdwijnen van het oedeem is dus zeker niet karakteristiek voor een cardiale genese.

De voorspellende waarde van de klacht kortademigheid (bij een a-priorikans van 20%) is slechts 23%. Een typische vorm van kortademigheid bij linkszijdige decompensatio cordis is de vroeg-nachtelijke dyspnoe. Binnen één tot twee uur na het naar bed gaan wordt een patiënt dan kortademig, waarbij rechtop zitten verlichting geeft. Als de patiënt weer gaat liggen, komt de klacht terug. Soms is er alleen een prikkelhoest, zonder duidelijke kortademigheid. Om bij patiënten met dyspnoe meer informatie te krijgen over een eventueel cardiale genese is het van belang naar andere cardiale symptomen te vragen, zoals pijn in de borst, hartkloppingen, dikke benen, opgezette bovenbuik, cardiale medicatie en voorgeschiedenis (deze laatste zijn bij de behandelend huisarts meestal bekend).

Het is duidelijk dat bij klachten die mogelijk in de richting van decompensatio cordis wijzen (zie tabel 18.1), de huisarts zich ervan bewust moet zijn dat er een gemis aan voldoende sensitiviteit en specificiteit van deze klachten en/of verschijnselen is. Er bestaan voor hartfalen geen pathognomonische klachten. Van alle genoemde klachten en symptomen is de voorspellende waarde laag.

Indien de diagnose hartfalen wordt overwogen, dient naar een oorzaak te worden gezocht. In het algemeen zal in de huisartspraktijk van de in hoofdstuk 1 genoemde oorzaken het merendeel hypertensie, coronarialijden, al dan niet gecombineerd met atriumfibrilleren betreffen.

Vooral bij ouderen kan hartfalen enerzijds schuilgaan achter zeer aspecifieke klachten en kunnen anderzijds klachten die op jongere leeftijd indicatief zijn voor hartfalen, op geheel andere aandoeningen wijzen:
– bij acute veranderingen in het gedrag de diagnose hartfalen overwegen;
– vermoeidheid, al dan niet gepaard gaand met kortademigheid, kan als oorzaak obstructief longlijden hebben, gewoon de ouderdom of hartfalen;
– anorexia en misselijkheid kunnen bij ouderen aspecifieke symptomen zijn van hartfalen;
– bij ouderen kunnen crepitaties aanwezig zijn zonder hartfalen; enkeloedeem is vaak een gevolg van veneuze insufficiëntie.

18.3 Diagnostiek

De huisarts stelt de voorlopige diagnose hartfalen bij een patiënt met de kernsymptomen dyspnoe of moeheid in combinatie met paroxismale nachtelijke benauwdheid, orthopnoe, crepitaties, ictus buiten de medioclaviculaire lijn, derde toon en verhoogde centraalveneuze druk.

De patiënt met diastolisch hartfalen heeft als belangrijkste klachten kortademigheid en moeheid. Het hart is meestal niet vergroot (ictus niet naar lateraal verplaatst) en er is geen derde toon te horen, die immers wordt veroorzaakt door de *rapid filling* fase van de diastole. Het betreft over het algemeen oudere patiënten. Deze patiënten hebben zo goed als geen tekenen van overvulling. De röntgenfoto van de thorax is dan ook normaal. Als laatste aandachtspunt kan nog worden genoemd dat deze patiënten onvoldoende reageren op een behandeling voor verondersteld systolisch hartfalen. Met behulp van echocardiografie kunnen karakteristieken van de snelheid van het bloed ter hoogte van de mitralisklep worden vastgelegd (zie hoofdstuk 9).

De patiënt met systolisch hartfalen laat de klassieke verschijnselen zien: verhoogde centraalveneuze druk, crepitaties, naar lateraal verplaatste ictuspulsaties, een derde toon en perifeer oedeem. Met behulp van een echocardiografie kan zowel de systolische als de diastolische hartfunctie worden gedocumenteerd.

De recent herziene NHG-standaard *Hartfalen* geeft goede aanwijzingen voor de huisarts met betrekking tot diagnostiek en beleid. Aanvullend hierop kan het stroomdiagram uit de *Consensus Hartfalen* 2010 van het CBO dienen als diagnostische work-up, met ECG, bepaling van BNP en beoordeling röntgenfoto van de thorax als beslissingsmomenten.

18.4 Aanvullend onderzoek tweede lijn en transmurale samenwerking

Als de huisarts, werkend volgens het stroomdiagram uit de *Consensus Hartfalen*, op het punt gekomen is dat een echocardiogram behulpzaam kan zijn, is een verwijzing voor advies naar een cardioloog geïndiceerd. Echocardiografie is van belang voor de diagnostiek van kleplijden en voor het vaststellen van LVH, cardiomyopathie of pericardeffusie. Een maat voor de pompfunctie van het hart is de ejectiefractie. De ejectiefractie zegt echter niets over de ernst van de klachten.

De huisarts kan in veel gevallen na het advies van de cardioloog de behandeling en de begeleiding van zijn hartfalenpatiënt in eigen hand houden.

> Zeker niet alle patiënten met hartfalen hoeven door de cardioloog beoordeeld te worden. Er zijn wel indicaties dat advies en/of begin van de behandeling door de tweede lijn noodzakelijk is.

Zijn er twijfels over de vermoedelijke oorzaak van het klachtenpatroon (cardiaal, pulmonaal of een combinatie van beide) of ontstaat verergering van de klachten ondanks adequate behandeling, dan is verwijzing naar een cardioloog of longarts geïndiceerd. Verwijzing voor advies naar de tweede lijn is eveneens geïndiceerd als er hartfalen optreedt bij een relatief jonge patiënt, indien er sprake is van een mogelijk corrigeerbare afwijking als oorzaak van

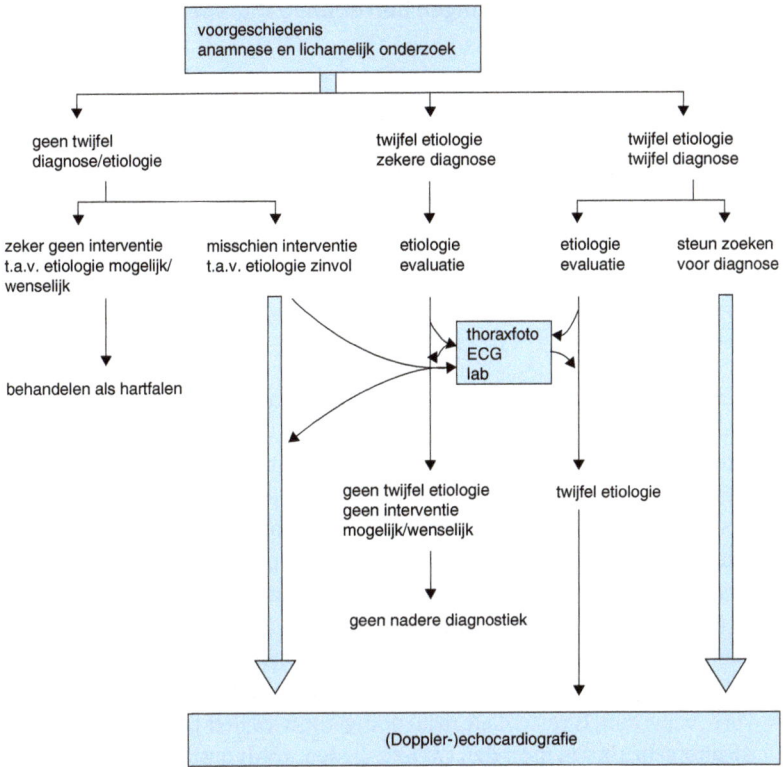

Figuur 18.2
Stroomdiagram uit de consensus hartfalen.

het hartfalen (kleplijden, ritmestoornissen), bij verdenking op een recent myocardinfarct, bij het bestaan van een sterk verlaagde ejectiefractie, al dan niet gecombineerd met een linkerbundeltakblok, of als de huisarts zich onvoldoende deskundig acht om de medicamenteuze behandeling met een bètablokker en eventueel verdere stappen zelf in te stellen.

De drempel voor klinische diagnostiek/evaluatie van hartfalen is vaak hoog. Er zijn nogal eens lange wachttijden en als er nader onderzoek gedaan dient te worden, vindt dit op verschillende afdelingen plaats en op verschillende dagen. Bovendien zien we bij de oudere patiënt met hartfalen nogal eens vervoersproblemen. Het is de verantwoordelijkheid van de eerste en tweede lijn gezamenlijk om hiervoor een oplossing te vinden. Een goede stap zou een lokaal geaccordeerd protocol kunnen zijn, waarbij de cardioloog – na adequate huisartsgeneeskundige diagnostiek – de mogelijkheid biedt het onderzoek op één dag in één consult te verwezenlijken. De patiënt wordt via een standaardformulier aangemeld en de huisarts ontvangt direct een gestandaardiseerd verslag met advies. Een goede samenwerking is hier duidelijk in het belang van de patiënt en mogelijk op termijn zowel tijdbesparend voor patiënt en cardioloog als kostenbesparend voor de gezondheidszorg.

18.5 Algemene opmerkingen betreffende therapeutisch beleid en controle

Bij de behandeling van een patiënt met hartfalen legt de huisarts aan de patiënt duidelijk uit wat de oorzaak van zijn klachten is en bespreekt het beleid (therapie en controle). Meestal is levenslang medicamenteuze therapie noodzakelijk. Hier is goede therapietrouw een voorwaarde, ook al heeft de patiënt perioden dat hij klachtenvrij is. Regelmatige controle van het gewicht door de patiënt wordt geadviseerd.

18.5.1 Niet-medicamenteuze behandeling

Bij een niet-medicamenteuze behandeling moet aan de volgende punten gedacht worden:
- Indien de patiënt in rust of bij geringe inspanning geen symptomen heeft, is lichaamsbeweging gunstig.
- Hoewel in de meeste onderzoeken naar voren komt dat elke vorm van fysieke training gunstige effecten heeft voor de patiënt met hartfalen, is nog onvoldoende duidelijk hoe het optimale trainingsprogramma (vorm en duur) eruit zou moeten zien.
- Een patiënt met hartfalen (symptomatisch of asymptomatisch) dient zijn zoutinname te beperken tot 4 gram natrium per dag.
- Vochtbeperking is een enkele maal nodig, tot twee liter per dag.
- Alcoholgebruik van meer dan twee eenheden wordt ontraden.
- Roken is schadelijk en dient gestaakt te worden.
- Overgewicht moet bestreden worden.
- Met vliegreizen moeten patiënten met ernstig hartfalen (NYHA-klasse III en IV) grote terughoudendheid betrachten of het moet zelfs worden ontraden, en dat geldt ook voor verblijf op grote hoogte.

18.5.2 Medicamenteuze behandeling

De medicamenteuze therapie van hartfalen op korte termijn is vooral gericht op vermindering van de symptomen. Dit geschiedt door middel van het geven van diuretica. Hieraan wordt een ACE-remmer toegevoegd en als derde stap een bètablokker. Stap 4 spironolacton en ten slotte zo nodig stap 5 digoxine toevoegen. Afhankelijk van het bestaan van atriumfibrilleren en de CHADS-score, wordt ook Aspirine® of orale anticoagulatia voorgeschreven. Indien de patiënt de ACE-remmer niet verdraagt, kan, behalve als de reden om te stoppen angio-oedeem of een progressieve nierfunctiestoornis is, een angiotensine-II-receptorantagonist worden voorgeschreven.

De langetermijn therapie richt zich vooral op verbetering van de kwaliteit van leven en vermindering van mortaliteit. De ACE-remmers en bètablokkers hebben wat dit betreft hun waarde bewezen.

18.6 Controle

In de eerste weken dient de huisarts de patiënt met hartfalen frequent te controleren. Hierbij dient aandacht te worden besteed aan het beloop van de klachten, het lichaamsgewicht en het inspanningsvermogen. Indien er met een ACE-remmer wordt gestart, wordt uiterlijk na twee weken het creatininegehalte bepaald. Bij elke patiënt met hartfalen worden eenmaal per zes maanden het creatinine-, K- en Na-gehalte bepaald. Is de patiënt stabiel, dan ziet de huisarts de patiënt met hartfalen om de drie maanden voor controle.

Bijwerkingen van de behandeling kunnen zich uiten in de volgende klachten:
- Moeheid zou kunnen duiden op een te hoge dosering van een diureticum, waardoor een lichte ondervulling is ontstaan. De patiënt heeft een lage bloeddruk en een snelle pols. Pas in dit kader ook op voor stoornissen in de elektrolyten en stoornis van de nierfunctie.
- Dyspnoe is te vinden bij een te lage dosering van een diureticum. Let goed op plotselinge gewichtstoename, eventueel enkeloedeem en crepitaties in basale longvelden.
- Duizeligheid bij een patiënt met hartfalen die behandeld wordt met een ACE-remmer is vaak een gevolg van orthostatische hypotensie, wat wijst op een te hoge dosering van de ACE-remmer. Een lage bloeddruk zonder symptomen is op zichzelf geen reden om de medicatie te minderen.
- Prikkelhoest is vaker een bijwerking van de voorgeschreven ACE-remmer, dan een luchtweginfectie.

Literatuur

Baer F, Senden P, Chatrou M, Hoevenaars J. Revalidatie bij patiënten met hartafwijkingen. In: Prins A, Verheugt FWA, Cardiologie (2e herziene druk). Houten: Bohn Stafleu van Loghum, 2004:235 e.v.

CBO-consensus Hartfalen 2010 (www.cbo.nl/richtlijnen/overzicht-richtlijnen/cardiovasculaire-aandoening).

Dunselman PHJM, Guit GL, Hoevenaars JAM, Balk AHMM. Consensus Hartfalen 1994, diagnostiek. Hartbulletin 1994;25:280-4.

Grimbergen HGLM, Meeter KA, Hoes AW, Mosterd A. De diagnostiek van chronisch hartfalen in de huisartspraktijk. De betekenis van klachten en onderzoeksbevindingen. Huiarts Wet 1996;39:3-11.

Harlan WR, ObennanA, Grimm R, Rosatie RA. Chronic congestive heart failure in coronary artery disease: clinical criteria. Ann Intern Med 1977;86:133-8.

Ho KK, Pinsky JL, Kannel WB, Levy D. The epidemiology of heart failure: the Framingham Study. J Am Coll Cardiol 1993;22:6A-13A.

Jaarsma T, Veldhuisen DJ van. Zorg rondom hartfalen (hoofdstuk 9). Houten: Bohn Stafleu van Loghum, 2004.

Lisdonk EH van de, Bosch WJHM van de, Huygen F, Lagro-Janssen ALM. Ziekten in de huisartspraktijk. Maarsen: Elsevier Gezondheidszorg, 2003.

NVVC/Ned. Hartstichting. Multidisciplinaire richtlijn Chronisch hartfalen. Alphen aan den Rijn: Van Zuiden Communications bv, 2002:39-50.

Rutten FH, Walma EP, Bakx HCA. NHG-standaard Hartfalen. Huisarts Wet 2005;48(2):64-76.

SOLVD Investigators. Effect of enalapril on mortality and development of heart failure in asymptomatic patients with reduced left ventricular ejection fractions. New Engl J Med 1992;327:685-91.

19 De rol van de hartfalenpoli

G. van Til

In dit hoofdstuk leert u meer omtrent de werkwijze van de hartfalenpolikliniek en de hartfalenverpleegkundige. De hartfalenverpleegkundige functioneert als laagdrempelig aanspreekpunt voor de patiënt en zal vaak intermediair zijn tussen patiënt en cardioloog.

19.1 Inleiding

Hartfalen vormt binnen de cardiologie een van de meest invaliderende ziektebeelden met een ingewikkeld behandelpatroon en de noodzaak tot een nauwgezette controle.

Het ziektebeeld is van grote invloed op het dagelijks leven van de patiënt en zijn naasten. Zo zijn er heel wat beperkingen met betrekking tot activiteiten en zijn er bijwerkingen van de medicatie. Bovendien gaat hartfalen gepaard met een aantal leefadviezen en dient de patiënt de symptomen van vochtretentie vroegtijdig te herkennen.

Behalve duidelijke informatie over de inhoud en het nut van de leefadviezen hebben patiënten vaak hulp nodig om deze adviezen in hun leven in te passen.

Om de behandeling en nazorg te optimaliseren zijn er in de loop der jaren allerlei vormen van nazorg ontwikkeld, waarvan de hartfalenpoli de bekendste is. De introductie van een verpleegkundige die met verstand van zaken als intermediair fungeert tussen patiënt en arts, bleek een succes te zijn.

Patiënten en familieleden kunnen terugvallen op iemand die goed toegankelijk is; de behandelend cardioloog krijgt bredere informatie over zijn patiënt dan alleen van spreekuurbezoek en de verpleegkundige geeft uitgebreid voorlichting over medicijngebruik, dieet en leefregels.

Vrijwel alle Nederlandse ziekenhuizen hebben in de loop der jaren een dergelijke polikliniek geïntroduceerd. In de meeste gevallen startte men met de eerdergenoemde voorlichtingsrol in combinatie met de medisch-cardiologische begeleiding door een nauw betrokken cardioloog. Met het toenemen van de ervaring heeft elke hartfalenpolikliniek zo zijn eigen variaties op deze werkwijze gemaakt. Gaandeweg, naarmate de kennis en ervaring van de hartfalenverpleegkundigen groeiden, zijn er meer taken bijgekomen, zoals medicatieaanpassing, lichamelijk onderzoek en aanvragen voor cardiologische beeldvorming.

Jaarsma en Lucas geven een overzicht van negentien, tussen 1995 en 2003 gepubliceerde, vaak niet gerandomiseerde, observationele studies naar het effect van de hartfalenpoli op de mortaliteit en de kwaliteit van leven van de patiënt. Er blijkt vooral een gunstige invloed van uit te gaan op het aantal heropnamen en op de kwaliteit van leven. Pas in een van de meest recent uitgevoerde onderzoeken (Stromberg) wordt er een vermindering in mortaliteit beschreven.

Stromberg includeerde 52 hartfalenpatiënten die een hartfalenpoli bezochten (interventiegroep) en 54 controlepatiënten die een standaardcontrole ondergingen (controlegroep). De hartfalenpoli zag de patiënten binnen twee tot drie weken na ontslag, gaf veel informatie over de aandoening, doseerde medicatie volgens de richtlijnen en verrichtte lichamelijk onderzoek (auscultatie longen en hart, inschatting oedeem). Na twaalf maanden follow-up resulteerde deze vorm van behandeling door de hartfalenpoli in significant minder heropnames en in een significant lagere mortaliteit.

Het in 2007 gepubliceerde, in Deventer en Alkmaar uitgevoerde DEAL-onderzoek volgde 240 patiënten, van wie er 118 werden behandeld in een hartfalenpoliklinische setting, en 122 met de gebruikelijke zorg door een cardioloog. De hartfalenverpleegkundige kwam binnen één week na het eerste contact of na ontslag uit het ziekenhuis in beeld, en voerde tweewekelijkse en later driemaandelijkse controles uit. Belangrijk is dat de verpleegkundige niet alleen de gebruikelijke adviezen gaf en medicatiecontroles deed, maar ook lichamelijk onderzoek verrichtte. In dit beleid paste eveneens controle van laboratoriumbepalingen.

> Na een follow-up van twaalf maanden bleek het aantal heropnamen en sterfgevallen in de intensief gecontroleerde hartfalenpolipopulatie belangrijk lager te zijn dan in de groep met de gebruikelijke zorg.

Hiermee werd het belang van de hartfalenpoli wetenschappelijk ondersteund, tenminste indien deze wordt uitgevoerd volgens het stramien van het DEAL-onderzoek.

Dit is meteen de grootste kritiek op het later gepubliceerde COACH-onderzoek. In dit onderzoek werden 1023 patiënten gerandomiseerd na opname voor hartfalen, en wel voor standaardzorg (339), standaardzorg plus basiszorg door hartfalenverpleegkundige (340), en standaardzorg met intensieve zorg door hartfalenverpleegkundige (344). Heropnamen en mortaliteit bleken in alle drie de groepen hetzelfde te zijn. Op dit onderzoek is veel kritiek geweest, omdat de verpleegkundige in het COACH-onderzoek alleen leefadviezen geeft en geen interventies doet. Ook bleek het aantal patiënten met een verminderde nierfunctie opvallend laag te zijn, en het is juist deze groep die intensieve controle nodig heeft met aanpassingen van diuretica en ACE-remmer. Het lijkt erop dat zowel de patiëntengroep als de manier van interveniëren in het COACH-onderzoek geen juiste afspiegeling is van de huidige hartfalenpolikliniek.

19.2 Werkwijze van de huidige hartfalenpolikliniek

In de werkwijze van de hartfalenpolikliniek wordt een aantal belangrijke principes gehanteerd.

In de eerste plaats wordt de medicatie van alle patiënten opgetitreerd volgens de meest recente ESC- en CBO-richtlijnen, tenzij er door de verwijzende of superviserende cardioloog een aanpassing wordt voorgesteld. Bovendien beoordeelt de hartfalenverpleegkundige regelmatig de nierfunctie en mineralen, met name na ophogen van de ACE-remmer en aanpassing van de diuretica. Veel aandacht wordt hierbij besteed aan het niet onnodig stoppen van medicatie.

> De hartfalenverpleegkundige functioneert in veel opzichten ook als laagdrempelige intermediair.

In de tweede plaats verricht de hartfalenverpleegkundige lichamelijk onderzoek om de vullingsstatus te beoordelen en kan zij zelfstandig, na raadpleging van het protocol, beeldvormend onderzoek aanvragen. Het is onze ervaring dat onderzoek van de patiënt door de hartfalenverpleegkundige, met beoordeling van met name de halsvenen, van groot belang is voor de medicatie-instelling. Een onlangs gepubliceerd onderzoek bevestigt dat het interpreteren van een anamnese met orthopnoe gecombineerd met het beoordelen van de vena jugularis betrouwbaar is voor het vaststellen van overvulling van zowel de linker- als de rechterhartkamer. Het is dan ook het verrichten van lichamelijk onderzoek dat de DEAL-studie en de studie van Stromberg onderscheidt van het veel minder positief uitvallende COACH-onderzoek.

In de derde plaats kan de hartfalenverpleegkundige als intermediair fungeren bij heel specifieke problemen, zoals ICD- en CRT-D-vraagstukken (in overleg met de ICD-specialist) en harttransplantatie-indicaties (in overleg met het betreffende transplantatiecentrum). Maar ook kan er bijvoorbeeld overleg zijn met thuiszorg bij medicatie- of sociale problematiek en met terminale zorg. Met name overleg met huisarts, verpleeghuisarts en niet-cardiologisch specialist of -verpleegkundige blijkt daarbij zeer waardevol te zijn.

In de vierde plaats wordt veel belang gehecht aan korte lijnen met specialismen die veel te maken hebben met hartfalenpatiënten en hun medicatie. Vooral nefrologen en longartsen schrijven vaak dezelfde medicijnen voor bij hartfalenpatiënten, maar veelal in verband met een verschillende indicatie (ACE-remming in verband met albuminurie, diuretica bij pulmonale hypertensie); andersom kan er interactie zijn tussen de prescriptie van de ene en de andere specialist. De hartfalenverpleegkundige voert, indien er onduidelijkheden zijn over de prescriptie, overleg met de desbetreffende specialist en brengt de verschillende specialismen met elkaar in contact.

Naast de hiervoor genoemde uitgangspunten realiseert de hartfalenverpleegkundige goede nazorg door middel van de volgende taken:
− optimaliseren van de kennis van de patiënt en familie/mantelzorger ten aanzien van hartfalen en de gevolgen van hartfalen;
− snelle optimalisering van medicatie voor hartfalen volgens de meest recente richtlijnen;
− laagdrempelige toegang tot hulpverlening op de hartfalenpolikliniek;
− goede telefonische bereikbaarheid van de hartfalenpolikliniek;
− verbeteren van zelfzorg en zelfmanagement van patiënt en eventuele familie/mantelzorger;
− verhogen van de therapietrouw door motivatie van patiënt en regelmatige controle;
− frequente poliklinische controle van nierfunctie en elektrolyten;
− controleren van de vullingsstatus van de patiënt met behulp van basaal lichamelijk onderzoek;
− aanvragen van specialistisch beeldvormend onderzoek;
− screening kandidatuur ICD; CRT-P of CRT-D op basis van daarvoor bekende criteria;
− verhogen van activiteitenniveau en van dagelijks functioneren van patiënt;
− aandacht voor psychosociaal functioneren en psychosociale aanpassing aan ziekte;
− contacten met multidisciplinair team: diëtist, sportarts/fysiotherapeut, psycholoog, maatschappelijk werk, psychiatrisch verpleegkundig consulent;
− contacten met andere specialismen zoals nefroloog, internist en longarts;
− consulterende functie in het ziekenhuis tijdens opname van de patiënt; medicatiecontrole bij ontslag van de patiënt, zowel op cardiologische als niet-cardiologische afdeling;
− deskundigheidsbevordering van andere hulpverleners;
− goede contacten met eerste lijn, zoals huisartsen of verpleeghuisartsen, praktijkondersteuners en medewerkers in de thuiszorg en verzorgings- en verpleeghuizen.

Patiëntencontacten kunnen op de volgende manieren plaatsvinden:
- klinische controle op de verpleegafdeling in het ziekenhuis;
- poliklinische controle op de hartfalenpolikliniek;
- telefonisch consult geïnitieerd door de hartfalenverpleegkundige;
- dagelijks telefonisch hartfalenspreekuur voor laagdrempelig telefonisch advies.

19.3 Casuïstiekbespreking

De volgende casuïstiekbespreking licht de rol van de hartfalenverpleegkundige verder toe.

Casus 1 De heer Jaspers

De heer Jaspers is een 44-jarige man met cardiaal een blanco voorgeschiedenis. Een aantal weken voor de eerste presentatie ontstonden er plotseling ernstige dyspnoeklachten, waarvoor hij uiteindelijk door zijn huisarts werd doorgestuurd naar een cardioloog. Uit het echocardiogram, dat aansluitend aan dit consult werd gemaakt, blijkt vervolgens een fors gedilateerde linkerventrikel met een zeer slechte pompfunctie, een goede rechterventrikelfunctie en een mitralisklepinsufficiëntie graad III op basis van annulusdilatatie. In het bijzijn van zijn echtgenote krijgt hij van de cardioloog de uitslag van dit onderzoek te horen en worden de behandeling en verder onderzoek naar de onderliggende oorzaak uitgelegd en in gang gezet. Hij was tot een paar weken geleden een actieve, werkende man met een druk sociaal leven. Van beroep is hij architect en werkzaam bij een architectenbureau. Zijn echtgenote en hij hebben nog twee jonge, thuiswonende kinderen. De cardioloog besluit om hem aan te melden bij de hartfalenpolikliniek.

Tijdens het allereerste contact met deze patiënt en zijn echtgenote, aansluitend aan het bezoek bij de cardioloog, ligt het accent vooral op het leggen van de eerste fundamenten voor de vertrouwensrelatie tussen de patiënt, zijn echtgenote en de hartfalenverpleegkundige. Er is vooral veel aandacht voor het psychosociale functioneren en de eerste beleving met betrekking tot de ziekte. Door goede uitleg van het ziektebeeld hartfalen, de gevolgen ervan en de daaraan ten grondslag liggende oorzaak, voor zover deze bekend is, kan allereerst een stuk onzekerheid worden weggenomen. Vervolgens kunnen gesprekken over de prognose van het ziektebeeld gedoseerd worden gevoerd.
  Met het aanreiken van leefadviezen en handvatten om de eigen conditie te verbeteren, eventuele achteruitgang tijdig te herkennen en hoe daarop te reageren, wordt direct een start gemaakt met de bevordering van de zelfredzaamheid van de patiënt.
  Het zelfstandig en naar eigen inzicht kunnen innemen van de diuretica in het geval van vochtretentie, al dan niet in samenspraak met de hartfalenverpleegkundige, geeft de patiënt weer enige controle over zijn eigen lichaam.

Naast deze mondelinge informatie ontvangt de patiënt het zogenoemde Patiënten Informatie Dossier met daarin schriftelijke informatie over het ziektebeeld hartfalen, dieet bij hartfalen, belang van bewegen, op maat toegevoegde medicatie-uitleg, een lijstje met tekenen van vochtretentie en dehydratie en last but not least de telefonische bereikbaarheid van de hartfalenpoli.

De mogelijkheid van telefonisch advies stellen patiënten over het algemeen zeer op prijs. Meldingen over conditieverandering en vragen gerelateerd aan het ziektebeeld kunnen vaak op korte termijn worden behandeld of beantwoord. In veel gevallen gebeurt dit direct door de hartfalenverpleegkundige aan de telefoon of soms korte tijd later, na overleg met de cardioloog. Dit telefonisch overleg spaart reis- en wachttijden die vaak een forse aanslag doen op de agenda van de naasten van een patiënt, maar voorkomt bovenal heropnamen voor exacerbatie van hartfalen. In dit kader is vooral de laagdrempelige toegang van de hartfalenpoli erg belangrijk.

In een aantal opeenvolgende poliafspraken, met als streeftijd eens per twee weken, wordt de medicatie zo mogelijk stapsgewijs opgetitreerd volgens de laatste richtlijnen.

Hierbij zijn het uitvoeren van basaal lichamelijk onderzoek en het beoordelen van laboratoriumuitslagen en functieonderzoek door de hartfalenverpleegkundige van groot belang.

Uitleg over het doel, de werking en mogelijke bijwerkingen en de streefdoseringen van de medicatie is erg belangrijk voor de therapietrouw. Daarnaast is er tijdens deze consulten aandacht voor zowel de psychische als de fysieke component. Er wordt gestart met een revalidatieprogramma bij de sportarts, de diëtiste wordt geconsulteerd in verband met overgewicht en eventueel kan de patiënt met partner worden doorgestuurd naar de psycholoog, als de ziekteverwerking veel problemen blijft opleveren.

Loopt dit alles volgens het behandelplan dan kan er na zes tot acht weken een nieuw onderzoek naar de pompfunctie van het hart plaatsvinden.

Dit is een belangrijk moment in het behandelplan. De cruciale vraag of, door welke oorzaak dan ook, de pompfunctie is verbeterd, wordt dan beantwoord.

Uit een MRI van het hart blijkt in deze casus dat de ejectiefractie oftewel de pompkracht van het hart wel iets maar niet voldoende is verbeterd, namelijk van 15% naar 24%.

De cardioloog heeft in de afgelopen periode verder onderzoek gedaan naar de oorzaak van het hartfalen. Uit een hartkatheterisatie blijkt dat er géén sprake is van coronairlijden en dat er dus ook géén verbetering van de pompkracht te verwachten is door revascularisatie.

De cardioloog bespreekt de uitslagen van de onderzoeken met de patiënt en zijn echtgenote. Tijdens dit consult wordt met hen voor het eerst de mogelijkheid van een preventieve behandeling van hartritmestoornissen met een inwendige defibrillator, de zogenoemde ICD, besproken. Tevens is een mogelijk gedeeltelijke verbetering van de pompfunctie door cardiale resynchronisatietherapie (CRT-D) aangekaart, waarvoor de patiënt in aanmerking blijkt te komen.

Hierna volgt weer een periode waarin er veel en vooral intensief contact is tussen de patiënt, zijn echtgenote en de hartfalenverpleegkundige. De hartfalenverpleegkundige gaat namelijk op heel korte termijn in een voorlichtingsgesprek diep in op alle facetten van een ICD. Onderwerpen die aan de orde komen, zijn de reden waarom een patiënt een ICD krijgt aangeboden, de kans op het ontstaan van kamerritmestoornissen, de implantatieprocedure van de ICD en ook het leven met een ICD, waarbij de beperkingen zoals aanvragen van een nieuw rijbewijs, tijdelijke rijontzegging en de mogelijkheid van een ICD-shock vaak zeer beladen en belangrijke onderwerpen zijn. Tevens wordt er in dit gesprek uitleg gegeven over de werking van een biventriculaire pacemaker (cardiale resynchronisatietherapie), de voor- en nadelen ervan en over de implantatieprocedure.

De telefonische bereikbaarheid van de hartfalenverpleegkundige en de laagdrempelige toegang van de hartfalenpoli is in deze periode wederom belangrijk gezien de vele vragen die bij een patiënt of diens partner vaak thuis na het informatiegesprek nog ontstaan en die meestal telefonisch kunnen worden beantwoord.

Uiteindelijk krijgt de heer Jaspers een CRT-D (ICD met CRT) geïmplanteerd, is hij in de afgelopen periode tien kilo afgevallen door een energiebeperkt dieet onder begeleiding van de diëtiste, heeft hij tot nu toe geen problemen met vochtretentie, sport hij nog onder begeleiding van de sportarts, maar is hij bezig met oriëntatie op een fitnessclub in zijn eigen woonplaats.

De gesprekken met de psycholoog zijn afgerond en hebben veel opgeleverd. Mevrouw Jaspers is veel minder bang en durft haar man nu wel alleen te laten. De ICD-implantatie heeft hier zeker positief aan bijgedragen.

De controleafspraken worden vanaf nu eens per halfjaar bij de hartfalenverpleegkundige gepland, meestal gekoppeld aan een CRT-D-controle, en eens per halfjaar bij de cardioloog. Elk halfjaar worden zijn nierfuncties en elektrolyten gecontroleerd door de hartfalenverpleegkundige en indien nodig zal dit frequenter plaatsvinden. De mogelijkheid tot telefonisch contact met en de laagdrempelige toegang van de hartfalenpoli blijven bestaan.

Casus 2 De heer Claassen

De heer Claassen is een 81-jarige man, weduwnaar met twee dochters. Hij woont nog zelfstandig en heeft tot nu toe alleen hulp van zijn dochters bij het huishouden, de boodschappen en de maaltijden. Tien jaar geleden heeft hij kort na elkaar een voorwand- en een onderwandinfarct doorgemaakt. Destijds is er al een verminderde systolische functie van de linkerventrikel vastgesteld. Hij werd ingesteld op hartfalenmedicatie. Het ging heel wat jaren goed, maar sinds een jaar heeft hij toenemende klachten van dyspnoe en vermoeidheid. De laatste echo, twee jaar geleden, laat een ejectiefractie van 21% zien.

Afgelopen maanden is hij een aantal malen kort na elkaar met een asthma cardiale in het ziekenhuis opgenomen. Uit gesprekken met meneer en zijn dochters blijkt dat hij therapieontrouw is. Hij rommelt maar wat met zijn medicatie, eet veel tussendoortjes die natrium bevatten en drinkt, met name 's nachts, veel frisdrank. Daarnaast drinkt hij overdag heel wat alcohol. Tijdens de vorige opname zijn de leefadviezen, met name de natriumbeperking, nog eens goed doorgesproken met patiënt, evenals de gevolgen van zijn therapieontrouw. Het blijkt weinig effect te hebben gehad, want de voorgaande dag is hij weer met een asthma cardiale opgenomen.

De hartfalenverpleegkundige heeft onder andere een consulterende functie in het ziekenhuis. Dat betekent dat zij klinische hartfalenpatiënten bezoekt en volgt tot aan ontslag, zowel op de cardiologische als niet-cardiologische afdelingen, om te zorgen dat de poliklinische zorg erna weer goed is geregeld.

In deze casus betreft het een consult op verzoek van de zaalarts op de eigen, cardiologische afdeling. Zowel de zaalarts als de dochters zitten 'met de handen in het haar' wat betreft het snel recidiverende asthma cardiale.

Een recent echocardiogram laat zien dat er geen sprake is van verdere achteruitgang van de linkerkamerejectiefractie of ontwikkeling van klepinsufficiëntie. Dus is hoogstwaarschijnlijk therapieontrouw de uitlokkende factor voor dit asthma cardiale. Aangezien de vorige keer, drie weken tevoren, de leefadviezen, de vocht- en natriumbeperking, de tekenen van vochtretentie, het dagelijks wegen en de telefonische bereikbaarheid opnieuw uitgebreid zijn besproken met de heer Claassen, wordt het tijd om het nu anders aan te pakken.

Uit een oriënterend gesprek met de beide dochters blijkt dat hun vader thuis maar wat 'aanrommelt' met de medicatie en zijn dieetadviezen. Zij hebben totaal geen vat op hem. Er wordt getwijfeld aan zijn cognitief functioneren. Samen met de dochters en de zaalarts wordt besloten dat de thuiszorg wordt ingeschakeld voor hulp en ondersteuning bij medicatie-inname en controle op het naleven van leefregels.

Patiënt accepteert dit echter niet zomaar en heeft moeite om zijn zelfstandigheid op te geven. Uiteindelijk komen we tot de afspraak: maximaal één maand lang driemaal daags thuiszorg, na deze maand wordt het effect op de hartfalenpoli besproken. Hij is sceptisch over het te verwachten resultaat, maar is bereid zich te conformeren aan deze afspraak.

De hartfalenverpleegkundige consulteert de thuiszorg nog diezelfde dag telefonisch. Zij gaan akkoord met driemaal daags bezoek aan de heer Claassen voor controle op medicatie-inname en controle op naleven van leefregels. Zij kunnen de zorg twee dagen later starten. Met de thuiszorgverpleegkundige wordt afgesproken om de eerste tijd wekelijks telefonisch contact te houden.

De huisarts wordt schriftelijk geïnformeerd omtrent de precaire situatie en de afspraken die er zijn gemaakt met de thuiszorg.
De nierfunctie wordt gecontroleerd door de hartfalenverpleegkundige.

Een maand later heeft de heer Claassen, zoals afgesproken, een controleafspraak op de hartfalenpoli en stellen we met zijn allen, inclusief patiënt zelf, het positieve effect van deze begeleiding door de thuiszorg vast. In de afgelopen maand is er geen heropname geweest en tijdens de controle blijkt dat de lichamelijke conditie van de heer Claassen stabiel is. Uiteindelijk vindt hij deze extra aandacht toch wel prettig. Hij houdt zich nu wel aan zijn leefregels en neemt keurig op tijd zijn medicatie in. Hij voelt zich een stuk beter. Met een goedkeurend 'de meiskes mogen blijven' wordt de transmurale zorg in deze casus een feit.

Literatuur

Bruggink-Andre de la Porte PWF, Lok DJA, Veldhuizen DJ van, et al. Added value of a physician-and-nurse-directed heart failure clinic: results from the Deventer-Alkmaar heart failure study. Heart 2007;93:819.

Drazner MH, Hellkamp A, Leirer C, et al. Value of clinician assessment of hemodynamics in advanced heart failure. The ESCAPE trial. Circ Heart Fail 2008;1:170.

Drazner MH, Rame JE, Stevenson LW, et al. Prognostic importance of elevated venous pressure and a third heart sound in patients with heart failure. New Engl J Med 2001;345:574.

Jaarsma T, Lucas C. Voorlichting en begeleiding aan patiënten met hartfalen: de rol van de hartfalenpoli. Leerboek Hartfalen. Leusden: Mediselect, 2003.

Jaarsma T, Wal MH van der, Lesman-Leegte I, et al. Waarde van lichte en intensieve begeleiding van patiënten met hartfalen; resultaten van het COACH-onderzoek. Ned Tijdschr Geneeskd 2008;152:2016.

Stromberg A, Martensson J, Fridlund B, et al. Nurse led heart failure clinics improve survival and self-care behaviour in patients with heart failure. Eur Heart J 2003;24:1014.

20 Preventie van hartfalen

A.A. Voors

Na het lezen van dit hoofdstuk bent u in staat om enkele oorzaken van hartfalen te benoemen waarbij preventie bij uitstek zinvol is.

20.1 Inleiding

De prevalentie van hartfalen in de Nederlandse huisartspraktijk bedraagt ongeveer één per honderd patiënten. Naast de hoge mortaliteit worden patiënten met hartfalen in hoge mate belemmerd in hun dagelijkse bezigheden, en is hun kwaliteit van leven zeer matig. Het vroegtijdig opsporen van hartfalen, en mogelijk zelfs preventie van hartfalen, is daarom van groot belang in de huisartspraktijk.

20.2 Primaire preventie van hartfalen

20.2.1 Opsporen en behandelen van risicofactoren

Risicofactoren voor het optreden van hartfalen werden onderzocht in het Framingham Heart-onderzoek. Zoals verwacht was de aanwezigheid van coronaire hartziekte veruit de belangrijkste risicofactor. Ook hypertensie bleek een belangrijke risicofactor te zijn. Verder bleek diabetes mellitus vooral bij vrouwen een risicofactor te zijn voor het optreden van hartfalen, onafhankelijk van de bloeddruk, obesitas en hyperlipidemie. Overgewicht bleek tevens een onafhankelijke risicofactor voor het optreden van hartfalen, terwijl een verhoogd cholesterolgehalte en roken waarschijnlijk indirecte risicofactoren zijn, omdat ze de kans op coronaire hartziekte vergroten.

Preventie van hartfalen zou zich daarom allereerst moeten richten op het opsporen en behandelen van hypertensie. Ten eerste is hypertensie een belangrijke risicofactor voor het optreden van een hartinfarct. Uit hetzelfde Framingham-onderzoek bleek dat een 5 mmHg hogere bloeddruk was geassocieerd met 21% toename van coronaire hartziekte. Ook bleek uit diverse gerandomiseerde studies dat behandeling van hypertensie hartfalen weliswaar niet voorkomt, maar de ontwikkeling ervan met tientallen jaren kan uitstellen. Ter preventie van hartfalen heeft antihypertensieve behandeling met ACE-remmers, angiotensine-II-antagonisten, bètablokkers of diuretica de voorkeur boven calciumantagonisten.

Naast opsporen en behandelen van hypertensie is het van groot belang ook andere (behandelbare) risicofactoren op te sporen en te behandelen. Patiënten moeten stoppen met roken, eventuele hyperlipidemie dient behandeld, en diabetes mellitus moet actief worden opgespoord en zo nodig worden behandeld.

Indien diabetes mellitus wordt vastgesteld, is preventie net als bij hypertensie essentieel. Zie hiervoor ook hoofdstuk 14, paragraaf 14.2. Patiënten met een grotere kans om hartfalen te ontwikkelen, krijgen dus het advies meer te bewegen, minder zout en vet te eten, af te vallen en te stoppen met roken. Patiënten die alcohol gebruiken, zouden het advies moeten krijgen niet meer dan twee eenheden alcohol per dag te gebruiken. Bij patiënten bij wie reeds coronaire hartziekte en vooral een doorgemaakt myocardinfarct werd aangetoond, is extra oplettendheid geboden. Zo'n 50-60% van de patiënten met hartfalen blijkt een hartinfarct te hebben doorgemaakt. Binnen een aantal jaren na het doormaken van het infarct ontwikkelt 19-30% hartfalen, vaak al binnen korte tijd na het infarct. Bij deze patiënten is dus extra alertheid geboden op tekenen van beginnend hartfalen.

Uit verschillende grote onderzoeken is gebleken dat preventieve behandeling van patiënten na een myocardinfarct met een ACE-remmer een gunstig effect heeft op mortaliteit en morbiditeit. Dit gunstige effect wordt vooral gezien bij patiënten met een hoger risico om hartfalen te ontwikkelen, zoals na een groot voorwandinfarct, bij een slechte kamerfunctie en bij patiënten met een eerder doorgemaakt myocardinfarct. Ook bleek in deze onderzoeken behandeling met een ACE-remmer een gunstig effect te hebben op de preventie van hartfalen. In de Captopril and Thrombolysis Study (CATS-onderzoek) werden patiënten die een eerste voorwandinfarct doormaakten, al binnen zes uur na het ontstaan van de symptomen behandeld met een ACE-remmer. Na één jaar behandeling bleek dat de patiënten die met een ACE-remmer werden behandeld, minder vaak hartfalen ontwikkelden. Ook voor het Survival of Myocardial Infarction Long-term Evaluation (SMILE-)onderzoek werden patiënten met een voorwandinfarct binnen 24 uur gerandomiseerd naar ACE-remmer of placebo. Patiënten met hartfalen of een voorgeschiedenis van hartfalen werden uitgesloten. Zes weken behandeling met een ACE-remmer resulteerde in 56% afname van de ontwikkeling van ernstig hartfalen en eveneens een afname van 59% van overlijden door ernstig hartfalen. Vooral uit deze laatste twee onderzoeken kan worden geconcludeerd dat behandeling met ACE-remmers vroeg na het ontstaan van een (voorwand)infarct effectief is ter preventie van hartfalen.

Op grond van deze postinfarctonderzoeken is de huidige consensus dat een ACE-remmer geïndiceerd is bij patiënten met een groot (voorwand)infarct, met een eerder doorgemaakt infarct en bij patiënten met hartfalen. Bovendien bleek uit twee grote trials dat ACE-remmers een gunstig effect hebben op mortaliteit en morbiditeit bij *alle* patiënten die bekend zijn met coronairlijden, hoewel dit in een derde trial niet kon worden bevestigd.

> Wel dient te worden opgemerkt dat de dosering van de ACE-remmers die in genoemde onderzoeken werden gebruikt, aanmerkelijk hoger was dan de dosering die in de praktijk meestal wordt toegepast. Er zal dan ook naar gestreefd moeten worden om deze maximale doseringen te bereiken zonder bijwerkingen.

Daarnaast is bij patiënten met (dreigend) hartfalen voorzichtigheid geboden met de eerste dosering van de ACE-remmer, aangezien ernstige hypotensie kan ontstaan, vooral wanneer er tevens een diureticum wordt gebruikt.

20.2.2 Opsporen en herkennen van tekenen van hartfalen

Bij patiënten bij wie de verdenking op hartfalen bestaat, dient expliciet gevraagd te worden naar klachten die kunnen wijzen op beginnend hartfalen. De multidisciplinaire richtlijn uit 2010 adviseert het volgende:

De eerste verdenking op hartfalen is gebaseerd op voorgeschiedenis anamnese en lichamelijk onderzoek. Omdat patiënten zich presenteren met symptomen en afwijkingen bij lichamelijk onderzoek, vormen anamnese en een zorgvuldig uitgevoerd lichamelijk onderzoek de sleutel tot vroege opsporing van hartfalen. Kortademigheid, vermoeidheid en een verminderd inspanningsvermogen zijn de meest karakteristieke symptomen, maar ze zijn erg aspecifiek. Andere symptomen zijn orthopnoe en paroxysmale nachtelijke dyspnoe.

De huisarts vraagt verder naar of raadpleegt het dossier over:
– de cardiovasculaire voorgeschiedenis;
– palpitaties en/of angina pectoris;
– roken, alcoholgebruik en zoutinname;
– medicatie;
– eventueel luxerende factoren, zoals aanwijzingen voor hyper- of hypothyreoïdie, diabetes mellitus of anemie.

Tevens zal bij het lichamelijk onderzoek extra aandacht worden besteed aan uitingen van hartfalen, zoals gestuwde halsvenen, oedeem aan de enkels, palpabele lever, crepiteren over de longen, een galopritme en een derde harttoon. Toch blijkt de waarde van zowel anamnese als lichamelijk onderzoek beperkt. Over het algemeen blijken klachten van kortademigheid bij patiënten redelijk sensitief (weinig foutnegatieven), maar de specificiteit is gering (veel foutpositieven). Het lichamelijk onderzoek heeft juist een hoge specificiteit en een lage sensitiviteit.

Het is daarom voor de huisarts nog steeds erg lastig om patiënten met hartfalen te identificeren. Uit onderzoek bleek dat wanneer de huisarts de diagnose hartfalen had gesteld, bij slechts 32% die diagnose definitief kon worden bevestigd en bij 34% van de patiënten hartfalen zeer onwaarschijnlijk was. Dus een foutpositieve diagnose 'hartfalen' wordt vaak door de huisarts gesteld. Dit kwam overigens vaker voor bij mannen dan bij vrouwen. Obesitas, myocardischemie zonder hartfalen en longziekten waren de belangrijkste valkuilen. Daarom wordt momenteel veel aandacht besteed aan methoden om de diagnostiek in de huisartsenpraktijk te verbeteren.

20.2.3 Plaats van het B-type natriuretische peptide (BNP) bij het opsporen van hartfalen

BNP is een hormoon dat wordt uitgescheiden door de ventrikels van het hart als gevolg van toegenomen druk of rek van de wand. Een verhoogde concentratie van BNP in het bloed blijkt een goede indicator voor een verhoogde cardiale belasting. Bij patiënten die zich met acute dyspnoe presenteren op de Spoedeisende Hulp is gebleken dat het BNP een zeer hoge sensitiviteit en specificiteit heeft bij het opsporen of uitsluiten van hartfalen. Het bepalen van het BNP, of het inactieve afsplitsingsproduct NT-proBNP, speelt daarom een belangrijke rol in de diagnostiek, zoals aanbevolen in de meest recente multidisciplinaire richtlijn *Hartfalen*. Zie ook hoofdstuk 5 in dit boek.

20.3 Secundaire preventie van hartfalen

Wanneer bij patiënten de diagnose hartfalen is gesteld en de oorzaak van het hartfalen is vastgelegd, dan is het van belang om episodes van decompensatio cordis en de bijbehorende ziekenhuisopname te voorkomen. De belangrijkste maatregelen zijn ofwel medicamenteus, het optimaliseren van de medicatie, ofwel niet-medicamenteus: frequente controles, lichamelijke inspanning en andere leefregels, en therapietrouw.

20.3.1 Optimale medicamenteuze behandeling

De medicamenteuze behandeling van hartfalen wordt in hoofdstuk 12 behandeld. Samengevat bestaat de primaire behandeling van hartfalen uit een diureticum, een ACE-remmer (of angiotensine-II-antagonist) en een bètablokker. In principe dienen alle patiënten met hartfalen met deze drie geneesmiddelen te worden behandeld, tenzij er belangrijke contra-indicaties bestaan. Ten tweede is het van belang om de dosis van deze geneesmiddelen te optimaliseren. Zo wordt bijvoorbeeld enalapril opgetitreerd tot 2 dd 10 mg en lisinopril tot 1 dd 30 mg. Voor de bètablokkers geldt hetzelfde: carvedilol wordt (langzaam!) opgetitreerd tot 2 dd 25-50 mg, bisoprolol tot 1 dd 10 mg en metoprolol tartraat tot 1 dd 200 mg. Dit zijn doseringen die helaas niet vaak worden bereikt. Zo worden de bètablokkers momenteel nog lang niet aan iedereen voorgeschreven, terwijl er wel een goede indicatie voor is. Indien patiënten symptomatisch blijven ondanks deze goed gedoseerde middelen, dan kan ofwel een aldosteronantagonist of een angiotensine-II-antagonist worden toegevoegd. Het optimaliseren van de medicamenteuze therapie leidt tot een belangrijke afname van het aantal ziekenhuisopnamen in verband met verergeren van het hartfalen. Tenslotte moet men bij iedere patiënt de indicatie voor een eventueel voorschrijven van thrombocytenaggregatieremmer en/of ontstolling met behulp van coumarinederivaten bezien.

20.3.2 Niet-medicamenteuze behandeling

De begeleiding van patiënten met hartfalen kan uitstekend plaatsvinden in de huisartsenpraktijk. Patiënten met chronisch hartfalen hebben echter veel aandacht nodig. Die aandacht richt zich met name op drie punten, het gewicht en dieet, lichamelijke beweging, en de therapietrouw.

> Patiënten met hartfalen gebruiken vaak veel medicijnen, en de therapietrouw is daardoor dikwijls laag. Het bespreken en uitleggen van het medicamenteuze beleid kan de therapietrouw bevorderen.

Hartfalenpatiënten krijgen het advies zich iedere dag te wegen, onder identieke omstandigheden (bijvoorbeeld iedere morgen bij het opstaan, voor het plassen). Over het algemeen wordt geadviseerd om contact op te nemen wanneer het gewicht in een week tijd met 2 kg of meer toeneemt. Daarnaast is het dieet van groot belang. Patiënten dienen een zoutarm dieet te gebruiken, waarbij de mate van zoutbeperking afhangt van de ernst van het hartfalen. Verwijzing naar een diëtist is te overwegen. Ook krijgt de hartfalenpatiënt een vochtbeperking, waarbij de *totale* vochtinname de 1500-2500 cc/dag (afhankelijk van de ernst van het hartfalen) niet mag overschrijden. Ook het gebruik van alcohol moet worden beperkt tot maximaal twee eenheden per dag. Regelmatige lichaamsbeweging is van groot belang. Het is gebleken dat regelmatige lichaamsbeweging (bijvoorbeeld iedere dag minimaal 45 minuten wandelen) de klachten aanzienlijk doet afnemen, waarschijnlijk door een betere perifere circulatie. Tevens blijkt regelmatige lichaamsbeweging bij hartfalenpatiënten gepaard te gaan met een lagere morbiditeit en mortaliteit. Ten slotte is het van belang met de patiënt te spreken over het medicatiegebruik.

20.4 Conclusie

Preventie van hartfalen in de huisartspraktijk is zinvol, belangrijk en haalbaar.

> Primair is deze preventie gericht op het identificeren van patiënten die een verhoogde kans hebben op het ontwikkelen van hartfalen. Het gaat dan met name om een adequate opsporing en behandeling van hypertensie.

Ook de andere cardiovasculaire risicofactoren die de kans op een hartinfarct vergroten, dienen opgespoord en zo nodig en mogelijk behandeld te worden. Ook dient de huisarts symptomen die kunnen wijzen op beginnend hartfalen goed te herkennen, met name bij patiënten met een risico op het ontwikkelen van hartfalen. Behalve de anamnese, het lichamelijk onderzoek en een ECG, kan het BNP bijdragen aan de diagnose. Daarnaast is preventie van hartfalen een reële farmacotherapeutische optie. In subgroepen van patiënten met een doorgemaakt myocardinfarct blijken ACE-remmers de kans op het ontwikkelen van hartfalen te verlagen. De huisarts moet vooral alert zijn op tekenen van een afgenomen linkerventrikelfunctie bij patiënten met een doorgemaakt myocardinfarct, zodat ze indien nodig adequaat kunnen worden behandeld.

Bij patiënten bij wie de diagnose hartfalen al is gesteld, kan de huisarts tevens een belangrijke rol spelen bij het voorkomen van verergeren van het hartfalen en van eventuele ziekenhuisopnamen. Adequate medicamenteuze behandeling speelt hierbij een cruciale rol, alsmede begeleiding van de patiënt met betrekking tot leefregels en therapietrouw. Besef van de potentieel hartfalen uitlokkende factoren (zie hoofdstuk 1, paragraaf 1.5) kan een belangrijke bijdrage leveren aan preventie. Daarmee speelt de huisarts een grote rol in de preventie van (verergering van) hartfalen.

Literatuur

Borghi C, Ambrosioni E, Magnani B. Effects of the early administration of zofenopril on onset and progression of congestive heart failure in patients with anterior wall acute myocardial infarction. The SMILE Study Investigators. Survival of Myocardial Infarction Long-term Evaluation. Am J Cardiol 1996;78(3):317-22.

Braunwald E, Domanski MJ, Fowler SE, Geller NL, Gersh BJ, Hsia J, Pfeffer MA, Rice MM, Rosenberg YD, Rouleau JL; PEACE Trial Investigators. Angiotensin-converting-enzyme inhibition in stable coronary artery disease. New Engl J Med 2004 Nov 11;351(20):2058-68.

CBO-consensus Hartfalen 2010 (www.cbo.nl/richtlijnen/overzicht-richtlijnen/cardiovasculaire-aandoening).

Cowie MR, Mosterd A, Wood DA, et al. The epidemiology of heart failure. Eur Heart J 1997;18:208-25.

Eriksson H, Svardsudd K, Larsson B, et al. Risk factors for heart failure in the general population: the study of men born in 1913. Eur Heart J 1989 Jul;10(7):647-56.

Fox KM; EURopean trial On reduction of cardiac events with Perindopril in stable coronary Artery disease Investigators. Efficacy of perindopril in reduction of cardiovascular events among patients with stable coronary artery disease: randomised, double-blind, placebo-controlled, multicentre trial (the EUROPA study). Lancet 2003 Sep6;362(9386):782-8.

Ho KK, Pinsky JL, Kannel WB et al. The epidemiology of heart failure: the Framingham Study. J Am Coll Cardiol 1993;22(4 Suppl A):6A-13A.

Kannel WB, Ho K, Thom T. Changing epidemiological features of cardiac failure. Br Heart J 1994;72(2 Suppl):S3-9.

Kannel WB. Vital epidemiologic clues in heart failure. J Clin Epidemiol 2000;53:229-35.

Kingma JH, Gilst WH van, Peels CH et al. Acute intervention with captopril during thrombolysis in patients with first anterior myocardial infarction. Results from the Captopril and Thrombolysis Study (CATS). Eur Heart J 1994;15(7):898-907.

Konstam M, Dracup K, Baker D. Heart failure: evaluation and care of patients with left-ventricular systolic dysfunction. 1994;11:1-50.

MacMahon S, Peto R, Cutler J, et al. Blood pressure, stroke, and coronary heart disease. Prolonged differences in blood pressure. Lancet 1990;335:765-74.

Maisel AS, Krishnaswamy P, Nowak RM, McCord J, Hollander JE, Duc P, Omland T, Storrow AB, Abraham WT, Wu AH, Clopton P, Steg PG, Westheim A, Knudsen CW, Perez A, Kazanegra R, Herrmann HC, McCullough PA; Breathing Not Properly Multinational Study Investigators. Rapid measurement of B-type natriuretic peptide in the emergency diagnosis of heart failure. New Engl J Med 2002 Jul 18;347(3):161-7.

Pfeffer MA, Braunwald E, Moye LA, et al. Effect of captopril on mortality and morbidity in patients with left ventricular dysfunction after myocardial infarction. Results of the survival and ventricular enlargement trial. The SAVEInvestigators. New Engl J Med 1992;327(10): 669-77.

Remes J, Miettinen H, Reunanen A, et al. Validity of clinical diagnosis of heart failure in primary health care. Eur Heart J 1991;12(3):315-21.

Schocken DD, Arrieta MI, Leaverton PE, Ross EA. Prevalence and mortality rate of congestive heart failure in the United States. J Am Coll Cardiol 1992;20(2):301-6.

The Acute Infarction Ramipril Efficacy (AIRE) Study Investigators. Effect of ramipril on mortality and morbidity of survivors of acute myocardial infarction with clinical evidence of heart failure. Lancet 1993;342(8875):821-8.

Troughton RW, Frampton CM, Yandle TG, Espiner EA, Nicholls MG, Richards AM. Treatment of heart failure guided by plasma aminoterminal brain natriuretic peptide (N-BNP) concentrations. Lancet 2000 Apr 1;355(9210):1126-30.

Turnbull F; Blood Pressure Lowering Treatment Trialists' Collaboration. Effects of different blood-pressure-lowering regimens on major cardiovascular events: results of prospectively-designed overviews of randomised trials. Lancet 2003;362:1527-35.

Voors AA, Gilst WH van, Veldhuisen DJ van. Beta-blocking drugs indicated in patients with heart failure. Ned Tijdschr Geneeskd 2003;147:2457-9.

Yusuf S, Sleight P, Pogue J, Bosch J, Davies R, Dagenais G. Effects of an angiotensin-converting-enzyme inhibitor, ramipril, on cardiovascular events in high-risk patients. The Heart Outcomes Prevention Evaluation Study Investigators. New Engl J Med 2000 Jan 20;342(3):145-53.

21 Prognose van hartfalen

R.J. Hassink en J.H. Kirkels

Na het lezen van dit hoofdstuk kunt u de prognose van patiënten met hartfalen beter inschatten. De effecten van de onderliggende etiologie en de aanwezige comorbiditeit worden verduidelijkt.

21.1 Inleiding

Het bepalen van de prognose van een patiënt met hartfalen is niet gemakkelijk. Vele factoren spelen hierbij een rol. In de eerste plaats beïnvloeden de onderliggende etiologie van de ziekte en de mogelijkheden voor behandeling het beloop van het ziekteproces. Ook klinische variabelen zoals leeftijd, geslacht en comorbiditeit bepalen echter het risico op mortaliteit en morbiditeit, evenals de 'biochemische en neurohumorale status' van de patiënt, zijn inspanningstolerantie en de elektrische en anatomische kenmerken van het hart. Daarbij komt dat niet elke risicofactor continu aanwezig is, maar kan variëren in de tijd. De ene factor speelt ook een belangrijkere rol in de prognose dan de andere. De relatieve bijdrage aan de prognose moet dus per factor worden gewogen. Dit alles maakt het niet eenvoudig, zo niet onmogelijk, om alle variabelen in één model onder te brengen, dat leidt tot een risicoscore dan wel prognose van de patiënt met hartfalen.

Het bepalen van de prognose van een patiënt met hartfalen is niet eenvoudig, aangezien het een multifactoriële aandoening betreft waarop patiëntenkarakteristieken, etiologie en comorbiditeit van invloed zijn.

De opstellers van het 'Seattle Heart Failure Model' hebben door middel van retrospectieve analyse de voorspellers van mortaliteit van hartfalen berekend van 1125 patiënten met hartfalen in het PRAISE-onderzoek. Hieruit werd een multivariaat risicomodel afgeleid met 25 variabelen. Met behulp van een calculator kan de één-, twee- en vijfjaarsoverleving worden geschat. Aan de hand van vijf aanvullende cohorten met in totaal 9942 patiënten met hartfalen werd het model gevalideerd. Hieruit bleek dat het model goed werkte. Zoals bij ieder risicoscoremodel betreft het hier een extrapolatie van gegevens uit relatief kleine populaties patiënten naar de gehele groep mensen met hartfalen. Tot op heden is deze calculator, die op internet te vinden is (www.seattleheartfailuremodel.org), een instrument voor het schatten van de absolute kans op overlijden van een patiënt met hartfalen.

Aaronson en collega's ontwikkelden een eenvoudiger model, waarmee aan de hand van zeven variabelen (ischemisch/niet-ischemisch hartfalen, hartfrequentie in rust, linkerventrikelejectiefractie, gemiddelde bloeddruk, QRS > 120 msec, piek VO_2, [Na]) de kans op overlijden dan wel de noodzaak tot harttransplantatie kan worden geschat bij patiënten met eindstadium hartfalen.

Hartfalen, onafhankelijk van de oorzaak, gaat gepaard met een hoge mortaliteit. De gegevens van de Echocardiographic Heart of England Screening Study (ECHOES) tonen een vijfjaarsmortaliteit van 38% bij patiënten met hartfalen zonder verminderde linkerventrikel systolische functie en zelfs 47% bij patiënten met hartfalen en een verminderde linkerventrikelejectiefractie (LVEF). Dit is een mortaliteit van 9% per jaar, zes keer zo hoog als in de algemene bevolking.

In de 'Rotterdam Study' was de mediane overleving van patiënten gediagnosticeerd met hartfalen 2,1 jaar. De cumulatieve overleving na dertig dagen betrof 86%, na één jaar 63%, na twee jaar 51% en na vijf jaar 35%. Na exclusie van de patiënten die in de eerste dertig dagen na de diagnose overleden, was de cumulatieve overleving na één, twee en vijf jaar respectievelijk 73%, 59% en 41%.

Terwijl de mortaliteit en ook morbiditeit van hartfalen over het algemeen uitgebreid zijn bestudeerd en beschreven, is weinig informatie beschikbaar omtrent de relatie tussen de etiologie van het hartfalen en de prognose. De gegevens die we hebben, zoals uit het Framingham-cohort, zijn gedateerd en daardoor niet meer op de huidige situatie van toepassing, gezien de ontwikkeling van nieuwe behandelstrategieën. Recente literatuur die een onderscheid maakt naar etiologie van hartfalen en prognose is schaars. Hierna volgen enkele gegevens. Daarna wordt ingegaan op een aantal belangrijke individuele factoren die bij hartfalen van prognostische invloed zijn. De – medicamenteuze – behandeling van hartfalen en de invloed hiervan op de prognose vallen buiten het bestek van dit hoofdstuk.

21.2 Prognose van hartfalen onderverdeeld naar etiologie

In een recent gepubliceerde Deense studie van Pecini et al. wordt de mortaliteit gerapporteerd van ruim 3000 patiënten, achtereenvolgens opgenomen in het ziekenhuis vanwege hartfalen. Het betreft de tot nog toe grootste studie naar de prognose van hartfalen onderverdeeld naar etiologie. In totaal overleden 1660 patiënten (54%) gedurende een mediane follow-up van 4,5 jaar. Multivariate analyse toonde dat een aantal factoren van invloed was op de mortaliteit: leeftijd, diabetes mellitus, COPD, eerder CVA, LVEF, body mass index en de etiologie van het hartfalen. De invloed van de etiologie op de prognose van hartfalen werd gecorrigeerd voor leeftijd en andere variabelen die mede op de prognose van invloed zijn. Hierna wordt de prognose van hartfalen per etiologie besproken.

> Patiënten met hartfalen op basis van coronairlijden en een ejectiefractie onder de 30% hebben verreweg de slechtste prognose, terwijl patiënten met hypertensiegerelateerd hartfalen juist een gunstigere prognose hebben dan de overige patiënten met hartfalen.

21.2.1 Coronarialijden

Coronarialijden was de belangrijkste oorzaak van hartfalen in de studie van Pecini. Bij ruim 42% van de patiënten met hartfalen was hiervan sprake. Patiënten met in de voorgeschiedenis een myocardinfarct, coronaire revascularisatie of anginneuze klachten en op ECG of echocardiogram aanwijzingen voor infarcering werden geïncludeerd. In deze groep patiënten bleek de ejectiefractie van de linkerkamer (LVEF) van groot belang. Hoe lager de LVEF, hoe hoger de mortaliteit. Patiënten met hartfalen op basis van coronarialijden en een LVEF van minder dan 30% hadden de slechtste prognose van alle mensen met hartfalen, oplopend tot een mortaliteit van bijna 75% na vijf jaar, terwijl patiënten uit dezelfde groep met een LVEF boven de 30% een betere prognose hebben (vijfjaarsmortaliteit ongeveer 45%) dan patiënten met hartfalen op basis van kleplijden, een dilaterende cardiomyopathie of onbekende oorzaak.

Ook in de CHARM-studie wordt de invloed van LVEF op de prognose benadrukt. Patiënten met een lagere LVEF bevonden zich in een hogere New York Heart Association klasse. Het relatieve risico op overlijden steeg met 39% voor iedere 10% daling in LVEF, in het geval van een LVEF van minder dan 45%.

21.2.2 Hypertensie

Na coronarialijden was in de studie van Pecini hypertensie de belangrijkste (bekende) oorzaak van hartfalen: 13,9% van alle patiënten. Deze groep patiënten had de beste prognose. De mortaliteit betrof hier ruim 40% na vijf jaar (zie ook paragraaf 21.3).

21.2.3 Kleplijden

In totaal werden 291 patiënten met kleplijden geïncludeerd (9,5% van de onderzoekspopulatie). Bij 47% was sprake van aortakleplijden, bij 53% van mitraliskleplijden. De groep patiënten met kleplijden had de hoogste absolute mortaliteit gedurende de eerste twee jaar vergeleken met de overige etiologieën. Bijna 30% overleed het eerste jaar van follow-up, ruim 21% van de patiënten in het daaropvolgende jaar. De vijfjaarsmortaliteit was ruim 60%.

21.2.4 Dilaterende cardiomyopathie

Bij 7,9% van de door Pecini bestudeerde patiënten met hartfalen was sprake van een dilaterende cardiomyopathie. Routineonderzoek, waaronder het uitsluiten van coronarialijden bij deze patiënten met een gedilateerde linkerventrikel, bracht geen verklaring van de afwijkingen aan het licht. De vijfjaarsmortaliteit was ruim 60%, evenveel als de mortaliteit bij patiënten met hartfalen ten gevolge van kleplijden.

21.2.5 Andere oorzaken van hartfalen

Patiënten met atriumfibrilleren en een beperkt aantal patiënten met een zeldzame oorzaak van hartfalen, waaronder stapelingsziekten, werden in deze groep ondergebracht. In totaal betrof het 11,5% van de ruim 3000 patiënten. De vijfjaarsmortaliteit was 45%. Gezegd moet worden dat het hier echter gaat om een zeer heterogene populatie patiënten, van wie de prognose onderling zeer kan verschillen. Patiënten met, bijvoorbeeld, amyloïdose hebben een veel slechtere prognose (zie ook paragraaf 21.7).

21.2.6 Onbekende of gemengde oorzaak

Bijna 15% van de patiënten met hartfalen werd ingedeeld in de groep met onbekende of gemengde etiologieën. Ofwel er kon na uitvoerig diagnostisch onderzoek geen etiologie worden gevonden, ofwel er was sprake van verschillende etiologieën (bijvoorbeeld een status na een myocardinfarct bij een patiënt met tevens hypertensie) zonder dat één van deze een duidelijk dominante oorzakelijke rol speelde. Deze groep patiënten had een overall mortaliteit na vijf jaar van 55% en scoorde daarmee een iets betere prognose dan patiënten met kleplijden, dilaterende cardiomyopathie en de combinatie coronarialijden en een slechte LVEF.

21.2.7 Myocarditis

Er is weinig literatuur beschikbaar die gegevens rapporteert betreffende de prognose van patiënten met hartfalen ten gevolge van myocarditis. Over het algemeen geldt dat de prognose goed is voor patiënten met een 'fulminant' verlopende maar kort (uren tot enkele dagen) bestaande myocarditis (7% mortaliteit na elf jaar). Veelal is voor een gunstige prognose ondersteunende therapie en het gebruik van corticosteroïden in deze situaties wel noodzakelijk. Zodra sprake is van hartfalen in combinatie met een gedilateerde linkerventrikel, ventriculaire ritmestoornissen, AV-geleidingsstoornissen of afwezige reactie op ondersteunende therapie, is de prognose slechter. Absolute prognostische getallen zijn niet beschikbaar. Wanneer sprake is van reuscelmyocarditis of eosinofiele myocarditis is de prognose slecht.

21.3 Prognose van hartfalen bij een behouden linkerventrikel systolische functie

Het aantal studies naar de prognose van hartfalen bij patiënten met een behouden linkerventrikel systolische functie (diastolisch hartfalen) is beperkt. Bovendien zijn geen grote studies voorhanden die een belangrijke en gunstige invloed laten zien van (medicamenteuze) behandeling op de prognose van deze patiënten met hartfalen. Toch is bij circa 50% van de patiënten met hartfalen sprake van een behouden linkerventrikel systolische functie, met name bij ouderen boven de 70 jaar. Het betreft hier relatief vaak (oudere) vrouwen, zonder coronarialijden maar met hypertensie, die minder symptomatisch zijn dan patiënten met 'systolisch hartfalen'. In de Helsinki Aging Study betrof de vierjaarsmortaliteit van patiënten met diastolisch hartfalen 43%, vergeleken met 54% bij de patiënten met systolisch hartfalen. In de Cardiovascular Health Study was de gerapporteerde zesjaarsmortaliteit van patiënten met diastolisch hartfalen 45%. In de Framingham Heart Study was sprake van een jaarlijkse mortaliteit van 8,7% vergeleken met 3% in de controlegroep. Patiënten met gecombineerd systolisch en diastolisch hartfalen hadden zelfs een viervoudige mortaliteitstoename vergeleken met controlepatiënten. De mediane overleving van patiënten met diastolisch hartfalen was 7,1 jaar, vergeleken met 4,3 jaar bij patiënten met systolisch hartfalen.

De wat oudere Olmsted County Incident Case Study toont aan dat ook wat betreft ziekenhuisopnamen patiënten met hartfalen en een behouden linkerventrikel systolische functie een betere prognose hebben dan patiënten met een systolische disfunctie. Van die laatste groep werd 10% van de patiënten nooit opgenomen, 41% één keer en 49% twee keer, vergeleken met respectievelijk 24%, 51% en 25% van de patiënten met diastolisch hartfalen, wat significant minder ziekenhuisopnamen impliceerde.

21.4 Verschil tussen man en vrouw in de prognose van hartfalen

> Er lijkt geen verschil te bestaan tussen de prognose van hartfalen bij mannen en vrouwen. Men vergelijkt echter appels met peren, omdat er grote verschillen bestaan tussen de groepen.

De beschikbare literatuur over het verschil tussen man en vrouw in de prognose van hartfalen is schaars. In een prospectieve studie, waarin patiënten werden geïncludeerd die voor de eerste maal vanwege hartfalen in het ziekenhuis werden opgenomen, bestond tussen mannen en vrouwen geen verschil in vijfjaarsmortaliteit: respectievelijk 41% en 39%. De geïncludeerde vrouwen waren echter ouder, hadden een hogere prevalentie van hypertensie en nierinsufficiëntie en een lagere prevalentie van coronarialijden vergeleken met de mannelijke patiënten. Dit heeft uiteraard consequenties voor de prognose. Bovendien werd geen uitspraak gedaan over de rol van de etiologie van het hartfalen in de prognose voor de mannelijke en vrouwelijke patiënten. Bij de vrouwen was, zoals te verwachten, de prevalentie van hartfalen met behouden linkerventrikel systolische functie hoger dan bij de mannen. Ook in de Rotterdam Study werd geen verschil gezien in prognose tussen vrouwen en mannen met hartfalen.

De beschikbare literatuur die de prognose van hartfalen vergelijkt tussen mannen en vrouwen is niet eenduidig. De ene studie meldt dat mannen met een lage LVEF (< 30%) een slechtere prognose hebben dan vrouwen, terwijl vrouwen en mannen met een LVEF boven de 30% een vergelijkbare prognose hebben. In de CHARM-studie werd vermeld dat vrouwen met hartfalen onafhankelijk van onderliggende etiologie en LVEF een significant betere prognose hebben met betrekking tot mortaliteit en morbiditeit. In een mediane follow-up van 38 maanden overleed 21,5% van de vrouwelijke patiënten tegenover 25,3% van de mannelijke. Van de vrouwen bereikte 30,4% het primaire eindpunt (cardiovasculaire dood en/of opname vanwege hartfalen) tegenover 33,3% van de mannen.

21.5 Inspanningsvermogen en prognose van hartfalen

De inspanningsduur van de patiënt met hartfalen heeft een belangrijke prognostische waarde. Hsich et al. onderzochten 2231 patiënten met een verminderde linkerventrikel systolische functie. Zij ondergingen allen een inspanningstest op een loopband. De inspanningsduur bleek een belangrijke en onafhankelijke voorspeller van overlijden en de kans op harttransplantatie gedurende de follow-up van vijf jaar. De studie van Hsich et al. laat zien dat één minuut toename van de inspanningsduur een relatieve risicoreductie op overlijden veroorzaakt van 7%. Dat komt overeen met onderzoeken die een reductie van 10% tot 25% van de mortaliteit laten zien bij iedere toename van inspanningstolerantie met 1 MET bij patiënten met hartfalen.

Het inspanningsvermogen kan worden gekwantificeerd door het meten van de maximale zuurstofopname (piek VO_2). Uit een retrospectieve analyse van bijna 400 patiënten met hartfalen blijkt dat de piek VO_2 een goede voorspellende parameter is voor de kans op overlijden of noodzaak tot transplantatie. Een nog betere voorspeller is de 'ventilatoire efficiëntie', die bestaat uit de relatie tussen ventilatie (VE; l/min) en CO_2-productie (VCO_2; l/min): de VE/VCO_2-helling. Hoe steiler de helling des te slechter de prognose; in een onderzoek door Bard et al. werd een 9% mortaliteitstoename gevonden wanneer de helling met vijf eenheden toenam. Mogelijk is de relatie tussen zuurstofopname en ventilatie (de 'zuurstofopname-efficiëntiehelling') een nog betere voorspeller van de prognose van patiënten met hartfalen, aangezien deze waarde minder afhankelijk lijkt van de duur van de geleverde inspanning.

21.6 Obesitas, hartfalen en de obesitasparadox

Overgewicht en obesitas zijn geassocieerd met verschillende comorbiditeiten, waaronder hypertensie, type-2-diabetes mellitus, dislipidemie, slaapapnoesyndroom en cardiovasculaire ziekten. Ondanks deze negatieve invloed hebben verschillende onderzoeken gerapporteerd over de 'obesitasparadox'. Patiënten met hartfalen en overgewicht of obesitas zouden een betere prognose hebben dan patiënten zonder overgewicht.

> Bij patiënten met chronisch hartfalen zijn een hogere body mass index (BMI) en een hoger percentage lichaamsvet onafhankelijke voorspellers van overleving.

In een meta-analyse van negen observationele hartfalenstudies (28.209 patiënten) werden patiënten gemiddeld 2,7 jaar vervolgd. Bij patiënten met overgewicht of obesitas kwam overlijden door cardiovasculaire oorzaak vergeleken met patiënten zonder overgewicht veel minder voor (19% versus 40%) dan wel overlijden door welke oorzaak dan ook (16% versus 33%). Ook in een analyse van BMI en 'in-hospital' mortaliteit van 10.8927 gedecompenseerde hartfalenpatiënten was de BMI geassocieerd met een lagere mortaliteit. Iedere toename van BMI met 5% gaf een afname in mortaliteit van 10%.

Excessief lichaamsgewicht heeft dus mogelijk ook protectieve eigenschappen. Adipeuze patiënten hebben wellicht meer metabole reserves, wat een beschermende rol kan spelen bij (eindstadium) hartfalen, waarbij veelal een katabole situatie is opgetreden. Het profiel van circulerende cytokines en de neuro-endocriene activiteit bij adipositas is waarschijnlijk gunstig. Zo is bij zwaardere patiënten de circulerende hoeveelheid ANP lager en mogelijk is de activiteit van het sympathisch zenuwstelsel en renineangiotensinesysteem hoger. Daarnaast hebben patiënten met overgewicht en obesitas vaak een behouden arteriële bloeddruk, wat gunstig kan zijn voor de prognose.

21.7 Atriumfibrilleren en de prognose van hartfalen

> Het ontstaan van atriumfibrilleren gedurende de follow-up van een hartfalenpatiënt, draagt een slechtere prognose met zich mee.

Hartfalen wordt vaak gecompliceerd door atriumfibrilleren (AF), terwijl AF ook hartfalen kan veroorzaken. In een recente studie met 1019 patiënten met hartfalen ten gevolge van een verminderde linkerventrikel systolische functie had bij aanvang 26,4% van de patiënten AF. De mediane follow-up bedroeg een kleine twee jaar. De ongecorrigeerde 'all-cause' mortaliteit was 38% hoger bij patiënten met AF vergeleken met patiënten zonder AF (33% versus 24%). Na correctie voor *baseline* kenmerken was er geen sprake meer van een significante mortaliteitstoename bij patiënten met AF ten opzichte van patiënten zonder AF. Wel bleek sprake van een toename van het relatieve risico van 29% bij de combinatie 'all-cause' mortaliteit en 'all-cause' ziekenhuisopname. Alleen bij vrouwen bleek het bestaan van AF wel significant ongunstig te zijn voor mortaliteit bij hartfalen. Dit gold ook, zo bleek uit subgroepanalyse, voor de combinatie 'AF en een LVEF > 30%', terwijl patiënten met AF en een LVEF < 30% geen verschil lieten zien wat betreft mortaliteit, vergeleken met dezelfde populatie zonder AF. Ook de novo AF, ontstaan tijdens de follow-up, ging gepaard met een slechtere prognose: 94% van hen bereikte tijdens de follow-up het eindpunt 'all-cause' mortaliteit en 'all-cause' ziekenhuisopname tegen 67% bij patiënten met sinusritme.

Bij patiënten met ernstig hartfalen en/of een lage LVEF wordt de prognose waarschijnlijk vooral bepaald door progressief pompfalen, terwijl AF bij patiënten met een hogere LVEF meer tijd heeft voor het ontwikkelen van negatieve invloeden op de uitkomst van deze patiënten. Factoren die ervoor zorgen dat AF kan bijdragen aan een slechtere prognose van patiënten met hartfalen zijn: verlies van atriale bijdrage aan de vulling van de ventrikels, het veroorzaken van een niet-fysiologische hartfrequentie en een toegenomen risico op trombo-embolische complicaties. Onduidelijk is of het bestaan van AF direct progressie van hartfalen bevordert of dat AF een marker is voor de ernst van het hartfalen. Bovendien zou het kunnen zijn dat (negatief-inotrope en proaritmische) bijwerkingen van antiaritmische medicatie een negatieve invloed hebben op de prognose van hartfalen. De precieze wisselwerking tussen het bestaan van AF en (de prognose van) hartfalen is onderwerp van huidig onderzoek.

21.8 Anemie en de prognose van hartfalen

Anemie is geassocieerd met een slechtere prognose bij patiënten met hartfalen. Net als het bestaan van AF is onduidelijk of de aanwezigheid van anemie bij patiënten met hartfalen een marker is van de ernst van het hartfalen, of dat het (ook) bijdraagt aan progressie van de ziekte. Als dit laatste het geval is, zou behandeling van de anemie kunnen bijdragen aan verbetering van de prognose. Uit een studie door Tang et al. blijkt dat persisterende of de novo anemie bij patiënten met hartfalen een verhoogd mortaliteitsrisico geeft. Anemie kwam voor bij ruim 17% van 6159 patiënten met chronisch en stabiel hartfalen. Na zes maanden follow-up was sprake van de novo anemie bij 16% van de patiënten, terwijl bij 43% van de patiënten met anemie bij aanvang van de studie het hemoglobinegehalte spontaan was genormaliseerd. Een significant hogere mortaliteit was aanwezig bij patiënten met persisterende anemie (58% versus 31%) en incidentele anemie (45% versus 31%), vergeleken met patiënten zonder anemie na zes maanden, inclusief de patiënten bij wie de anemie spontaan verdween. Of ook behandeling van de anemie met bijvoorbeeld ijzersuppletie of erytropoëtine-injecties de prognose van patiënten met hartfalen verbetert, wordt momenteel uitvoerig onderzocht. Fase-2-onderzoek met darbepoëtine bij hartfalenpatiënten heeft aangetoond dat dit het hemoglobinegehalte verhoogt, hartfalensymptomen verlicht, de inspanningstolerantie verbetert en mortaliteit verlaagt met een relatieve risicoreductie van 33%. Een recent gepubliceerde meta-analyse toont dat de behandeling van anemie weliswaar symptomen verlicht maar de mortaliteit niet belangrijk beïnvloedt. Deze effecten zijn tevens onderwerp van onderzoek in de lopende RED-HF trial (Reduction in Events with Darbepoetin alfa in Heart Failure), een dubbelblind, gerandomiseerd onderzoek onder 3400 patiënten met anemie en NYHA-klasse II tot IV systolisch hartfalen.

21.9 Nierinsufficiëntie en de prognose van hartfalen

Het vóórkomen van nierinsufficiëntie is een belangrijke en onafhankelijke voorspeller van de prognose van hartfalen (zie ook hoofdstuk 14). In een cohort van 754 patiënten met hartfalen had 16% van de patiënten een klaring van < 30 ml/min en 40% van de patiënten een klaring tussen 30 en 59 ml/min. Tijdens een mediane follow-up van een kleine drie jaar overleed 37% van de patiënten. Bij patiënten met zowel systolisch als diastolisch hartfalen was de mortaliteit geassocieerd met de mate van nierinsufficiëntie. Het relatieve risico op éénjaarsmortaliteit bij patiënten met een klaring < 30 ml/min was 150% hoger dan bij patiënten met een klaring > 90 ml/min, terwijl dit verschil 70% was in het nadeel van patiënten met een klaring tussen 30 en 60 ml/min vergeleken met de groep van > 90 ml/min.

> Iedere afname van de klaring met 1 ml/min ging gepaard met 1% toename in éénjaarsmortaliteit.

De verslechterde prognose bij nierinsufficiëntie blijft ook bestaan als gecorrigeerd wordt voor anemie. Net als bij anemie kan het bestaan van nierinsufficiëntie een marker zijn van de ernst van het hartfalen evenals een mediator van de progressie van de ziekte. Dat nierinsufficiëntie ook een rol kan spelen bij de progressie van het hartfalen blijkt uit het feit dat de cardiale functie vaak verbetert bij patiënten met hartfalen die een niertransplantatie ondergaan vanwege een primaire nierziekte. Nierinsufficiëntie kan dus zowel een uiting zijn van (de ernst van het) hartfalen als een causale rol spelen in het ontstaan en ontwikkelen van hartfalen. Het spreekt voor zich dat daarom zowel het diagnosticeren als het optimaal behandelen van cardiale en renale disfunctie bij patiënten met hartfalen van eminent belang is voor de beste prognose van deze patiënten.

21.10 BNP en hartfalen

We weten nu dat patiënten met hartfalen een verhoogd risico hebben op hospitalisatie en overlijden. Over de prognose van patiënten met risicofactoren voor hartfalen of structurele cardiale afwijkingen maar zonder manifest hartfalen zijn veel minder gegevens bekend. Een recente studie toont dat in deze groep patiënten de hoogte van het BNP een voorspellende waarde kan hebben. Een hoge (> 100 ng/l) BNP-concentratie bij patiënten zonder symptomatisch hartfalen is geassocieerd met een slechte prognose, die vergelijkbaar is met die van patiënten met hartfalen en een lage BNP-waarde. Van de patiënten zonder hartfalen maar met een hoog BNP overleed 4% binnen één jaar, terwijl 7% manifest hartfalen ontwikkelde. Patiënten met hartfalen en een hoog BNP hadden de slechtste prognose: 10% overleed binnen één jaar.

Een systematische review van negentien studies met patiënten met hartfalen had al eerder aangetoond dat een stijging van het BNP met 100 ng/l correspondeerde met een 35% toename in relatief overlijdensrisico.

Al met al kan geconcludeerd worden dat bij hartfalen zo veel factoren een rol spelen dat het vrijwel onmogelijk is om een betrouwbare prognose te geven aan een patiënt. De onderliggende etiologie speelt hierbij een rol, maar ook andere individuele factoren dragen bij aan de uitkomst. De hiervoor genoemde sekseverschillen, de mate van de inspanningstolerantie en het vóórkomen van adipositas, atriumfibrilleren, anemie en nierinsufficiëntie zijn slechts een aantal voorbeelden. Deze dragen individueel of in interactie met elkaar en in verschillende mate bij aan de mortaliteit en morbiditeit van de patiënt.

Literatuur

Aaronson KD, Schwartz JS, Chen TM, Wong KL, Goin JE, Mancini DM. Development and prospective validation of a clinical index to predict survival in ambulatory patients referred for cardiac transplant evaluation. Circulation 1997;95:2660-7.

Abraham W, Klapholz M, Anand I, et al. The effect of darbepoetin alfa treatment on clinical outcomes in anemic patients with symptomatic heart failure: a preplanned pooled analysis of two randomized, double-blind placebo-controlled trials. Eur J Heart Fail 2006;27:166-7.

Al-Ahmad A, Rand WM, Manjunath G, et al. Reduced kidney function and anemia as risk factors for mortality in patients with left ventricular dysfunction. J Am Coll Cardiol 2001;38:955-62.

Bard RL, Gillespie BW, Clarke NS, Egan TG, Nicklas JM. Determining the best ventilatory efficiency measure to predict mortality in patients with heart failure. J Heart Lung Transplant 2006;25:589-95.

Burt RJ, Gupta-Burt S, Suki WN, et al. Reversal of left ventricular dysfunction after renal transplantation. Ann Intern Med 1989;111: 635-40.

Corell P, Gustafsson F, Schou M, Markenvard J, Nielsen T, Hildebrandt P. Prevalence and prognostic significance of atrial fibrillation in outpatients with heart failure due to left ventricular systolic dysfunction. Eur J Heart Fail 2007;9:258-65.

Daniels LB, Clopton P, Jiang K, Greenberg B, Maisel AS. Prognosis of stage A or B heart failure patients with elevated B-type natriuretic peptide levels. J Card Fail 2010;16:93-8.

Doust JA, Pietrzak E, Dobson A, Glasziou P. How well does B-type natriuretic peptide predict death and cardiac events in patients with heart failure: systematic review. BMJ 2005;330:625.

Fonarow GC, Srikanthan P, Costanzo MR, et al. An obesity paradox in acute heart failure: analysis of body mass index and inhospital mortality for 108,927 patients in the acute decompensated heart failure national registry. Am Heart J 2007;153:74-81.

Gottdiener JS, McClelland RL, Marshall R, et al. Outcome of congestive heart failure in elderly persons: influence of left ventricular systolic function. The Cardiovascular Health Study. Ann Intern Med 2002;137:631-9.

Hsich E, Gorodeski EZ, Starling RC, Blackstone EH, Ishwaran H, Lauer MS. Importance of treadmill exercise time as an initial prognostic screening tool in patients with systolic left ventricular dysfunction. Circulation 2009;119:3189-97.

Jin B, Luo X, Lin H, Li J, Shi H. A meta-analysis of erythropoiesis-stimulating agents in anaemic patients with chronic heart failure. Eur J Heart Fail 2010;12:249-53.

Kupari M, Lindroos M, Iivanainen AM, et al. Congestive heart failure in old age: prevalence, mechanisms and 4-year prognosis in the Helsinki Ageing Study. J Intern Med 1997;241:387-94.

Lavie CJ, Milani RV, Ventura HO. Obesity and cardiovascular disease: risk factor, paradox, and impact of weight loss. J Am Coll Cardiol 2009;53:1925-32.

Martínez-Sellés M, García Robles JA, Prieto L, Domínguez Muñoa M, Frades E, Díaz-Castro O, Almendral J. Systolic dysfunction is a predictor of long term mortality in men but not in women with heart failure. Eur Heart J 2003;24:2046-53.

McAlister FA, Ezekowitz J, Tonelli M, Armstrong PW. Renal insufficiency and heart failure: prognostic and therapeutic implications from a prospective cohort study. Circulation 2004;109:1004-9.

Parikh MN, Lund LH, Goda A, Mancini D. Usefulness of peak exercise oxygen consumption and the heart failure survival score to predict survival in patients > 65 years of age with heart failure. Am J Cardiol 2009;103:998-1002.

Pecini R, Møller DV, Torp-Pedersen C, Hassager C, Køber L. Heart failure etiology impacts survival of patients with heart failure. Int J Cardiol 2010 Feb 27 [Epub ahead of print].

Rusinaru D, Mahjoub H, Goissen T, Massy Z, Peltier M, Tribouilloy C. Clinical features and prognosis of heart failure in women. A 5-year prospective study. Int J Cardiol 2009;133:327-35.

Tang WHW, Tong W, Jain A, Francis GS, Harris CM, Young JB. Evaluation and long-term prognosis of new-onset, transient, and persistent anemia in ambulatory patients with chronic heart failure. J Am Coll Cardiol 2008;51:569-76.

22 Hartfalen: medication at a glance

B.T.J. Meursing

In dit hoofdstuk worden de verschillende medicatiegroepen en de individuele medicaties besproken, hun bijwerkingen genoemd, de beschikbare dosering en eventuele voorzorgsmaatregelen vermeld. Grote gedeelten zijn overgenomen uit het *Farmacotherapeutisch Kompas* (http://www.fk.cvz.nl). Her en der heeft de auteur doseringen aangepast en specifieke waarschuwingen naar voren gehaald of juist weggelaten, omdat dit voor de betreffende groep patiënten naar zijn inzicht belangrijk is.

Diuretica (kaliumverliezend)

Bumetanide Tabletten [diverse fabrikanten]
  Tablet 1 mg, 2 mg, 5 mg.

Burinex [Leo Pharma bv]
  Injectievloeistof 0,5 mg/ml; ampul 4 ml.

Advies

Van de lisdiuretica is bumetanide een goede keus. Het belangrijkste indicatiegebied ligt bij de behandeling van oedemen. Indien piekdiurese moet worden vermeden, gaat de voorkeur uit naar een thiazidediureticum. Echter, voor oedemen veroorzaakt door statische factoren komen diuretica niet in aanmerking.
  Eigenschappen: lisdiureticum. De diuretische werking van 1 mg bumetanide komt ongeveer overeen met die van 40 mg furosemide. Gestoorde nierfunctie vermindert de werking. *Werking*: oraal na 30-60 min, i.v. binnen enkele minuten. *Werkingsduur*: oraal 4-6 uur, i.v. 2-3 uur. *Indicaties*: asthma cardiale

en oedeem door hartfalen, levercirrose en nefrotisch syndroom. Intoxicaties waarbij geforceerde diurese is gewenst (zoals bij salicylaten of barbituraten).

Contra-indicaties: verstoring van de elektrolytenbalans. Anurie. Acute nefritis.

Bijwerkingen: verstoring van de water- en elektrolytenbalans, met name bij hoge dosering en natriumbeperkt dieet, kan snel leiden tot dehydratie, hypokaliëmie, hypomagnesiëmie, hypocalciëmie, hyponatriëmie en hypochloremie. Symptomen hiervan kunnen zijn: hoofdpijn, duizeligheid, hypotensie, spierkrampen, zwakte, dorst, droge mond, en soms visusstoornissen en verwardheid. Andere bijwerkingen zijn: hyperurikemie, soms leidend tot acute jichtaanval, hyperglykemie, maag-darmstoornissen, pancreatitis en icterus. Er zijn meer bijwerkingen dan hier vermeld (zie literatuur).

Interacties: diuretica kunnen de lithiumexcretie verminderen, hetgeen kan leiden tot een verhoogde (toxische) lithiumspiegel. Door indometacine en vermoedelijk ook andere prostaglandinesynthetaseremmers neemt het diuretisch effect af.

Waarschuwingen en voorzorgen: bij langdurige therapie, hoge dosering, digoxinegebruik, pre-existent leverlijden, diarree, kaliumverlies door nierziekten of hyperaldosteronisme verdient het aanbeveling regelmatig de serumelektrolyten te controleren en zo nodig het serumkaliumgehalte te corrigeren. Bij bestaande of latente diabetes mellitus is in het begin van de therapie regelmatig controle van de bloedglucosewaarden vereist.

> 1 mgr Bumetanide is equipotent aan 40 mgr furosemide.

Dosering bumetanide

Volwassenen: oraal: 's ochtends ½-1 mg; bij onvoldoende effect deze dosis iedere 6-8 uur herhalen. In hardnekkige gevallen mag hoger worden gedoseerd, echter zelden zal > 20 mg per dag nodig zijn; de onderhoudsdosering dient wel zo mogelijk lager te zijn dan de aanvangsdosering. Bij nierinsufficiëntie of onvoldoende respons: 2-5 mg, 1-4×/dag. Vooral in spoedeisende situaties is parenterale toediening aangewezen (een i.v. injectie langzaam toedienen in ca. 2 min): gebruikelijke dosering 0,5-1 mg i.m. of i.v., zo nodig herhalen na 20 min.

Acute situaties (zoals longoedeem), volwassenen: 2 mg i.v.; zo nodig 2-3× herhalen met tussenpozen van 20 min. Bij nierinsufficiëntie: 2-5 mg i.v. (eventueel in 500 ml infusievloeistof, toe te dienen in 30-60 min); zo nodig na 6-8 uur herhalen.

Aan 100 ml infusievloeistof mag maximaal 10 mg bumetanide worden toegevoegd.

ChloortalidonTabletten [diverse fabrikanten]
Tablet 12,5 mg, 25 mg, 50 mg.

Tal van combinatiepreparaten beschikbaar met ACE-remmer, AT2-antagonist, bètablokkerende medicatie.

Advies

Bij de behandeling van hypertensie met geneesmiddelen gaat op grond van effectiviteit (aangetoonde verbetering van de prognose) en prijs in eerste instantie de voorkeur uit naar monotherapie met een thiazidediureticum. Ervaring heeft uitgewezen dat vaak met lage dosering van 12,5-25 mg chloortalidon of hydrochloorthiazide per dag kan worden uitgekomen. Bij de behandeling van oedemen gaat de voorkeur uit naar een lisdiureticum vanwege de snelle en kortdurende werking. Wanneer piekdiurese moet worden vermeden, komen thiazidediuretica in aanmerking.

> Diuretica doen symptomen snel verlichten, zij hebben veel minder effect op de prognose.

Eigenschappen: diureticum, verwant aan thiazideverbindingen, dat zijn werking uitoefent in de distale tubulus. *Werking*: na 2-3 uur, max. na 4-24 uur (diurese); 3-4 dagen, max. na 2-4 weken (bloeddrukdaling). *Werkingsduur*: 2-3 dagen (diurese).
Indicaties: hypertensie. Oedeem bij levercirrose en nefrotisch syndroom. Hartfalen klasse II of III bij een creatinineklaring > 30 ml/min. Profylaxe van kalkhoudende concrementen in de urine, bij idiopathische hypercalciurie (renale diabetes insipidus).
Contra-indicaties: levercirrose met ascites en elektrolytverschuivingen. Overgevoeligheid voor sulfonamidederivaten. Relatief: ernstige nierinsufficiëntie (creatinineklaring < 30 ml/min.). Prerenale (cardiogene) nierinsufficiëntie.
Bijwerkingen: inherent aan de farmacologische werkzaamheid: verstoring van de water- en elektrolytenbalans (m.n. hypokaliëmie; verder hyponatriëmie, hypomagnesiëmie, hypercalciëmie, hypochloremische alkalose en dehydratie). Hiermee samenhangende symptomen zijn droge mond, moeheid en spierkrampen. Er zijn meer bijwerkingen dan hier vermeld (zie literatuur).
Interacties: de renale lithiumklaring neemt af door toegenomen terugresorptie in de tubulus; verlaging van de lithiumdosis kan nodig zijn. De werking van insuline en orale antidiabetica kan worden geantagoneerd. Hypokaliëmie (intra- en extracellulair) versterkt de toxiciteit van hartglycosiden en van geneesmiddelen die het QT-interval verlengen en zou de gevoeligheid voor spierrelaxantia kunnen doen toenemen.
Waarschuwingen en voorzorgen: periodiek dienen serumelektrolytconcentraties, met name van kalium, te worden gecontroleerd. Voorzichtigheid is geboden bij jicht in de anamnese. Bij diabetes mellitus is extra controle van bloedglucosewaarden, bij hyperlipidemie van serumlipiden aangewezen.

Dosering chloortalidon

Hartfalen: begindosering 12,5 mg per dag; als onderhoudsdosering de laagst mogelijk effectieve dosering: 12,5-50 mg per dag.

Hypertensie: begindosering 12,5 mg per dag; onderhoudsdosering 12,5-50 mg, in de regel 25 mg per dag.

FurosemideInjecties/Tabletten [diverse fabrikanten]
Concentraat voor infusievloeistof 10 mg/ml; ampul 25 ml.
Injectievloeistof 10 mg/ml; ampul 2 ml, 4 ml.
Tablet 20 mg, 40 mg.

Lasiletten [Sanofi-Aventis]
Tablet 20 mg.

Lasix [Sanofi-Aventis]
Capsule met gereguleerde afgifte 'Retard' 60 mg.
Concentraat voor infusievloeistof 10 mg/ml; ampul 25 ml.
Injectievloeistof 10 mg/ml; ampul 2 ml, 4 ml.
Tablet 40 mg en tablet van 500 mg (twee breukgleuven, dus 125, 250 en 500 mg mogelijk).

Advies

Van de lisdiuretica is furosemide een goede keus. Het belangrijkste indicatiegebied ligt bij de behandeling van oedemen. Echter, voor oedemen veroorzaakt door statische factoren komen diuretica niet in aanmerking.

Bij de behandeling van chronisch hartfalen gaat de voorkeur uit naar een lisdiureticum vanwege de snelle en kortdurende werking. De retardvorm is hiervoor niet geschikt. Als piekdiurese dient te worden vermeden, kan men kiezen tussen de thiazidediuretica en Lasix Retard.

Eigenschappen: lisdiureticum. *Diuretische werking*: inj. binnen enkele min., tabl. binnen ½-1 uur, retardcapsule 2-3 uur. Geeft ook venodilatatie waardoor het verlichtende effect bij acuut longoedeem versterkt wordt. *Werkingsduur*: inj. 2-3 uur, tabl. dosisafhankelijk en afhankelijk van hoeveelheid oedeem 4-8 uur, retardcapsule 24 uur.

Indicaties: asthma cardiale en oedeem ten gevolge van hartfalen, levercirrose en nefrotisch syndroom.

Contra-indicaties: acute glomerulonefritis of acute nierinsufficiëntie. Anurie. Precoma, coma hepaticum.

Bijwerkingen: verstoring van de water- en elektrolytenbalans, met name bij hoge dosering en natriumbeperkt dieet, kan snel leiden tot dehydratie, hypokaliëmie, hypomagnesiëmie, hypocalciëmie, hyponatriëmie en hypochloremie. Symptomen hiervan kunnen zijn: duizeligheid, hypotensie, spierkrampen, zwakte, soms visusstoornissen en verwardheid. Daarnaast kunnen optreden: hyperurikemie, soms leidend tot acute jichtaanval, verminderde glucosetolerantie (m.n. bij bestaande diabetes mellitus), maag-darmstoornissen, pancreatitis en icterus. Er zijn meer bijwerkingen dan hier vermeld (zie literatuur).

Interacties: een verhoogde kaliumexcretie kan leiden tot toegenomen toxiciteit van digoxine en van geneesmiddelen die het QT-interval verlengen. Diuretica kunnen de lithiumexcretie verminderen, hetgeen kan leiden tot een verhoogde (toxische) lithiumspiegel. Door indometacine en vermoedelijk ook andere prostaglandinesynthetaseremmers neemt het diuretisch effect af. Er zijn meer interacties dan hier vermeld (zie literatuur).

Waarschuwingen en voorzorgen: bij langdurige therapie, hoge dosering, digoxinegebruik, pre-existent leverlijden, diarree en kaliumverlies door nierziekten of hyperaldosteronisme verdient het aanbeveling regelmatig de serumelektrolyten te controleren en zo nodig het serumkaliumgehalte te corrigeren. Bij bestaande of latente diabetes mellitus is in het begin van de therapie regelmatig controle van de bloedglucosewaarden vereist. Nier- en leverfunctie moeten bij langdurig gebruik of bij bestaande nier- of leverfunctiestoornissen regelmatig worden gecontroleerd.

> Hypokaliamia en arthritis urica (jicht), zijn de meest voorkomende bijwerkingen van diuretica.

Dosering furosemide

Bij parenterale toediening gaat de voorkeur uit naar de intraveneuze toediening. De i.v. toediening (injectie en infusie) dient bij een ernstige nierfunctiestoornis de max. snelheid 2,5 mg/min niet te overschrijden.

Niet-acute situaties, volwassenen: oraal: 20-40 mg/dag zo nodig later verhogen tot 80-120 mg per dag. *Bij ouderen* starten met een lage dosering.

Acute situaties: langzaam i.v.: 40 tot 80 mg/dag; in ernstige gevallen 120 mg 1 à 2×/dag; bij acuut longoedeem 80 mg, zo nodig na 20 min. herhalen; indien MDRD < 40 ml aanvangsdosis bij acuut longoedeem 120 mg i.v.; bij geen respons eventueel overstappen op continu intraveneus infuus (10-160 mg/uur; 250 tot 4000 mg/24 uur).

Indien reactie op een van de hoge dosisregimes optreedt en de patiënt gestabiliseerd is, kan eventueel overgegaan worden op orale toediening met de tabletten van 500 mg; deze tabletten hebben twee breukgleuven, zodat doses van 125, 250 en 500 mg mogelijk zijn.

Hydrochloorthiazide Tabletten [diverse fabrikanten]
Tablet 12,5 mg, 25 mg, 50 mg.

Tal van combinatiepreparaten beschikbaar met ACE-remmer, AT2-antagonist, bètablokkerende medicatie.

Advies

Bij de behandeling van hypertensie met geneesmiddelen gaat op grond van effectiviteit (aangetoonde verbetering van de prognose) en prijs in eerste instantie de voorkeur uit naar monotherapie met een thiazidediureticum. Bij de behandeling van de genoemde oedemen gaat de voorkeur uit naar een lisdiureticum vanwege de snelle en kortdurende werking. Wanneer piekdiurese moet worden vermeden, komen thiazidediuretica in aanmerking.

Eigenschappen: thiazidediureticum. *Diuretische werking*: na 1-2 uur, max. na 4 uur. *Werkingsduur*: 10-12 uur.

Indicaties: oedeem door hartfalen. Soms wordt deze medicatie bewust toegevoegd naast een lisdiureticum (zoals bumetanide en furosemide), omdat er een synergistisch effect is.

Contra-indicaties: ernstige nierinsufficiëntie (creatinineklaring < 30 ml/min.). Levercirrose met ascites en elektrolytenverschuivingen. Overgevoeligheid voor sulfonamidederivaten.

Bijwerkingen: inherent aan de farmacologische werkzaamheid: verstoring van de water- en elektrolytenbalans (m.n. hypokaliëmie; verder hyponatriëmie, hypomagnesiëmie, hypercalciëmie, hypochloremische alkalose en dehydratie). Hiermee samenhangende symptomen zijn droge mond, moeheid en spierkrampen. Verder hyperurikemie (zelden leidend tot jicht), verminderde glucosetolerantie. Er zijn meer bijwerkingen dan hier vermeld (zie literatuur).

Interacties: de renale lithiumklaring neemt af door toegenomen terugresorptie in de tubulus; verlaging van de lithiumdosis kan nodig zijn. De werking van insuline en orale antidiabetica kan worden geantagoneerd. Indometacine en mogelijk andere prostaglandinesynthetaseremmers kunnen het diuretisch, natriuretisch en antihypertensief effect verminderen. Er zijn meer interacties dan hier vermeld (zie literatuur).

Waarschuwingen en voorzorgen: periodiek dienen serumelektrolytconcentraties (m.n. van kalium) te worden gecontroleerd en zo nodig gecorrigeerd. Bij diabetes mellitus is extra controle van bloedglucosewaarden, bij hyperlipidemie van serumlipiden aangewezen. Bij nier- en leverinsufficiëntie zijn thiazide- en verwante diuretica onwerkzaam, terwijl wel kaliumverlies kan ontstaan.

Dosering hydrochloorthiazide

Begindosering: 12,5-50 mg per dag; zo nodig verhogen, max. 100 mg per dag.

Oedeem: begindosering 12,5-25 mg per dag; max. 50 mg per dag.

Nierfunctiestoornissen: MDRD 30-60 ml/min.: de dosering halveren tenzij hier om redenen bewust van wordt afgeweken.

Diuretica (combinatie kaliumverliezend, -sparend)

Epitizide
Dyta-Urese [Goldshield Pharmaceuticals]
Capsule. Bevat triamtereen 50 mg en epitizide 4 mg.

Triamtereen-Epitizide Capsules [diverse fabrikanten]
Capsule. Bevat triamtereen 50 mg en epitizide 4 mg.

Advies

Bij gebruik van een lage dosering van een thiazidediureticum is de kans op hypokaliëmie zo gering, dat het routinematig toevoegen van een kaliumsparend diureticum, eventueel in een vaste combinatie, niet nodig is.

Eigenschappen: combinatie van een thiazide- en een kaliumsparend diureticum. *Werking*: na 1 uur, max. na 6 uur (diurese). *Werkingsduur*: 12 uur (diurese), 12-16 uur (kaliumsparend effect).

Indicaties: hypertensie, indien kaliumdepletie te verwachten is bij behandeling met een thiazidediureticum alléén. Oedeem en ascites ten gevolge van hartfalen of nefrotisch syndroom.

Contra-indicaties: hyperkaliëmie. Ernstige nierinsufficiëntie (creatinineklaring < 30 ml/min). Progressieve nierinsufficiëntie gedurende de behandeling. Levercirrose. Overgevoeligheid voor thiazide- en sulfonamidederivaten. Voorzichtigheid is geboden bij diabetes mellitus en nefrolithiasis.

Bijwerkingen: inherent aan de farmacologische werkzaamheid: verstoring van de water- en elektrolytenbalans (hyper- of hypokaliëmie, hyponatriëmie, hyperchloremische acidose, hypomagnesiëmie, hypercalciëmie en dehydratie). Hiermee samenhangende symptomen zijn droge mond, moeheid, spierkrampen, aritmieën en hypotensie. Bij hoge dosering verhoging van serumlipiden, hyperurikemie (zelden leidend tot jicht), verminderde glucosetolerantie. Er zijn meer bijwerkingen dan hier vermeld (zie literatuur).

Interacties: de renale lithiumklaring neemt af door toegenomen terugresorptie in de tubulus; verlaging van de lithiumdosis kan nodig zijn om het risico op een lithiumintoxicatie te verkleinen. De werking van insuline en orale bloedglucoseverlagende middelen kan worden geantagoneerd. Er zijn meer interacties dan hier vermeld (zie literatuur).

Waarschuwingen en voorzorgen: periodiek dienen serumelektrolytconcentraties, met name van kalium, te worden gecontroleerd en zo nodig gecorrigeerd.

> Vooral ouderen kunnen door het voorschrijven van lisdiuretica een sociale handicap opgedrongen krijgen.

Dosering

Hypertensie: 1 capsule per dag.
Indien triamtereen/epitizide wordt toegevoegd aan een bestaande antihypertensieve medicatie de dosering halveren (1 capsule om de dag).
Oedeem: begindosering 1 capsule tweemaal per dag; onderhoudsdosering 1 capsule per dag; voor sommigen kan 1 capsule per 2 dagen voldoende zijn. Max. 4 capsules per dag.
De capsules heel innemen met water tijdens de maaltijd.
Bij staken van de behandeling de dosering geleidelijk afbouwen om reactief kaliumverlies te voorkomen.

Dytenzide [Goldshield Pharmaceuticals]
Tablet. Bevat triamtereen 50 mg en hydrochloorthiazide 25 mg.

Triamtereen-hydrochloorthiazide Tabletten [diverse fabrikanten]
Tablet. Bevat triamtereen 50 mg en hydrochloorthiazide 25 mg.

Advies

Indien hypokaliëmie door diureticagebruik ernstige gevolgen kan hebben – m.n. bij hartritmestoornissen en digitalisgebruik – is het toevoegen van een kaliumsparend diureticum wél gewenst, eventueel in de vorm van een vaste combinatie.
Eigenschappen: combinatie van een kaliumsparend en een thiazidediureticum. *Werking*: na 2 uur, max. na 4-6 uur (diurese). *Werkingsduur*: 12-18 uur (diurese), 12 uur (kaliumsparend effect).
Indicaties: hypertensie, indien kaliumdepletie te verwachten is bij behandeling met een thiazidediureticum alléén. Oedeem en ascites ten gevolge van hartfalen of nefrotisch syndroom.
Contra-indicaties: hyperkaliëmie. Ernstige nierinsufficiëntie (creatinineklaring < 30 ml/min), progressieve nierinsufficiëntie gedurende de behandeling. Levercirrose. Overgevoeligheid voor thiazide- en sulfonamidederivaten. Voorzichtigheid is geboden bij diabetes mellitus en nefrolithiasis.
Bijwerkingen: inherent aan de farmacologische werkzaamheid: verstoring van de water- en elektrolytenbalans (hyper- of hypokaliëmie, hyponatriëmie, hyperchloremische acidose, hypomagnesiëmie, hypercalciëmie en dehydratie). Hiermee samenhangende symptomen zijn droge mond, moeheid en spierkrampen. Er zijn meer bijwerkingen dan hier vermeld (zie literatuur).
Interacties: de renale lithiumklaring neemt af door toegenomen terugresorptie in de tubulus; verlaging van de lithiumdosis kan nodig zijn. De werking van insuline en orale bloedglucoseverlagende middelen kan worden geantagoneerd. Het effect van andere antihypertensiva kan worden versterkt. Er zijn meer interacties dan hier vermeld (zie literatuur).
Waarschuwingen en voorzorgen: periodiek dienen serumelektrolytconcentraties (m.n. van kalium) te worden gecontroleerd en zo nodig gecorrigeerd.

Dosering dytenzide

Hypertensie: gebruikelijke begin- en onderhoudsdosering 1 tablet per dag na een maaltijd; voor sommige patiënten kan ½ tablet voldoende zijn; max. 2 tabletten.

Oedeem: gebruikelijke begin- en onderhoudsdosering 1 tablet eenmaal per dag na een maaltijd; voor sommige patiënten kan 1 tablet iedere 2 dagen voldoende zijn. Max. 4 tabletten per dag.

Bij staken van de behandeling de dosering geleidelijk afbouwen om reactief kaliumverlies te voorkomen.

Diuretica (kaliumsparend)

Eplerenon
 Inspra [Pfizer bv]
 Tablet, omhuld 25 mg, 50 mg.

CFH-advies

De aldosteronantagonist eplerenon heeft een beperkt indicatiegebied, namelijk bij hartfalen vlak na een myocardinfarct. Eplerenon lijkt minder frequent aanleiding te geven tot gynaecomastie en borstpijn bij mannen en pijnlijke mammae bij vrouwen dan spironolacton.

Eigenschappen: eplerenon is een competitieve aldosteronreceptorantagonist. In de nieren remt het de uitwisseling van natriumionen in de tubulusvloeistof tegen kaliumionen uit de distale tubuluscellen. Verder wordt ervan uitgegaan dat het positieve effect op cardiovasculaire eindpunten voortkomt uit het tegengaan van de negatieve effecten van aldosteron op het vaatsysteem.

Indicaties: reductie van het risico op cardiovasculaire morbiditeit en mortaliteit bij stabiele patiënten met linkerventrikeldisfunctie (LVEF ≤ 40%) en hartfalen na een recent myocardinfarct, als toevoeging aan de standaardbehandeling.

Contra-indicaties: serumkaliumspiegel > 5,0 mmol/l bij start van de behandeling. Matige tot ernstige nierinsufficiëntie (< 50 ml/min). Ernstige leverinsufficiëntie.

Bijwerkingen: vaak (1-10%): misselijkheid, diarree. Hypotensie, duizeligheid. Nierfunctiestoornissen, hyperkaliëmie. Er zijn meer bijwerkingen dan hier vermeld (zie literatuur).

Interacties: in verband met een sterke verhoging van de plasmaspiegel van eplerenon en daarmee met een vergroot risico op hyperkaliëmie, is comedicatie met sterke CYP3A4-remmers zoals ketoconazol, itraconazol, claritromycine en enkele antidepressiva en hiv-proteaseremmers gecontraïndiceerd. De digoxinespiegel kan tot 30% toenemen. Er zijn meer interacties dan hier vermeld (zie literatuur).

Waarschuwingen en voorzorgen: alvorens te starten met de behandeling, in de eerste week van de behandeling en een maand na de start en bij aanpassing van de dosering de kaliumspiegel controleren; daarna de kaliumspiegel periodiek controleren.

Dosering eplerenon

Eplerenon wordt gewoonlijk toegediend met een begindosering van 25 mg 1×/dag, vervolgens bij voorkeur binnen 4 weken titreren tot de onderhoudsdosering 50 mg 1×/dag, waarbij rekening wordt gehouden met de kaliumspiegel. Bij een kaliumspiegel van < 5,0 mmol/l de dosering verhogen van 25 mg om de dag naar 25 mg 1×/dag of van 25 mg 1×/dag naar 50 mg 1×/dag; bij een kaliumspiegel van 5,0-5,4 mmol/l de dosering niet veranderen; bij een kaliumspiegel van 5,5-5,9 mmol/l de dosering verlagen van 50 mg 1×/dag naar 25 mg 1×/dag of van 25 mg 1×/dag naar 25 mg om de dag of bij 25 mg om de dag de toediening staken; bij een kaliumspiegel van ≥ 6,0 de toediening staken. Indien een te hoge kaliumspiegel is gedaald naar < 5,0 mmol/l, kan de behandeling met eplerenon worden hervat met een dosering van 25 mg om de dag.

Bij comedicatie met zwakke tot matige CYP3A4-remmers zoals amiodaron, diltiazem en verapamil, is de maximale dosering 25 mg 1×/dag.

Spironolacton Tabletten [diverse fabrikanten], **Aldacton**
Tablet 25 mg, 50 mg, 100 mg.

CFH-advies

Gezien het indicatiegebied dient het voorschrijven van spironolacton bij voorkeur te geschieden door of in overleg met een specialist.

Eigenschappen: diureticum, dat zijn werking voornamelijk in de distale tubulus uitoefent door een competitief antagonisme met aldosteron. Remt de uitwisseling van natriumionen in de tubulusvloeistof tegen kaliumionen uit de tubuluscellen. *Werking*: na 2-3 dagen. *Werkingsduur*: tot enige dagen na staken.

Indicaties: oedeem en/of ascites met secundair hyperaldosteronisme, onder andere bij levercirrose, nefrotisch syndroom en ernstig hartfalen.

Contra-indicaties: acute en progressieve chronische nierinsufficiëntie (m.n. bij creatinineklaring < 25 ml/min). Hyperkaliëmie. Hyponatriëmie. Voorzichtigheid is geboden bij leverinsufficiëntie.

> Gynaecomastie kan een hinderlijke bijwerking van spironolacton zijn. Hyperkaliëmie is echter vaker de reden van staken.

Bijwerkingen: hyperkaliëmie, dehydratie, hyponatriëmie (m.n. in combinatie met thiaziden). Er zijn meer bijwerkingen dan hier vermeld (zie literatuur).

Interacties: combinatie met ACE-remmers, AT_1-antagonisten, NSAID's, ciclosporine, tacrolimus en trimethoprim vergroot het risico op hyperkaliëmie en nierfunctiestoornissen. Salicylaten kunnen het diuretisch effect van spironolacton verminderen. Er zijn meer interacties dan hier vermeld (zie literatuur).

Waarschuwingen en voorzorgen: regelmatige controle van de elektrolyten dient plaats te vinden, vooral bij vergroot risico op hyperkaliëmie zoals bij ouderen, diabetes mellitus, lever- of nierfunctiestoornissen en bij comedicatie met enkele geneesmiddelen (zie onder 'interacties').

Dosering spironolacton

Bij een dagdosering > 100 mg de dosis over meerdere giften verdelen.

Hypertensie combinatietherapie (thiazidediuretica, antihypertensiva): 25-100 mg per dag.

Oedemen: 25-200 mg per dag in verdeelde doses, na ten minste 5 dagen eventueel verhogen tot 75-400 mg.

Primair hyperaldosteronisme: 100-150 mg per dag in verdeelde doses; max. 400 mg per dag.

TriamtereenTabletten [diverse fabrikanten]
Tablet 50 mg.

Advies

Eigenschappen: kaliumsparend diureticum met zwak diuretische werking, voornamelijk in de distale tubulus. *Werking*: na 1/2 uur, max. na 6 uur; max. therapeutisch effect: na enkele dagen. *Werkingsduur*: 7-9 uur.

Indicaties: als adjuvans bij gebruik van thiazidediuretica, indien hypokaliëmie moet worden gecorrigeerd. Oedeem en ascites ten gevolge van hartfalen of nefrotisch syndroom, indien de nierfunctie niet sterk gestoord is.

Contra-indicaties: hyperkaliëmie. Acute en chronische (relatieve contra-indicatie) progressieve nierinsufficiëntie. Ernstige leverinsufficiëntie, levercirrose.

Bijwerkingen: hyperkaliëmie, vooral bij lever- en nierfunctiestoornissen en een te hoge kaliuminname. Maag-darmklachten (misselijkheid, braken, diarree). Spierkrampen, zwakheid, vertigo, hoofdpijn, droge mond, huidreacties en anafylaxie. Er zijn meer bijwerkingen dan hier vermeld (zie literatuur).

Interacties: bij combinatie met thiazidediuretica moet men bedacht zijn op verstoringen van de elektrolytenbalans. Combinatie met indometacine en mogelijk andere prostaglandinesynthetaseremmers kan leiden tot hyperkaliëmie en nefrotoxiciteit. Diuretica kunnen de lithiumexcretie verminderen, hetgeen kan leiden tot een verhoogde (toxische) lithiumspiegel. Er zijn meer interacties dan hier vermeld (zie literatuur).

Waarschuwingen en voorzorgen: regelmatig dient controle van de elektrolyten plaats te vinden, vooral bij vergroot risico op hyperkaliëmie zoals bij ouderen, diabetes mellitus, cardiopulmonale aandoeningen of nierfunctiestoornissen. Latente diabetes mellitus kan manifest worden. In verband met het risico op hyperkaliëmie bij diabetes mellitus eerst de nierfunctie controleren alvorens de behandeling te starten.

Dosering

Combinatietherapie (met lis- of thiazidediuretica): begindosering 25 mg eenmaal per dag; onderhoudsdosering 50-100 mg iedere dag.
Tabletten in hun geheel innemen tijdens de maaltijd.

ACE-remmers

De verbetering van de prognose maakt ACE-remmers tot standaardtherapie bij chronisch hartfalen. Vooral bij tekenen van hartfalen en bij een asymptomatisch verminderde systolische linkerventrikelfunctie (ejectiefractie ≤ 40%) na een myocardinfarct is ook van ACE-remmers een substantieel gunstig effect op de overleving en op het ontstaan/verergeren van hartfalen aangetoond.

Captopril Tabletten [diverse fabrikanten]
Tablet 12,5 mg, 25 mg, 50 mg.

Advies

Eigenschappen: remt het 'angiotensine converting enzyme', dat angiotensine I omzet in angiotensine II. De plasmarenineactiviteit neemt toe en de aldosteronsecretie neemt af. Door perifere vaatverwijding neemt de voor- en nabelasting van het hart af en daalt de bloeddruk, terwijl het hartminuutvolume toeneemt of gelijk blijft.
Werking: sublinguaal na ca. 15 min, oraal na 60-90 min, soms pas na enkele weken optimale bloeddrukverlaging. Werkingsduur: 6-12 uur, afhankelijk van de dosis.
Indicaties: essentiële hypertensie. Chronisch hartfalen met afname van de systolische ventriculaire functie in combinatie met diuretica en zo nodig digoxine en β-blokkers. Na een myocardinfarct bij klinisch stabiele patiënten met een asymptomatische linkerventrikeldisfunctie (ejectiefractie ≤ 40%). Diabetische nefropathie met macroproteïnurie bij type-1-diabetes.
Contra-indicaties: angio-oedeem in de anamnese (al dan niet in verband met een ACE-remmer). Overgevoeligheid voor ACE-remmers.
Bijwerkingen: prikkelhoest. ACE-remmers kunnen (ernstige) hypotensie veroorzaken na instellen van de behandeling en bij dosisverhoging, met name bij bepaalde risicogroepen met ernstig hartfalen, renineafhankelijke hypertensie, significante volumedepletie of bij dialyse. Vooral bij nierinsuf-

ficiëntie en hartfalen kunnen ACE-remmers het serumkaliumgehalte verhogen. Exantheem. Het gaat meestal om uitslag van het maculopapulaire type, ook van het urticariële type. De 'rash' is gewoonlijk mild en verdwijnt meestal binnen enkele dagen. Vermindering of verlies van smaak; dit is reversibel en gewoonlijk in tijd beperkt (2-3 mnd) en kan gepaard gaan met gewichtsverlies. Er zijn meer bijwerkingen dan hier vermeld (zie literatuur).

Interacties: bij toevoeging aan (voorafgaande) therapie met een diureticum kan een versterkte hypotensieve reactie optreden. Combinatie met vasodilaterende stoffen moet onder goede supervisie geschieden. Kaliumzouten, kaliumsparende diuretica, heparine en andere plasmakalium-verhogende geneesmiddelen (bijv. AT_2-antagonisten, trimethoprim, tacrolimus, ciclosporine) versterken het effect op het serumkaliumgehalte en kunnen tot hyperkaliëmie leiden. In combinatie met indometacine en andere prostaglandinesynthetaseremmers kan de werking van ACE-remmers verminderen; vooral bij een gestoorde nierfunctie of bij volumedepletie kan door deze combinatie de nierfunctie (verder) achteruitgaan en is er een vergroot risico op hyperkaliëmie. ACE-remmers kunnen de uitscheiding van lithium verminderen. Er zijn meer interacties dan hier vermeld (zie literatuur).

Waarschuwingen en voorzorgen: men moet overwegen om de medicatie lager te doseren wanneer de patiënt reeds diuretica gebruikt of reeds normotensief is. Voorzichtigheid is geboden bij aortastenose en hypertrofische cardiomyopathie. Men moet rekening houden met (acute) achteruitgang van de nierfunctie en instelling op ACE-remmers dient onder strikte (specialistische) supervisie te geschieden.

Dosering captopril

Hartfalen: (gewoonlijk in combinatie met diuretica (en eventueel digoxine)) begindosering 3,125 mg, 6,25 mg of 12,5 mg 3×/dag, vervolgens per dag verhogen tenzij hypotensie optreedt. Wanneer een dosis van 3×/dag 25 mg bereikt is met verdere dosisverhoging ten minste 3 dagen wachten om resultaat te kunnen beoordelen; max. 150 mg per dag. Bij ernstige decompensatie klinisch instellen.

Na een myocardinfarct: begindosering 6,25 mg, vervolgens gedurende de volgende weken op geleide van tolerantie titreren tot een streefdosering van 150 mg per dag in meerdere giften. Men kan reeds 3 dagen na het infarct met de behandeling beginnen.

Gestoorde nierfunctie: creatinineklaring 30-50 ml/min: met lagere doses beginnen, bijvoorbeeld 12,5 mg per dag, indien nodig na 2 weken verhogen tot 25 mg per dag, en eventueel na een volgende periode van 2 weken tot 50 mg per dag. Bij creatinineklaring van < 30 ml/min is de begindosering 6,25 mg per dag, de maximale dagdosis 25 mg.

Enalapril Tabletten [diverse fabrikanten]
  (maleaat)
  Tablet 5 mg, 10 mg, 20 mg, 40 mg.

Renitec [Merck Sharp & Dohme bv]
(maleaat)
Tablet 10 mg, 20 mg.

Advies

> Prikkelhoest als bijwerking van een ACE-remmer is vaak reden voor het ten onrechte voorschrijven van een antibioticum.

Eigenschappen: enalaprilaat remt het 'angiotensine converting enzyme', dat angiotensine I in angiotensine II omzet. De plasmarenineactiviteit neemt toe en de aldosteronsecretie neemt af. Door perifere vaatverwijding neemt de voor- en nabelasting van het hart af en daalt de bloeddruk. *Werking*: bloeddrukverlaging oraal na 1 uur en max. na 4-6 uur. *Werkingsduur*: bloeddrukverlaging oraal ten minste 24 uur.

Indicaties: essentiële en renovasculaire hypertensie. Hartfalen. Bij een asymptomatische linkerventrikeldisfunctie (ejectiefractie ≤ 35%) ter preventie van symptomatisch hartfalen en ter preventie van coronaire ischemische gebeurtenissen.

Contra-indicaties: angio-oedeem in de anamnese (al dan niet in verband met een ACE-remmer). Overgevoeligheid voor ACE-remmers.

Bijwerkingen: prikkelhoest. Vaak (> 10%, dosisgerelateerd): duizeligheid, wazig zien, misselijkheid, asthenie. Vaak (1-10%): hypotensie (inclusief orthostatische hypotensie), syncope. Dyspneu. Diarree, buikpijn, smaakstoornis. Overgevoeligheidsreacties waaronder uitslag, jeuk, angioneurotisch oedeem. Hoofdpijn, vermoeidheid, depressie. Hyperkaliëmie, toename van serumcreatinine. Er zijn meer bijwerkingen dan hier vermeld (zie literatuur).

Interacties: bij toevoeging aan (voorafgaande) therapie met een diureticum kan een versterkte hypotensieve reactie optreden. Kaliumzouten, kaliumsparende diuretica, heparine en andere plasmakalium-verhogende geneesmiddelen (bijv. AT_2-antagonisten, trimethoprim, tacrolimus, ciclosporine) versterken het effect op het serumkaliumgehalte en kunnen tot hyperkaliëmie leiden. ACE-remmers kunnen de uitscheiding van lithium verminderen. In combinatie met indometacine en andere niet-steroïde anti-inflammatoire middelen kan de werking van ACE-remmers verminderen; vooral bij een gestoorde nierfunctie of bij volumedepletie kan door deze combinatie de nierfunctie (verder) achteruitgaan en is er een risico op hyperkaliëmie. Er zijn meer interacties dan hier vermeld (zie literatuur).

Waarschuwingen en voorzorgen: men moet overwegen om de medicatie lager te doseren wanneer de patiënt reeds diuretica gebruikt of reeds normotensief is. Voorzichtigheid is geboden bij aortastenose en hypertrofische cardiomyopathie. Men moet rekening houden met (acute) achteruitgang van de nierfunctie en instelling op ACE-remmers dient onder strikte (specialistische) supervisie te geschieden.

Dosering enalapril

Bij hartfalen en asymptomatische linkerventrikeldisfunctie: begindosering 2,5 mg per dag gedurende 3 dagen; hierna 5 mg per dag in 2 doses gedurende 4 dagen; 10 mg per dag in 1-2 doses gedurende de tweede week; 20 mg per dag in 1-2 doses gedurende de derde en vierde week. Onderhoudsdosering: gebruikelijk is 20 mg per dag in 1-2 doses; max. 40 mg per dag in 2 doses.

Fosinopril Tabletten [diverse fabrikanten]
(Na-zout)
Tablet 10 mg, 20 mg.
Newace [Bristol-Myers Squibb bv]
(Na-zout)
Tablet 10 mg, 20 mg.

Advies

Eigenschappen: de metaboliet fosinoprilaat remt het 'angiotensine-converting enzyme', dat angiotensine I omzet in angiotensine II. De plasmarenineactiviteit neemt toe en de aldosteronsecretie neemt af. Door perifere vaatverwijding daalt de bloeddruk. *Antihypertensieve werking*: max. na 3-6 uur. *Werkingsduur*: 24 uur.

Indicaties: essentiële hypertensie. Hartfalen in combinatie met een diureticum. Na een myocardinfarct bij klinisch stabiele patiënten met symptomen van hartfalen en/of asymptomatische linkerventrikeldisfunctie (ejectiefractie ≤ 40%).

Contra-indicaties: angio-oedeem in de anamnese (al dan niet in verband met een ACE-remmer). Overgevoeligheid voor ACE-remmers.

Bijwerkingen: vaak (> 1%): hoofdpijn, duizeligheid, vermoeidheid. Hoesten. Misselijkheid, braken, diarree. Pijn in spieren en botten. 'Rash'. Stemmingsveranderingen. Infecties van de bovenste luchtwegen. Vooral bij nierinsufficiëntie en hartfalen kunnen ACE-remmers het serumkaliumgehalte verhogen. Er zijn meer bijwerkingen dan hier vermeld (zie literatuur).

Interacties: bij toevoeging aan (voorafgaande) therapie met een diureticum kan een versterkte hypotensieve reactie optreden. Kaliumzouten, kaliumsparende diuretica, heparine en andere plasmakalium-verhogende geneesmiddelen (bijv. AT_2-antagonisten, trimethoprim, tacrolimus, ciclosporine) versterken het effect op het serumkaliumgehalte en kunnen tot hyperkaliëmie leiden. ACE-remmers kunnen de uitscheiding van lithium verminderen. In combinatie met indometacine en andere niet-steroïde anti-inflammatoire middelen kan de werking van ACE-remmers verminderen; vooral bij een gestoorde nierfunctie of bij volumedepletie kan door deze combinatie de nierfunctie (verder) achteruitgaan. Er zijn meer interacties dan hier vermeld (zie literatuur).

Waarschuwingen en voorzorgen: men moet overwegen om de medicatie lager te doseren wanneer de patiënt reeds diuretica gebruikt of reeds normotensief is. Voorzichtigheid is geboden bij aortastenose en hypertrofische cardiomyopathie. Men moet rekening houden met (acute) achteruitgang van de nierfunctie en instelling op ACE-remmers dient onder strikte (specialistische) supervisie te geschieden.

Dosering fosinopril

Hartfalen: begindosering 10 mg 1× 0,5 tbl/dag; afhankelijk van het kunnen verdragen door de patiënt, de dosis per twee dagen verhogen tot 40 mg per dag. Bij ernstige tot terminale nierinsufficiëntie en bij ernstige leverinsufficiëntie: begindosering 5 mg 1×/dag.

Ramipril Capsules/Tabletten [diverse fabrikanten]
Capsules 1,25 mg, 2,5 mg, 5 mg, 10 mg.
Tablet 1,25 mg, 2,5 mg, 5 mg, 10 mg.

Tritace [Sanofi-Aventis]
Capsule 10 mg.
Tablet 1,25 mg, 2,5 mg, 5 mg.

Advies

Eigenschappen: de actieve metaboliet ramiprilaat remt het 'angiotensine-converting enzyme', dat angiotensine I omzet in angiotensine II. De plasmarenineactiviteit neemt toe en de aldosteronsecretie neemt af. Door perifere vaatverwijding daalt de bloeddruk. *Antihypertensieve werking*: max. na 3-6 uur. *Werkingsduur*: 24 uur. Bij symptomen van hartinsufficiëntie na een myocardinfarct is een verlagend effect op de mortaliteit al na een maand aanwezig en blijft dit ten minste twee jaar na behandeling bestaan.
Indicaties: essentiële hypertensie. Symptomatisch hartfalen. Glomerulaire diabetische nefropathie in een vroeg stadium gekenmerkt door microalbuminurie. Secundaire preventie na een acuut myocardinfarct tijdens de acute fase bij klinische tekenen van hartfalen (behandeling starten na 48 uur na het myocardinfarct).
Contra-indicaties: angio-oedeem in de anamnese (al dan niet in verband met een ACE-remmer). Hypotensieve of hemodynamisch instabiele toestand. Significante bilaterale arteria renalis stenose of stenose van de arteria renalis van één enkele functionerende nier.
Bijwerkingen: vaak (1-10%): (orthostatische) hypotensie, syncope, pijn op de borst. Misselijkheid, braken, gastro-intestinale ontsteking. Prikkelhoest, bronchitis, dyspnoe, sinusitis. Duizeligheid, vermoeidheid, hoofdpijn. Maculopapulaire uitslag. Spierspasmen, myalgie. Stijging van kaliumspiegel. Er zijn meer bijwerkingen dan hier vermeld (zie literatuur).
Interacties: bij toevoeging aan (voorafgaande) therapie met een diureticum kan een versterkte hypotensieve reactie optreden. Kaliumzouten, kaliumsparende diuretica, heparine en andere plasmakalium-verhogende geneesmiddelen (bijv. AT$_2$-antagonisten, trimethoprim, tacrolimus, ciclosporine) versterken het effect op het serumkaliumgehalte en kunnen tot hyperkalië-

mie leiden. ACE-remmers kunnen de uitscheiding van lithium verminderen. In combinatie met indometacine en andere niet-steroïde anti-inflammatoire middelen kan de werking van ACE-remmers afnemen; vooral bij een gestoorde nierfunctie of bij volumedepletie kan door deze combinatie de nierfunctie (verder) achteruitgaan en de plasmaspiegel van kalium stijgen. Er zijn meer interacties dan hier vermeld (zie literatuur).

Waarschuwingen en voorzorgen: men moet overwegen om de medicatie lager te doseren wanneer de patiënt reeds diuretica gebruikt of reeds normotensief is. Voorzichtigheid is geboden bij aortastenose en hypertrofische cardiomyopathie. Men moet rekening houden met (acute) achteruitgang van de nierfunctie en instelling op ACE-remmers dient onder strikte (specialistische) supervisie te geschieden.

Dosering ramipril

Symptomatisch hartfalen: begindosering 2,5 mg 1×/dag, bij een sterk geactiveerd renine-angiotensine-aldosteronsysteem of indien een eventueel toegepast diureticum niet tijdelijk kan worden gestaakt 1,25 mg 1×/dag; bij onvoldoende bloeddrukdaling de dosering na 1-2 weken verhogen, max. 10 mg per dag.

Hartfalen na een acuut myocardinfarct: starten na 48 uur na het infarct bij klinische en hemodynamische stabiliteit: begindosering 2,5 mg 2×/dag (bij diureticumgebruik 1,25 mg 2×/dag), na 1-3 dagen kan de dosering verhoogd worden tot onderhoudsdosering van 5 mg 2×/dag. Indien de begindosering niet wordt verdragen, dosis verlagen tot 1,25 mg 2×/dag en na 2 dagen, afhankelijk van de respons, de dosis verhogen met intervallen van 1-3 dagen tot max. 5 mg 2×/dag. Indien de dosering van 2,5 mg 2×/dag niet wordt verdragen, de behandeling staken. Er is nog onvoldoende ervaring bij patiënten met ziekteernst NYHA-klasse IV. Indien wordt besloten tot behandeling met ramipril, bij deze patiënten starten met 1,25 mg 1×/dag; verder bijzonder voorzichtig zijn bij elke dosisverhoging.

Bij *ouderen* is de startdosis 1,25 mg; dosistitraties geleidelijker laten plaatsvinden.

De tablet op hetzelfde tijdstip van de dag zonder kauwen innemen met vloeistof.

AT_2-blokkerende medicatie

Een selectieve type-1-angiotensine-II-receptor-(AT_2-)antagonist komt alleen in aanmerking als mogelijk alternatief voor ACE-remmers wanneer prikkelhoest een probleem vormt.

Cozaar [Merck Sharp & Dohme bv]
  (K-zout)
  Poeder voor suspensie + oplosmiddel 2,5 mg/ml; 200 ml. Conserveermiddel (suspensie): methyl- en propylparahydroxybenzoaat, sorbitol 51 mg/ml.

(K-zout)
Tablet, omhuld 50 mg, 100 mg.

Entrizen [Merck Sharp & Dohme bv]
(K-zout)
Tablet, omhuld 50 mg, 100 mg.

LosartanTabletten [diverse fabrikanten]
(K-zout)
Tablet, omhuld 25 mg, 50 mg, 100 mg.

Advies

> Prikkelhoest geïnduceerd door een ACE-remmer is een goede indicatie om over te schakelen op een AT_2 antagonist

Eigenschappen: selectieve type-1-angiotensine-II-receptor-antagonist, die de effecten van angiotensine II op de bloeddruk, de bloeddoorstroming in de nieren, de proliferatie van gladde spiercellen en aldosteronafgifte antagoneert. Dit leidt onder andere tot vasodilatatie en een verminderde aldosteronsecretie. *Werking*: 3-6 weken (maximale bloeddrukverlaging). *Werkingsduur*: 24 uur.

Indicaties: essentiële hypertensie. Hypertensie met op ECG vastgestelde linkerventrikelhypertrofie ter verkleining van het risico op een beroerte. Behandeling van nierziekte bij patiënten met hypertensie en diabetes mellitus type 2 met proteïnurie ≥ 0,5 g/dag als onderdeel van de antihypertensieve behandeling. Chronisch hartfalen bij ouderen (≥ 60 j.), als behandeling met ACE-remmers op grond van een onverenigbaarheid, met name hoest, of contra-indicatie ongeschikt wordt geacht.

Contra-indicaties: ernstig gestoorde leverfunctie.

Bijwerkingen: vaak (1-10%): duizeligheid. Vooral bij patiënten met diabetes mellitus type 2 en proteïnurie, hyperkaliëmie, hyperglykemie en hypotensie. Soms (0,1-1%): dosisafhankelijke orthostatische effecten, hartkloppingen, oedeem. Misselijkheid, braken, obstipatie, diarree, buikpijn en hoofdpijn. Er zijn meer bijwerkingen dan hier vermeld (zie literatuur).

Interacties: andere antihypertensiva en geneesmiddelen die hypotensie kunnen veroorzaken (bijv. tricyclische antidepressiva, antipsychotica en baclofen) kunnen het bloeddrukverlagend effect versterken. ACE-remmers, kaliumzouten en kaliumsparende diuretica, zoals spironolacton, heparine en andere plasmakalium-verhogende geneesmiddelen (bijv. trimethoprim, tacrolimus en ciclosporine) kunnen het effect op het serumkaliumgehalte versterken en leiden tot hyperkaliëmie, met name bij gestoorde nierfunctie en hartfalen. Het is niet uitgesloten dat de uitscheiding van lithium vermindert. Er zijn meer interacties dan hier vermeld (zie literatuur).

Waarschuwingen en voorzorgen: voorzichtigheid is geboden bij angio-oedeem in de anamnese en bij aortastenose vanwege het potentiële risico op verminderde coronaire en cerebrale doorbloeding door de verlaagde bloeddruk. Verder is vanwege onvoldoende ervaring voorzichtigheid geboden bij ernstig hartfalen (NYHA functionele klasse IV) en hartfalen met een gelijktijdig bestaande ernstig gestoorde nierfunctie. Vooral bij volume- en/of zoutdepletie en bij hartfalen is er meer kans op een hypotensieve reactie. Het risico op hyperkaliëmie is groter bij een leeftijd > 70 jaar, diabetes mellitus, een gestoorde nierfunctie of plotseling verslechterende nierfunctie.

Dosering losartan

De tabletten van 50 mg hebben een breukgleuf. Er zijn geen tabletten van 12,5 mg op de markt (noch van 25 mg met breukgleuf).

Chronisch hartfalen: begindosering 25 mg 1×/dag. Indien de patiënt de therapie goed verdraagt daarna met wekelijkse intervallen de dosering voorzichtig ophogen tot de gebruikelijke onderhoudsdosering van 50 mg 1 à 2×/dag.

De suspensie voor gebruik schudden.

Micardis [Boehringer Ingelheim bv]
Tablet 20 mg, 40 mg, 80 mg Telmisartan. De tabletten bevatten 84,5 mg, 169 mg resp. 338 mg sorbitol.

Advies

Eigenschappen: selectieve type-1-angiotensine-II-receptor-antagonist, die de effecten van angiotensine II op de bloeddruk, de bloeddoorstroming in de nieren, de proliferatie van gladde spiercellen en aldosteronafgifte antagoneert. Dit leidt onder andere tot vasodilatatie en een verminderde aldosteronsecretie. *Antihypertensieve werking*: binnen 3 uur na eerste toediening, max. bloeddrukdaling na 4-8 weken behandeling. *Werkingsduur*: 24 uur.

Indicaties: essentiële hypertensie. Reductie van cardiovasculaire morbiditeit bij patiënten met manifeste atherotrombotische cardiovasculaire ziekte (voorgeschiedenis van coronairhartlijden, beroerte of perifeer vaatlijden) of bij patiënten met type-2-diabetes mellitus met gedocumenteerde eindorgaanschade.

Contra-indicaties: ernstige leverinsufficiëntie. Galwegobstructie.

Bijwerkingen: soms (0,1-1%): (orthostatische) hypotensie, pijn op de borst, bradycardie, duizeligheid, syncope. Dyspneu. Buikpijn, diarree, flatulentie, misselijkheid, braken, dyspepsie. Myalgie, rugpijn, spierkrampen. Vermindering nierfunctie, hyperkaliëmie, verhoogde waarde van creatinine. Hyperhidrosis, jeuk, uitslag. Anemie. Bovenste luchtweginfectie, urineweginfectie. Depressie, slapeloosheid. Er zijn meer bijwerkingen dan hier vermeld (zie literatuur).

Interacties: voorafgaande behandeling met hoge dosering diuretica vergroot het risico op volumedepletie en hypotensie. De gemiddelde plasmaconcentratie van digoxine kan bij gelijktijdig gebruik met 20% toenemen. ACE-remmers, kaliumzouten en kaliumsparende diuretica, zoals spironolacton, heparine en andere plasmakalium-verhogende geneesmiddelen (bijv. trimethoprim, tacrolimus en ciclosporine) kunnen het effect op het serumkaliumgehalte versterken en leiden tot hyperkaliëmie, met name bij gestoorde nierfunctie en hartfalen. Het antihypertensief effect kan verminderen door gebruik van NSAID's. Er zijn meer interacties dan hier vermeld (zie literatuur).

Waarschuwingen en voorzorgen: vooral bij volume- en/of zoutdepletie is er meer kans op een hypotensieve reactie. Hypotensie treedt ook vaker op wanneer telmisartan voor de indicatie 'reductie van cardiovasculaire morbiditeit' wordt toegepast bij patiënten met een gereguleerde bloeddruk. Bij ernstig hartfalen, onderliggende nierziekten of andere aandoeningen waarbij de vaattonus en nierfunctie in hoge mate van het renine-angiotensine-aldosteronsysteem afhankelijk zijn, dient men gezien de farmacologische werking bedacht te zijn op hypotensie en verminderde nierfunctie. Voorzichtigheid is geboden bij aorta- of mitralisstenose of bij obstructieve hypertrofische cardiomyopathie. Bij nierinsufficiëntie periodiek kalium- en creatininespiegels controleren. Het risico op hyperkaliëmie is groter bij een leeftijd > 70 jaar, diabetes mellitus, een gestoorde nierfunctie of plotseling verslechterende nierfunctie, dehydratie en metabole acidose.

Dosering

Cardiovasculaire preventie, volwassenen: aanbevolen dosering 80 mg 1×/dag. Het is niet bekend of lagere dosering effectief is.

Bij lichte tot matige leverinsufficiëntie max. 40 mg per dag. Bij ernstige nierinsufficiëntie en bij hemodialyse is de startdosering 20 mg 1×/dag.

Diovan [Novartis Pharma bv]
Tablet, omhuld 80 mg, 160 mg, 320 mg.

Valsartan

Advies

Eigenschappen: selectieve type-1-angiotensine-II-receptor-antagonist, die de effecten van angiotensine II op de bloeddruk, de bloeddoorstroming in de nieren, de proliferatie van gladde spiercellen en aldosteronafgifte antagoneert. Dit leidt onder andere tot vasodilatatie en een verminderde aldosteronsecretie. Valsartan verschilt van de ACE-remmers omdat het geen remming geeft van het ACE (kininase II), het enzym dat bradykinine afbreekt. *Antihypertensieve werking*: max. na vier weken. *Werkingsduur*: 24 uur. Valsartan is voor de indicatie hartfalen nog niet beoordeeld.

Indicaties: essentiële hypertensie. Hartfalen, wanneer ACE-remmers niet gebruikt kunnen worden of als aanvullende therapie op een behandeling met ACE-remmers wanneer β-blokkers niet gebruikt kunnen worden. Behandeling van klinisch stabiele patiënten met symptomatisch hartfalen of asymptomatische linkerventrikeldisfunctie na een recent myocardinfarct.

Contra-indicaties: ernstige leverinsufficiëntie, biliaire cirrose en cholestase.

Bijwerkingen: vaak (1-10%): hypotensie, (orthostatische) duizeligheid, syncope, en achteruitgang van de nierfunctie, gestoorde leverfunctie. Soms (0,1-1%): buikpijn, hoest, vermoeidheid. Hyperkaliëmie, acuut nierfalen. Hoofdpijn, vermoeidheid, asthenie. Misselijkheid, diarree. Angio-oedeem. Er zijn meer bijwerkingen dan hier vermeld (zie literatuur).

Interacties: combinatie met een ACE-remmer (en eventueel daarbij nog een β-blokker) wordt niet aanbevolen in verband met een vergroot risico op bijwerkingen. Bij combinatie met thiazidediuretica is het bloeddrukverlagend effect min of meer additief. ACE-remmers, kaliumzouten en kaliumsparende diuretica, zoals spironolacton, heparine en andere plasmakalium-verhogende geneesmiddelen (bijv. trimethoprim, tacrolimus en ciclosporine) kunnen het effect op het serumkaliumgehalte versterken en leiden tot hyperkaliëmie, met name bij gestoorde nierfunctie en hartfalen. Het antihypertensief effect kan verminderen door gebruik van NSAID's; tevens is er een vergroot risico op achteruitgang van de nierfunctie en van hyperkaliëmie. Het is niet uitgesloten dat de uitscheiding van lithium vermindert. Er zijn meer interacties dan hier vermeld (zie literatuur).

Waarschuwingen en voorzorgen: vooral bij volume- en/of zoutdepletie en bij hartfalen is er meer kans op een hypotensieve reactie. Bij ernstig chronisch hartfalen is veiligheid van gebruik niet vastgesteld. Het risico op hyperkaliëmie is groter bij een leeftijd > 70 jaar, diabetes mellitus, een gestoorde nierfunctie of plotseling verslechterende nierfunctie, dehydratie, metabole acidose, acuut hartfalen en celafbraak (ischemie, trauma, rabdomyolyse). Voorzichtigheid is geboden bij aorta- of mitralisstenose of bij obstructieve hypertrofische cardiomyopathie. Bij gestoorde nierfunctie moet men rekening houden met een acute achteruitgang van de nierfunctie en deze blijven controleren.

Dosering valsartan

De tablet van 80 mg heeft een breukgleuf en kan worden gehalveerd.

Hartfalen: aanbevolen begindosering: 40 mg 2×/dag; daarna afhankelijk van het kunnen verdragen door de patiënt met intervallen van minstens twee weken de dosering verhogen tot 80 en 160 mg 2×/dag, waarbij eventueel de dosering van gelijktijdig ingenomen diuretica wordt verminderd.

Recent myocardinfarct: de behandeling starten bij klinisch stabiele patiënten na 12 uur na het myocardinfarct. Begindosering: 20 mg 2×/dag (intramuraal); hierna geleidelijk de dosering verhogen afhankelijk van het kunnen verdragen door de patiënt, waarbij ernaar gestreefd wordt om na twee weken 80 mg 2×/dag te gebruiken en om na drie maanden de maximale dosering van 160 mg 2×/dag te bereiken.

Bij milde tot matige leverinsufficiëntie zonder cholestase maximaal 80 mg per dag.

Renineantagonist

Een nieuwe medicatie die zijn plaats bij de behandeling van hartfalen in 2010 nog moet bewijzen.

Rasilez [Novartis Pharma bv]
Tablet, filmomhuld 150 mg, 300 mg Aliskiren.

Advies

> De plaats van aliskiren bij de behandeling van hartfalen, is in 2011 nog niet uitgekristaliseerd. Er lopen meerdere trials om dit duidelijk te krijgen.

Eigenschappen: krachtige, selectieve remmer van het enzym renine, waardoor de omzetting van angiotensinogeen tot angiotensine I wordt voorkómen en de spiegels van angiotensine I en II afnemen. Aliskiren geeft een daling van de systolische en diastolische bloeddruk. *Werking*: ca. 90% van maximaal na 2 weken. *Werkingsduur*: ten minste 24 uur.

Indicaties: essentiële hypertensie.

Contra-indicaties: angio-oedeem na eerder gebruik van aliskiren.

Bijwerkingen: vaak (1-10%): diarree. Soms (0,1-1%): huiduitslag. Lichte stijging van serumkalium. Zelden (0,01-0,1%): angio-oedeem. Nierfunctiestoornis en acuut nierfalen bij risicopatiënten zijn gemeld.

Interacties: geneesmiddelen die het p-glycoproteïne beïnvloeden kunnen de biologische beschikbaarheid en eliminatie van aliskiren veranderen. Combinatie met sterke p-glycoproteïne-remmers zoals ciclosporine, kinidine en verapamil is om die reden gecontra-indiceerd; voorzichtigheid is geboden met de combinatie met matig sterke p-glycoproteïne-remmers zoals ketoconazol, itraconazol, claritromycine en amiodaron. Sint-janskruid en rifampicine zijn p-glycoproteïne-inductoren en kunnen de biologische beschikbaarheid van aliskiren verminderen. Op basis van ervaring met ACE-remmers en AT_1-antagonisten is voorzichtigheid geboden met het combineren van aliskiren met geneesmiddelen die de kaliumspiegel verhogen, zoals kaliumsparende diuretica, kaliumsupplementen en heparine. Ook de combinatie van aliskiren en een ACE-remmer of AT_1-antagonist kan leiden tot hyperkaliemie. Aliskiren vermindert de biologische beschikbaarheid van furosemide; dit kan belangrijk zijn in situaties van volumeoverbelasting. Combinatie met indometacine en andere niet-steroïde anti-inflammatoire middelen kan de werking van aliskiren verminderen; vooral bij een gestoorde nierfunctie of bij volumedepletie kan door deze combinatie de nierfunctie (verder) achteruitgaan en is er kans op hyperkaliëmie.

Waarschuwingen en voorzorgen: vooral bij volume- en/of zoutdepletie is er meer kans op een hypotensieve reactie. Bij ernstig hartfalen, onderliggende nierziekten, leveraandoeningen of andere aandoeningen waarbij de vaattonus en nierfunctie in hoge mate van het renine-angiotensine-aldosteronsysteem afhankelijk zijn, dient men gezien de farmacologische werking bedacht te zijn op hypotensie en verminderde nierfunctie; indien acuut nierfalen optreedt, de behandeling onmiddellijk staken. Bij verminderde nierfunctie en/of diabetes mellitus is er meer kans op hyperkaliëmie. Bij optreden van angio-oedeem de toediening onmiddellijk staken.

Dosering

Volwassenen: 150 mg 1×/dag, evt. na twee weken verhogen tot 300 mg 1×/dag.
Innemen met een lichte vetarme maaltijd op een vast tijdstip van de dag. Niet gelijktijdig innemen met grapefruit- of pompelmoessap.

Andere vaatverwijders

In combinatie met een nitraat is er, met name bij patiënten die met sterke verslechtering van de nierfunctie reageren op ACE- of AT2-remmers, plaats voor hydralazine bij de behandeling van hartfalen.

Hydralazine Dragees/Tabletten [Diverse fabrikanten]
Dragee 50 mg.
Tablet 10 mg.

Advies

Eigenschappen: directe vaatverwijder. Het vermindert de tonus van de vaatmusculatuur, met name van de arteriolen en daardoor de perifere vaatweerstand. Reflectoire tachycardie en water- en zoutretentie treden op; door combinatie met een β-blokker en/of diureticum wordt dit tegengegaan.
Indicaties: als adjuvans bij hypertensie in combinatie met andere antihypertensiva, zoals β-blokkers en diuretica. Als adjuvans bij chronisch hartfalen dat onvoldoende reageert op digoxine, ACE-remmers en/of diuretica.
Contra-indicaties: overgevoeligheid voor hydralazine of dihydralazine. Aneurysma aortae dissecans, ernstige tachycardie, hartinsufficiëntie met een hoog hartminuutvolume en myocardinfarct. Idiopathische lupus erythematodes visceralis en verwante ziekten.
Bijwerkingen: tachycardie, palpitatie, hypotensie, angineuze klachten, hoofdpijn, artralgie, gewrichtszwelling, myalgie, maag-darmklachten. Af en toe: oedeem, duizeligheid, exantheem en proteïnurie. Er zijn meer bijwerkingen dan hier vermeld (zie literatuur).
Interacties: bij combinatie met diazoxide kan een ernstige hypotensieve reactie optreden. Indometacine kan de antihypertensieve werking verminderen. Antihypertensiva en centraal dempende stoffen versterken het bloeddrukverlagend effect. Gemeld is dat hydralazine de propranololspiegels tweemaal zo hoog liet uitkomen. Voorzichtigheid is geboden bij gelijktijdig

gebruik van MAO-remmers. Er zijn meer interacties dan hier vermeld (zie literatuur).

Waarschuwingen en voorzorgen: het risico op lupus erythematodes-achtige syndromen neemt toe met de hoogte van de dosering (> 100 mg) en de duur van de therapie (> 6 mnd.). Het risico is verhoogd bij vrouwen en langzame acetyleerders. Tijdens langdurige therapie iedere 6 maanden de antinucleaire factoren bepalen en de urine analyseren. Indien LE, bloeddyscrasieën of andere overgevoeligheidssyndromen optreden het gebruik direct staken.

Dosering

> De combinatie van hydralazine en een nitraat is een waardevol alternatief als ACE-of AT$_2$-remmers niet worden verdragen.

Chronisch hartfalen, volwassenen: de dosering is in het algemeen hoger dan bij hypertensie; de gemiddelde onderhoudsdosering is 50-75 mg elke 6 uur, of 100 mg twee à driemaal per dag. *Kinderen:* begindosering: 0,75-1 mg/kg lichaamsgewicht per dag, verdeeld over 4 doses elke 6 uur, indien nodig geleidelijk verhogen tot 4 mg/kg lichaamsgewicht per dag.

Bij ernstige nierinsufficiëntie (creatinineklaring < 30 ml/min.) of disfunctie van de lever de dosis of het doseerinterval aanpassen aan de klinische respons. Om de kans op LE-syndroom zo klein mogelijk te houden moet bij vrouwen en langzame acetyleerders de dagdosis, indien mogelijk, onder 100 mg worden gehouden. De dagdosis mag pas boven 100 mg worden gebracht na bepaling van het acetylatorfenotype. *Kinderen:* begindosering 0,75 mg/kg lichaamsgewicht per dag, indien nodig langzaam verhogen; max. 3,5 mg/kg per dag.

Nitraten

In combinatie met hydralazine is er, met name bij patiënten die met sterke verslechtering van de nierfunctie reageren op ACE- of AT2-remmers, plaats voor nitraten bij de behandeling van hartfalen.

Isosorbidemononitraat Tabletten [Diverse fabrikanten]
    Capsule met gereguleerde afgifte 25 mg, 50 mg, 100 mg.
    Tablet 10 mg, 20 mg, 40 mg.
    Tablet met gereguleerde afgifte 'Diffutab', 'Retard' 60 mg.

Monocedocard [Nycomed Nederland bv]
    Capsule met gereguleerde afgifte 25 mg, 50 mg, 100 mg.

Promocard [AstraZeneca bv]

Tablet met gereguleerde afgifte 'Durette' 30 mg, 60 mg, 120 mg.

Advies

Eigenschappen: vaatverwijdend, in de gebruikelijke (lagere) dosering vooral van het veneuze stelsel en in hogere dosering van het arteriële vaatbed. Hierdoor neemt de veneuze terugvloed naar het hart af en treedt geringe afname van de arteriële weerstand op. Tevens heeft het een direct vaatverwijdend effect op de coronairvaten. Uit de Monocedocard capsule met gereguleerde afgifte komt 70% van de werkzame stof geleidelijk vrij; 30% is verwerkt als oplaaddosis. Uit de andere capsule en tabletten met gereguleerde afgifte komt isosorbide-5-mononitraat geleidelijk vrij gedurende 10 uur. Bij herhaalde of continue toediening kunnen de klinische effecten van nitraten afnemen als gevolg van hoge en/of constante plasmaspiegels. Deze tolerantieontwikkeling kan worden voorkomen door per etmaal een nitraatarme periode van 8-12 uur aan te houden. *Anti-angineuze werking*: tablet na 15-20 min, caps. mga na ½ uur. *Anti-angineuze werkingsduur*: caps. mga 8 uur, durette/diffutab ten minste tot 9 uur.
  Indicaties: onderhoudsbehandeling van angina pectoris. Behandeling van hartfalen met name in combinatie met hydralazine.
  Contra-indicaties: verhoogde intracraniële druk, bijvoorbeeld bij hoofdtrauma of hersenbloeding. Ernstige hypotensie. Overgevoeligheid voor nitraten.
  Bijwerkingen: zeer vaak (> 10%): hoofdpijn. Vaak (1-10%): vermoeidheid, zwakte, lichte orthostase, duizeligheid, slaperigheid. (Orthostatische) hypotensie, reflextachycardie, hartkloppingen. Soms (0,1-1%): collaps, syncope. Er zijn meer bijwerkingen dan hier vermeld (zie literatuur).
  Interacties: gelijktijdig gebruik met sildenafil, tadalafil en vardenafil is gecontra-indiceerd, omdat dit het vaatverwijdend effect versterkt en bij daarvoor gevoelige patiënten kan leiden tot levensbedreigende cardiovasculaire complicaties; patiënten die nitraten als onderhoudsbehandeling gebruiken, dienen erop te worden gewezen dat de therapie met nitraten ook niet kortdurend mag worden onderbroken om sildenafil toe te dienen. Gelijktijdig gebruik van bloeddrukverlagende geneesmiddelen en van alcohol versterkt het hypotensieve effect. Er zijn meer interacties dan hier vermeld (zie literatuur).
  Waarschuwingen en voorzorgen: angina pectoris, veroorzaakt door hypertrofische cardiomyopathie, kan verergeren. Een klein aantal patiënten vertoont een verhoogde gevoeligheid voor nitraten (idiosyncrasie), zich uitend in flauwvallen.

Dosering

In combinatie met de hydralazine begint men met een lage dosis (1× 15 mg), per twee dagen op te hogen naar 1× 30, 1× 60 en ten slotte 1× 120 mg.

Bètablokkerende medicatie

Bij chronisch matig tot matig-ernstig hartfalen (NYHA-klasse II-III) hebben β-blokkers zoals bisoprolol, carvedilol en metoprolol als aanvulling op behandeling met diuretica, ACE-remmers en eventueel digoxine een gunstig effect op harde eindpunten (reductie van het risico op mortaliteit en ziekenhuisopname). Instelling dient voorzichtig te gebeuren met een lage startdosering, onder controle en in specialistische handen.

Atenolol Tabletten [diverse fabrikanten]
  Tablet 25 mg, 50 mg, 100 mg.

Advies

> Iedere patiënt met hartfalen dient, naast een ACE-remmer ook een ß-blokker voorgeschreven te krijgen.

Eigenschappen: hydrofiele selectieve β-blokker zonder intrinsieke sympathicomimetische activiteit. Het vermindert de invloed van adrenerge prikkels op het hart. Het hartminuutvolume en het cardiale zuurstofverbruik nemen af. Tevens wordt de AV-geleiding vertraagd en treedt een licht antihypertensief effect op. Verder wordt de plasmarenineactiviteit onderdrukt. *Effect op de hartfrequentie*: na 1 uur, max. na 2-4 uur.
  Indicaties: onderhoudsbehandeling van stabiele angina pectoris. Supraventriculaire aritmieën verband houdend met een overstimulatie van β-receptoren. Vroege interventie (binnen 12 uur) bij verdenking op acuut myocardinfarct.
  Contra-indicaties: sick-sinussyndroom, tweede- en derdegraads AV-blok, cardiogene shock, klinisch relevante sinusbradycardie. Hartfalen dat niet reageert op een therapie met diuretica of digoxine. Onbehandeld feochromocytoom.
  Bijwerkingen: aan de farmacologische werkzaamheid van β-blokkers inherente bijwerkingen kunnen zijn: bronchospasmen, bradycardie, hypotensie en duizeligheid, hartfalen en koude, cyanotische extremiteiten. Andere bijwerkingen van β-blokkers kunnen zijn: maag-darmklachten, moeheid, impotentie, verminderd concentratie- en reactievermogen en hoofdpijn. Er zijn meer bijwerkingen dan hier vermeld (zie literatuur).
  Interacties: β-blokkers en andere negatief-chronotrope en -dromotrope stoffen (bijv. antiaritmica) kunnen elkaars effect versterken. Combinatie met calciumantagonisten die voornamelijk een negatief-inotroop, -chronotroop en -dromotroop effect uitoefenen (zoals verapamil en in mindere mate diltiazem) moet vanwege het risico op hypotensie, AV-geleidingsstoornissen en insufficiëntie van de linkerventrikel worden vermeden; de combinatie is bij gestoorde hartfunctie gecontra-indiceerd. Digoxine en β-blokkers vertragen

de AV-geleiding, zodat bij gelijktijdig gebruik AV-dissociatie kan optreden. Er zijn meer interacties dan hier vermeld (zie literatuur).

Waarschuwingen en voorzorgen: de selectiviteit neemt af met het hoger worden van de dosering. Voorzichtigheid is geboden bij astma en andere obstructieve longaandoeningen, eerstegraads AV-blok, metabole acidose en perifere circulatiestoornissen (M. Raynaud). Instelling dient onder controle van de polsslag te geschieden (bijv. 1×/week gedurende 3-4 weken). Indien de hartfrequentie afneemt tot 50-55 slagen/min dient de dosering te worden verlaagd. β-blokkers kunnen de adrenerge symptomen van hyperthyreoïdie en van hypoglykemie maskeren. Herstel van de glucosespiegel na hypoglykemie kan worden vertraagd; de selectieve β-blokkers hebben dit effect in veel mindere mate.

Dosering

De dosering dient individueel te worden ingesteld en niet nadat de patiënt goed ontwaterd is. Men begint meestal met 1× 25 mg en hoogt dit zonodig, om de twee dagen, op met stapjes van 25 mg naar 1× 100 mg.

Bisoprolol Tabletten [diverse fabrikanten]
  (fumaraat)
  Tablet 2,5 mg, 5 mg, 10 mg.

Emcor [Merck bv]
  (fumaraat)
  Tablet 2,5 mg, 5 mg, 7,5 mg.

Advies

Eigenschappen: lipofiele selectieve β-blokker zonder intrinsieke sympathicomimetische activiteit. Het vermindert de invloed van adrenerge prikkels op het hart. Het hartminuutvolume en het cardiale zuurstofverbruik nemen af. Tevens wordt de AV-geleiding vertraagd en treedt een antihypertensief effect op. Verder wordt de plasmarenineactiviteit onderdrukt. Bij hartfalen is een gunstig effect aangetoond op de mortaliteit, het aantal ziekenhuisopnamen en op de functionele status volgens de NYHA-classificatie.

Indicaties: onderhoudsbehandeling van stabiele angina pectoris. Hypertensie. Matig tot ernstig stabiel chronisch hartfalen met verminderde systolische ventrikelfunctie (ejectiefractie ≤ 35%, gebaseerd op echocardiografie) als aanvulling op ACE-remmers, diuretica en eventueel digoxine.

Contra-indicaties: sick-sinussyndroom, tweede- en derdegraads AV-blok, hypotensie, cardiogene shock, klinisch relevante sinusbradycardie, onbehandeld hartfalen. Acuut hartfalen of indien i.v. inotrope therapie nodig is.

Bijwerkingen: vaak (1-10%): duizeligheid, hoofdpijn, vermoeidheid, uitputting. Hypotensie, koude of gevoelloze extremiteiten. Misselijkheid, braken, diarree, obstipatie. Soms (0,1-1%): bradycardie (toegepast bij de indicaties hypertensie of angina pectoris), AV-geleidingsstoornissen, verergering van hartfalen. Orthostatische hypotensie (toegepast bij de indicatie hartfalen). Bronchospasmen bij risicopatiënten. Er zijn meer bijwerkingen dan hier vermeld (zie literatuur).

Interacties: er dient rekening mee te worden gehouden dat inhalatieanesthetica het negatief-inotrope effect van β-blokkers kunnen versterken. β-Blokkers en andere negatief-chronotrope en -dromotrope stoffen (bijv. antiaritmica) kunnen elkaars effect versterken. Combinatie met calciumantagonisten, vooral die met voornamelijk een negatief-inotroop, -chronotroop en -dromotroop effect (zoals verapamil en in mindere mate diltiazem), moet wegens het risico op hypotensie, AV-geleidingsstoornissen en insufficiëntie van de linkerventrikel – vooral bij gestoorde hartfunctie – worden vermeden. Cimetidine, hydralazine en alcohol verhogen de bloedspiegel van β-blokkers die in de lever worden gemetaboliseerd. Er zijn meer interacties dan hier vermeld (zie literatuur).

Waarschuwingen en voorzorgen: voorzichtigheid is geboden bij astma en andere obstructieve longaandoeningen, eerstegraads AV-blok, metabole acidose, langdurig vasten, chronische nierinsufficiëntie, myasthenia gravis en perifere circulatiestoornissen (M. Raynaud). De selectiviteit neemt af met het hoger worden van de dosering. Instelling dient onder controle van de polsslag te geschieden. Beëindiging – ook tijdelijk – van een behandeling met β-blokkers dient, zo mogelijk, geleidelijk plaats te vinden gedurende 1-2 weken. Plotseling staken kan leiden tot ernstige aritmieën en/of verergering van angina pectoris of hartfalen. β-Blokkers kunnen de adrenerge symptomen van hyperthyreoïdie en van hypoglykemie maskeren.

Dosering Bisoprolol

Hartfalen (starten na stabiele instelling op standaardbehandeling): begindosering 1,25 mg 1×/dag gedurende 1 week, vervolgens indien goed verdragen de dosering wekelijks verhogen met 1,25 mg tot 5 mg 1×/dag; vervolgens indien goed verdragen de dosering telkens na 4 weken verhogen met 2,5 mg tot maximaal 10 mg 1×/dag als onderhoudsbehandeling.

De tabletten 's morgens zonder kauwen met wat vloeistof bij het ontbijt innemen.

Carvedilol Tabletten [diverse fabrikanten]
Tablet 3,125 mg, 6,25 mg, 12,5 mg, 25 mg.

Eucardic [Roche Nederland bv]
Tablet 6,25 mg, 25 mg.

Advies

Eigenschappen: sterk lipofiele, niet-selectieve β-blokker. Tevens heeft het een vaatverwijdend effect, dat voornamelijk berust op een α_1-blokkerende werking. Verder wordt de plasmareinineactiviteit onderdrukt.

Indicaties: onderhoudsbehandeling van stabiele angina pectoris. Adjuvans behandeling bij standaardtherapie voor matig tot ernstig stabiel chronisch hartfalen.

Contra-indicaties: onbehandeld of chronisch niet-stabiel hartfalen. Sick-sinussyndroom, tweede- en derdegraads AV-blok zonder pacemaker, ernstige hypotensie (systolische bloeddruk < 85 mm Hg), klinisch relevante sinus-bradycardie. Astma. Klinisch manifeste leverfunctiestoornis. Orthostase, acute inflammatoire hartziekte, hemodynamisch relevante obstructie van de hartkleppen of van het uitstroomkanaal. Voorzichtigheid is geboden bij eerstegraads AV-blok, metabole acidose, langdurig vasten, chronische nierinsufficiëntie, myasthenia gravis, diabetes mellitus, feochromocytoom, chronisch obstructieve longaandoeningen, variant of prinzmetal-angina pectoris en perifere circulatiestoornissen (M. Raynaud).

Bijwerkingen: meest frequent: duizeligheid, hoofdpijn, vermoeidheid, misselijkheid, bradycardie en oedemen. Verder orthostatische hypotensie. Incidenteel: neuscongestie, visusstoornissen, griepachtige symptomen en aan β-blokkers inherente bijwerkingen zoals bronchospasmen, obstipatie, koude, cyanotische extremiteiten, maag-darmklachten, overgevoeligheidsreacties en paresthesieën van de huid, psoriasisachtige huidreacties en verergering van psoriasis. Er zijn meer bijwerkingen dan hier vermeld (zie literatuur).

Interacties: vanwege beperkte klinische ervaring carvedilol niet combineren met α_1-blokkers of α_2-antagonisten. Er dient rekening mee te worden gehouden dat inhalatieanesthetica het negatief-inotrope effect van β-blokkers kunnen versterken. β-Blokkers en andere negatief-chronotrope en -dromotrope stoffen (bijv. antiaritmica) kunnen elkaars effect versterken. Combinatie met calciumantagonisten die voornamelijk een negatief-inotroop, -chronotroop en -dromotroop effect uitoefenen (zoals verapamil en in mindere mate diltiazem) kunnen aanleiding geven tot hypotensie, AV-geleidingsstoornissen en insufficiëntie van de linkerventrikel; combinatie met verapamil is gecontra-indiceerd bij gestoorde hartfunctie. Sterke CYP450-remmers zoals cimetidine, ketoconazol, fluoxetine, erytromycine, haloperidol en verapamil verhogen de plasmaspiegel van carvedilol. Hydralazine en alcohol kunnen de plasmaspiegel van carvedilol verhogen. Er zijn meer interacties dan hier vermeld (zie literatuur).

Waarschuwingen en voorzorgen: instelling dient onder controle van de polsslag te geschieden (bijv. 1×/w. gedurende 3-4 w.). Plotseling staken kan leiden tot ernstige aritmieën of verergering van angina pectoris. β-Blokkers kunnen de adrenerge symptomen van hyperthyreoïdie en van hypoglykemie maskeren, terwijl herstel van de glucosespiegel na hypoglykemie kan worden vertraagd, met name door de niet-selectieve β-blokkers. Bij continuering van toediening van een β-blokker tijdens algemene anesthesie dient men rekening te houden met een veranderde hemodynamische respons op stress.

Dosering

> Potentieklachten, vaak geweten aan het gebruik van de ß-blokker, blijken zelden te verbeteren als met de ß-blokker wordt gestaakt.

Adjuvans behandeling bij hartfalen (starten na stabiele instelling op standaardbehandeling): begindosering 3,125 mg 2×/dag gedurende 1 week. Vervolgens met intervallen van minimaal 1 week verhogen tot achtereenvolgens 6,25 mg 2×/dag, 12,5 mg 2×/dag en 25 mg 2×/dag; max. dosering bij een lichaamsgewicht < 85 kg is 25 mg 2×/dag, bij > 85 kg lichaamsgewicht 50 mg 2×/dag. De dosering dient te worden verhoogd tot de hoogst getolereerde dosis.

MetoprololTabletten [diverse fabrikanten]
 (tartraat)
 Tablet 50 mg, 100 mg.
 (succinaat)
 Tablet met gereguleerde afgifte 'Retard' 23,75 mg, 47,5 mg, 95 mg, 190 mg. Overeenkomend met resp. 25 mg, 50 mg, 100 mg en 200 mg metoprololtartraat.

Selokeen [AstraZeneca bv]
 (tartraat)
 Injectievloeistof 1 mg/ml; ampul 5 ml.
 (succinaat)
 Tablet met gereguleerde afgifte 'ZOC' 23,75 mg, 47,5 mg, 95 mg, 190 mg. Overeenkomend met resp. 25 mg, 50 mg, 100 mg en 200 mg metoprololtartraat.

Advies

Eigenschappen: lipofiele selectieve β-blokker zonder intrinsieke sympathicomimetische activiteit. Het vermindert de invloed van adrenerge prikkels op het hart. Het hartminuutvolume en het cardiale zuurstofverbruik nemen af. Tevens wordt de AV-geleiding vertraagd en treedt een licht antihypertensief effect op. In de ZOC-tablet is de werkzame stof aanwezig in microgranules. Deze zijn omhuld door een membraan, die de afgifte van de stof regelt, waardoor gedurende 24 uur gelijkmatige serumconcentraties worden verkregen.
Indicaties: onderhoudsbehandeling van stabiele angina pectoris. Supraventriculaire tachycardieën (bij paroxismale tachycardie; bij sinustachycardie of op digoxine onvoldoende reagerend boezemfibrilleren en -fladderen door hyperthyreoïdie in afwachting van de uitwerking van thyreostatische therapie); ventriculaire tachycardieën (kamerextrasystolie, kamertachycardie en kamerfibrilleren door verhoogde sympathicusactiviteit). Hypertensie. Ter bestrijding van klinische verschijnselen van hyperthyreoïdie. Na een hartin-

farct, indien aanzienlijk risico aanwezig is dat re-infarcering of plotselinge dood optreedt (o.a. groot infarct, ernstige vroege aritmieën). Mild tot ernstig chronisch hartfalen (NYHA-klasse II-IV) met verminderde systolische ventrikelfunctie (ejectiefractie ≤ 40%) als aanvulling op ACE-remmers, diuretica en eventueel digoxine, zowel ter verlaging van de mortaliteit als ter vermindering van het aantal ziekenhuisopnamen.

Contra-indicaties: sick-sinussyndroom, tweede- en derdegraads AV-blok, hypotensie, cardiogene shock, klinisch relevante sinusbradycardie. Instabiel of onbehandeld hartfalen. Onbehandeld feochromocytoom. Ernstige bronchiale astma of ernstige bronchospasmen in de anamnese. Voorzichtigheid is geboden bij andere obstructieve longaandoeningen, eerstegraads AV-blok, metabole acidose, langdurig vasten, chronische nierinsufficiëntie, myasthenia gravis, diabetes mellitus, variant of prinzmetal-angina pectoris en perifere circulatiestoornissen (M. Raynaud). Overgevoeligheid voor andere β-blokkers.

Bijwerkingen: zeer vaak (> 10%): vermoeidheid. Vaak (1-10%): duizeligheid, hoofdpijn, orthostatische hypotensie, palpitaties, dyspnoe bij inspanning, koude handen en voeten, fenomeen van Raynaud. Misselijkheid, buikpijn, diarree, obstipatie. Soms (0,1-1%): oedeem en precordiale pijn, toename van hartfalen, eerstegraads hartblok, cardiogene shock bij bestaand acuut myocardinfarct. Bronchospasmen (ook bij patiënten zonder obstructieve longziekte). Verminderde alertheid, slaapstoornissen, nachtmerries, depressie. Gewichtstoename. Erectiele of seksuele disfunctie. Er zijn meer bijwerkingen dan hier vermeld (zie literatuur).

Interacties: vermijd de combinatie met calciumantagonisten die de contractiliteit en de AV-geleiding negatief beïnvloeden (zoals (oraal) verapamil en in mindere mate diltiazem) vanwege het risico op hypotensie, AV-geleidingsstoornissen en insufficiëntie van de linkerventrikel; bij gestoorde hartfunctie is de combinatie gecontra-indiceerd. Ook is de combinatie met intraveneus verapamil gecontra-indiceerd. Er dient rekening mee te worden gehouden dat inhalatieanesthetica het negatief-inotrope effect van β-blokkers kunnen versterken. β-Blokkers en andere negatief-chronotrope en -dromotrope stoffen (bijv. antiaritmica) kunnen elkaars effect versterken. Hydralazine en alcohol verhogen de bloedspiegel van β-blokkers, die in de lever worden gemetaboliseerd. Sterke CYP2D6-remmers (zoals cimetidine, fluoxetine, paroxetine, sertraline, kinidine, ritonavir en terbinafine) en andere geneesmiddelen die voornamelijk door CYP2D6 worden gemetaboliseerd (zoals antihistaminica, sommige antidepressiva en antipsychotica, COX-2-remmers) kunnen eveneens de bloedspiegel van metoprolol verhogen. Er zijn meer interacties dan hier vermeld (zie literatuur).

Waarschuwingen en voorzorgen: de selectiviteit neemt af met het hoger worden van de dosering. De i.v. toediening dient klinisch te worden toegepast onder controle van ECG en bloeddruk. Te snelle i.v. toediening kan leiden tot ernstige hypotensie en shock. Bij de behandeling van een (vermoed) myocardinfarct na elke i.v. dosis van 5 mg ECG en bloeddruk controleren. Instelling op orale therapie dient onder controle van de polsslag te geschieden (bijv. 1×/w. gedurende 3-4 w.). Beëindiging – ook tijdelijk – van een behandeling met β-blokkers dient, zo mogelijk, geleidelijk plaats te vinden gedurende 1-3 weken. Plotseling staken kan leiden tot ernstige aritmieën of verergering van angina pectoris of hartfalen. Bij hartfalen bij iedere dosisverhoging de patiënt zorgvuldig evalueren. Voorzichtigheid is geboden bij ernstige overgevoeligheidsreacties in de anamnese en tijdens desensibilisatietherapie, omdat vooral niet-selectieve β-blokkers de gevoeligheid voor allergenen en de ernst van anafylactoïde reacties kunnen doen toenemen. Bij een voorgeschiedenis van psoriasis is terughoudendheid met β-blokkers geboden.

Dosering

De dosering dient individueel te worden ingesteld; het verdient aanbeveling met een zo laag mogelijke dosering te beginnen. *Matig tot ernstig chronisch hartfalen (NYHA-klasse II–IV)*, oraal: na instelling op standaardbehandeling (diuretica, ACE-remmers, eventueel digoxine) bij NYHA-klasse II beginnen met 25 mg 1×/dag gedurende twee weken en bij NYHA-klasse III-IV met 12,5 mg 1×/dag gedurende de eerste week en 25 mg 1×/dag gedurende de tweede week. Vervolgens indien mogelijk de dosering om de week verdubbelen tot optimaal effect. De streefdosering is 200 mg (ZOC-tablet) 1×/dag (tevens de maximumdosering).
NB: de hele of gehalveerde ZOC-tabletten innemen zonder kauwen met ruim water.

Sotacor [Bristol-Myers Squibb bv]
(hydrochloride)
Injectievloeistof 10 mg/ml; ampul 4 ml.

SotalolTabletten [diverse fabrikanten]
(hydrochloride)
Tablet 40 mg, 80 mg, 160 mg.

Advies

> Sotalol heeft naast een anti-aritmetisch effect ook een pro-aritmetische bijwerking.

Eigenschappen: niet-selectieve hydrofiele β-blokker zonder intrinsieke sympathicomimetische activiteit; daarnaast heeft het klasse III-antiaritmische eigenschappen. Het vermindert de invloed van adrenerge prikkels op het hart. Het hartminuutvolume en het cardiale zuurstofverbruik nemen af. Tevens wordt de AV-geleiding vertraagd en treedt een antihypertensief effect op. Verder wordt de plasmarenineactiviteit onderdrukt. De effectieve refractaire periode in atrium, ventrikel en accessoire banen wordt verlengd, waardoor QT$_c$- (QT-interval gecorrigeerd voor de hartfrequentie) en PR-interval zijn verlengd, zonder verandering van QRS-duur.

Indicaties: profylaxe van supraventriculaire tachycardieën. Handhaven van normaal sinusritme na conversie van boezemfibrilleren of -fladderen. Sommige vormen van niet-aanhoudende ventriculaire tachyaritmieën.

Intraveneuze toediening is bestemd voor acute supraventriculaire tachyaritmieën, als orale toediening tijdelijk niet mogelijk is.

Contra-indicaties: sick-sinussyndroom, tweede- en derdegraads AV-blok, hypotensie, cardiogene shock, klinisch relevante sinusbradycardie. Astma en andere obstructieve longaandoeningen. Anesthesie die myocardiale depressie veroorzaakt. Ernstige nierinsufficiëntie (creatinineklaring < 10 ml/min.). Onbehandeld hartfalen. Congenitale of verworven verlengde QT-syndromen; 'torsade de pointes'.

Bijwerkingen: aan de farmacologische werkzaamheid van β-blokkers inherente bijwerkingen kunnen zijn: bronchospasmen, bradycardie, hypotensie en duizeligheid, hartfalen en koude, cyanotische extremiteiten. Andere bijwerkingen van β-blokkers kunnen zijn: maag-darmklachten, vermoeidheid, impotentie, verminderd concentratie- en reactievermogen en hoofdpijn. Klachten over droge ogen zijn in verband gebracht met gebruik van β-blokkers. Proaritmische effecten zoals verslechtering of uitlokking van aritmieën. Door verlenging van de QT$_c$ kan 'torsade de pointes' (ventriculaire aritmie) optreden. Incidentele gevallen van retroperitoneale fibrose zijn gemeld.

Interacties: er dient rekening mee te worden gehouden dat inhalatieanesthetica het negatief-inotrope effect van β-blokkers kunnen versterken. β-Blokkers en andere negatief-chronotrope en -dromotrope stoffen (bijv. antiaritmica) kunnen elkaars effect versterken. Vanwege het potentiërend effect op de AV-geleidingstijd en het QT-interval dienen klasse-I- en andere klasse-III-antiaritmica niet te worden toegediend. Voorzichtigheid is geboden met middelen die het QT-interval verlengen, zoals terfenadine, fenothiazinen, tricyclische antidepressiva en enkele chinolonen. Combinatie met calciumantagonisten die voornamelijk een negatief-inotroop, -chronotroop en -dromotroop effect uitoefenen (zoals verapamil en in mindere mate diltiazem) moet wegens het risico op hypotensie, AV-geleidingsstoornissen en insufficiëntie van de linkerventrikel – vooral bij gestoorde hartfunctie – worden vermeden. Digoxine en β-blokkers vertragen de AV-geleiding, zodat bij gelijktijdig gebruik AV-dissociatie kan optreden. Er zijn meer interacties dan hier vermeld (zie literatuur).

Waarschuwingen en voorzorgen: voor het begin van de behandeling en vóór verandering van de dosering wordt ECG-controle met meting van het gecorrigeerde QT-interval, bepaling van de nierfunctie en elektrolytbalans aanbevolen. Eventuele hypokaliëmie of hypomagnesiëmie eerst corrigeren. Klinische instelling is nodig bij aanhoudende ventriculaire tachyaritmieën en bij dosisverhoging. De kans op ernstige proaritmie ('torsade de pointes' of hernieuwd aanhoudend VT/VF) is bij doses tot 320 mg 2%; bij hogere doses is die kans meer dan verdubbeld. De ervaring is dat het risico van 'torsade de pointes' toeneemt bij verlengd QT-interval, verlaagde hartfrequentie, hoge sotalolplasmaconcentratie, cardiomegalie of hartfalen in de anamnese, hypokaliëmie of hypomagnesiëmie. Vrouwen hebben een groter risico op 'torsade de pointes'. Voorzichtigheid is geboden bij een QTc-interval > 500 msec. Bij een QTc-interval > 550 msec de dosering verlagen of de behandeling staken.

Beëindiging – ook tijdelijk – van een behandeling met β-blokkers dient, zo mogelijk, geleidelijk plaats te vinden gedurende 1-2 weken. Plotseling staken kan leiden tot ernstige aritmieën of verergering van angina pectoris.

Dosering

Aritmieën: oraal: begindosering 80 mg eenmaal per dag of verdeeld over 2 giften met een interval van 12 uur, vervolgens met intervallen van 3 dagen geleidelijk verhogen om 'steady-state'-spiegels te krijgen en om het QT-interval te controleren, tot 160-320 mg per dag verdeeld over 2 giften met een interval van 12 uur. Bij een levensbedreigende refractaire ventriculaire aritmie kan tot 480-640 mg per dag nodig zijn; bij deze hoge dosering moet het nut echter opwegen tegen de proaritmische bijwerkingen. Profylaxe supraventriculaire tachycardieën: oraal: 320 mg per dag verdeeld over 2 giften met een interval van 12 uur. Profylaxe na hartchirurgie: streefdosis 240 mg per dag in 2 giften.

Tabletten een half uur vóór de maaltijd innemen.

Als substitutie van orale toediening: parenteraal 0,2-0,5 mg/kg lichaamsgewicht per uur i.v. met een max. totale dagdosis van 640 mg.

Acute aritmieën: i.v. onder ECG-bewaking: 20-120 mg (0,5-1,5 mg/kg), toegediend gedurende een periode van 10 minuten; indien nodig iedere 6 uur herhalen.

Bij nierinsufficiëntie: creatinineklaring: 30-60 ml/min.: helft van normale dosering; 10-30 ml/min.: een kwart van normale dosering.

Positief-inotroop werkende medicatie

Digoxine
  Lanoxin [GlaxoSmithKline bv]
  Elixir 'Paediatric/Geriatric' 0,05 mg/ml; 60 ml. Het elixer bevat saccharose 0,3 g/ml en conserveermiddel methylhydroxybenzoaat.
  Injectievloeistof 0,25 mg/ml; ampul 2 ml.
  Tablet 'Paediatric/Geriatric' 0,0625 mg.
  Tablet 0,125 mg, 0,25 mg.

Advies

> Digoxine kan ook bij subtherapeutische spiegels aanleiding geven tot misselijkheid.

Eigenschappen: hartglycoside. Digoxine vergroot de contractiekracht van het hart (positief-inotroop), verlaagt de hartfrequentie (negatief-chronotroop) en vertraagt de AV-geleiding (negatief-dromotroop). Dit gebeurt zowel indirect via het autonome zenuwstelsel door een vagomimetisch effect als direct door remming van ATP op de hartspier en het geleidingssysteem. *Werking*: treedt in (i.v.) na 5-30 min., is maximaal (i.v.) na 1-5 uur, oraal na 6-8 uur. *Werkingsduur*: oraal 3 dagen.

Indicaties: chronisch hartfalen, met name bij systolische disfunctie. Supraventriculaire ritmestoornissen waarbij de beïnvloeding van de AV-geleiding van belang is, met name boezemfibrilleren en -fladderen, gepaard gaande met een snel ventrikelritme.

Contra-indicaties: hypertrofische obstructieve cardiomyopathie. Ritmestoornissen door intoxicatie met hartglycosiden. Tweede- of derdegraads AV-blok. Overgevoeligheid voor digitalisglycosiden. Ventriculaire tachycardie of ventrikelfibrilleren. Een atrioventriculaire nevenverbinding zoals bij het wolff-parkinson-white-syndroom. Voorzichtigheid is geboden bij eerstegraads AV-blok.

> Het bepalen van digoxinespiegels is zelden gerechtvaardigd.

Bijwerkingen: de meeste bijwerkingen zijn tekenen van overdosering. Anorexie, misselijkheid, braken en hoofdpijn kunnen ook bij therapeutische doseringen optreden, zelfs bij subtherapeutische. Verdere niet-cardiale bijwerkingen zijn diarree en centrale effecten zoals zwakte, apathie, vermoeidheid, duizeligheid, verwardheid, depressie, delirium, psychose en visusstoornissen (m.n. gestoorde kleurperceptie). Cardiale bijwerkingen: diverse ritmestoornissen (m.n. ventriculaire extrasystolen), hartblok; boezemtachycardie met een zekere mate van AV-blok is bijzonder kenmerkend. Na snelle i.v. injectie: vasoconstrictie met hypertensie en verlaagde coronaire doorbloeding als gevolg. Er zijn meer bijwerkingen dan hier vermeld (zie literatuur).

Interacties: hypokaliëmie veroorzakende stoffen zoals bepaalde laxantia en diuretica, amfotericine B, lithiumzouten en corticosteroïden kunnen het optreden van digoxine-intoxicatie bespoedigen. Parenterale calciumtoediening en suxamethonium verhogen eveneens de toxiciteit. Kinidine, hydroxychloroquine, propafenon, spironolacton, amiodaron, ciclosporine, verapamil, diltiazem, itraconazol, nitrendipine en nisoldipine hebben een bloedspiegelverhogend effect door remming van de excretie en/of verdringing uit weefselbinding. Amiodaron kan de digoxinespiegel met 80% verhogen. Kinine, alprazolam, indometacine en andere NSAID's kunnen de digoxineconcentratie verhogen. Bij gebruik van antibiotica (erytromycine, tetracycline) kan de afbraak van digoxine door darmbacteriën afnemen als gevolg van verandering van de darmflora, zodat meer digoxine beschikbaar is voor resorptie en de bloedspiegel toeneemt. Er zijn meer interacties dan hier vermeld (zie literatuur).

Waarschuwingen en voorzorgen: geregeld dient controle plaats te vinden van serumelektrolyten en nierfunctie. Wanneer in de twee voorafgaande weken hartglycosiden zijn gebruikt moet een lagere begindosis worden gegeven. Een lagere begin- en onderhoudsdosering moet worden gegeven bij ouderen, bij verminderde nierfunctie en bij verminderde schildklierfunctie. Patiënten met hypothyreoïdie zijn gevoeliger, patiënten met hyperthyreoïdie minder gevoelig voor digoxine. Digoxine kan fout-positieve ST-T-veranderingen teweegbrengen bij inspanningstesten. Deze veranderingen zijn te verwachten effecten van het middel en hoeven geen indicatie voor digoxine-intoxicatie te zijn.

Dosering

De aangegeven doseringen zijn slechts bedoeld als richtlijn, omdat de dosis individueel moet worden aangepast. Vóór toediening van iedere oplaaddosis moet de klinische respons op de vorige worden vastgesteld. Het farmacologische effect van digoxine op de contractiekracht van een gedecompenseerd hart met sinusritme is minder dosisafhankelijk dan het effect op de kamerfrequentie bij boezemfladderen en -fibrilleren. Voor de behandeling van deze aritmieën zijn in het algemeen hogere begindoses nodig.

Digitalisatiedosering wordt gevolgd door een onderhoudsdosering.

Kinderen > 10 jaar en volwassenen

Snelle digitalisatie: oraal: 0,75-1,5 mg in één dosis; bij een verhoogd risico op toxiciteit (ouderen, nierfunctiestoornis) de oplaaddosis verlagen met max. 50% en verdelen over meerdere giften met tussenpozen van 6 uur, na 24 uur gevolgd door een individuele onderhoudsdosis.

Intraveneus: 0,25-0,5 mg in één dosis, gevolgd door 0,25 mg elke 4-8 uur, zo nodig tot een totaal van 1 mg; na 24 uur overgaan op orale onderhoudsdosering.

Langzame digitalisatie, oraal: 0,25-0,75 mg per dag gedurende één week, vervolgens overgaan op een onderhoudsdosering van 0,125-0,5 mg per dag; soms een lagere dosis per dag (0,0625 mg) of om de dag toedienen.

NB: De injectievloeistof langzaam, bij voorkeur verdund, i.v. toedienen, elke dosis met een inlooptijd van 10-20 min. Intramusculaire toediening is pijnlijk en wordt afgeraden omdat het in verband is gebracht met necrose van de spier.

De tabletten na de maaltijd met water innemen.

Register

A

ACE-remmer	118, 248
adaptive servoventilation	148
ademarbeid	24
ademhalingsprikkel	139
ademreserve	73
ADH, zie antidiuretisch hormoon	163
alcohol	130
Aldacton	276
aldosteron	11
aldosteronantagonisten	120
Aliskiren	288
anaerobe drempel (AT)	73
anamnese	23
anemie	166, 263
Angiotensine-II-receptorantagonisten (AII-antagonist)	121
angulus Ludovici	32
antidiuretisch hormoon (ADH)	12, 163
apneu	142
apneudrempel	139
apneu-hypopneu-index	142
arginine vasopressine	12
ascites	27, 36
A-snelheid	90
asthma cardiale	25
AT, zie anaerobe drempel	73
atenolol	292
atriaal natriuretisch peptide (ANP)	10
atrioventriculaire knoop	56

B

backward failure	18
baroreceptormechanisme	10
bed-thorax	63
benauwdheid	26
Berlin Questionnaire	141
bètablokkers	119
biomarker	40
BiPAP	148
bisoprolol	120, 293
black blood images	102
bloeddruk	30
bloedsuiker	152
bovenbuiksklachten	27
brain natriuretisch peptide (BNP)	10, 40, 250, 264
bridge to recovery	210
bridge to transplantation	205
bright blood cine loops	102
bumetanide	267
bundel van His	58
bundeltakblokpatroon	59
Burinex	267

C

cachexie	131
calciumantagonist	122
calciumpolystyreensulfonaat	169
candesartan	122
captopril	278
cardiac output	86
cardiale resynchronisatietherapie	149
cardiopulmonale inspanningstest	69
cardiorenaal syndroom (CRS)	161
carinahoek	66
carvedilol	120, 294
catecholaminespiegel	11
CBO-richtlijn	6
centrale apneu	142
centrale slaapapneu (CSA)	137

cerebrale verschijnselen	26	dyspnoe	
cheyne-stokesrespiratie	137	–, paroxismale nachtelijke	25
chloortalidon	268	Dytenzide	274
ciclosporine	217		
CO_2-productiesnelheid	73	E	
color coded TDI	96	E prime (E')	93
color Doppler	78	E' (E prime)	93
compensatiemechanisme	8	echovenster	79
–, neurohumorale	10	ejectiefractie	20, 83, 193
concentratiestoornis	138	elektrische storm	194
controle-interval	235	elektrocardiografische normaalwaarden	54
coronairangiografie	113	elektrocardiogram	53
cor-thoraxratio (CTR)	64	elektrolytstoornis	26
Cozaar	283	Emcor	293
CPAP	142, 147	enalapril	119, 279
crepitaties	36	endomyocardbiopsie	221
CRT	187	Entrizen	284
–, implantatie	188	epitizide	273
CRT(-D)	185	eplerenon	120, 275
–, richtlijnen	192	epoëtine-	166
CT-coronairangiografie	114	Epworth Sleepiness Scale	141
CVVH	166	E-snelheid	90
cytomegalie	221	Eucardic	294
		exsudaat	36
		extracorporeal membrane oxygenation (ECMO)	202
D			
darbepoëtine-	166		
DEAL-onderzoek	238	F	
depolarisatie	54	forward failure	18
diabetes mellitus		fosinopril	119, 281
–, preventie van hartfalen	153	frank-starling-mechanisme	9
diabetes mellitus type 2	151	furosemide	270
diabetesregulatie	154		
diabetische cardiomyopathie	152	G	
dialyse	165	gadolinium enhancement	102
diastolisch hartfalen	19	gaswisseling	74
diastolisch hartfalen, prognose	259	gecombineerd hartfalen	19
diastolische disfunctie	88	geslacht, prognose	260
digoxine	122, 301	glomerulaire filtratiesnelheid (GFR)	162
Diovan	286	GLP-1-analogen	157
dissynchronie	58, 79, 187		
dissynchronie-index	96	H	
diuretica	117, 164	halsvenen, gestuwde	32
dode-ruimte ventilatie	75	halsvenenpulsaties	32
dopplereffect	78	hartfalen	
downregulatie	11	–, definitie van	6
DPP-4-remmers	157	–, diastolisch	19
drukbelasting	8	–, gecombineerd	19
duurtraining	179	–, incidentie van	5

–, met behoud van ejectiefractie	88	immunosuppressie	220
–, non-farmacologische therapie	185	Impella	202, 203
–, oorzaken van	7	indicatie, inspanningstest	69
–, pathofysiologie	8	Inspra	275
–, preventie	247	instroombelemmering	8
–, prognose	255	insuline	157
–, systolisch	19	intervaltraining	179
–, training bij	175	intra-aortale ballonpomp (IABP)	202
–, uitlokkende factoren	13	isosorbidemononitraat	290
–, vicieuze cirkel	12		
hartfalenverpleegkundige		**K**	
–, taken	240	kationwisselaars	169
hartkatheterisatie	113	kerley-lijnen	67
hartminuutvolume	9	kortademigheid	24
hartrevalidatie	175	kunsthart	209
harttonen	34		
harttoon		**L**	
–, derde	34	Lanoxin	300
–, eerste	34	Laplace, wet van	9
–, tweede	34	Lasiletten	270
–, vierde	34	Lasix	270
harttransplantatie	217	late gadolinium enhancement (LGE)	105
–, indicatie voor	222	lekvolume	21
–, resultaten na	219	lever	36
heart failure with preserved ejection fraction		lichaamsgewicht	27
(hfpef)	20, 82	lichamelijk onderzoek	29
heart failure with reduced ejectionfraction		linkerventrikelejectiefractie (LVEF)	15
(hfref)	20	links- en rechtsdecompensatie	19
hepatojugulaire reflux	33	longfunctiestoornis, restrictieve	24
hfpef	82	losartan	122, 284
–, prognose	259		
hfpef, zie heart failure with preserved ejection		**M**	
fraction	20	macrovasculaire problemen	151
hfref, zie heart failure with reduced ejection-		man/vrouw verschil	260
fraction	20, 82	meervoudig onverzadigde vetzuren	130
huisartspraktijk	5, 227	MET	179
hydralazine	122, 289	metformine	156
hydrochloorthiazide	271	metoprolol	120, 296
hyperkaliëmie	168	Micardis	285
hypertensie	31	mitralisklepinsufficiëntie	85
hypertrofie	9	mixed apneu	142
hypokaliëmie	26	Monocedocard	290
hyponatriëmie	26	morbiditeit	255
hypopneu	142	mortaliteit	255
		MRI	101
I		–, cardiale -	101
ICD	185	–, -voordelen	102
ictus cordis	33	MR-proADM	42

MR-proANP	42	renine-angiotensine-aldosteronsysteem	11
		Renitec	280
N		respiratoir quotiënt	177
nervus phrenicus	189	restrictie	93
Newace	281	resynchronisatietherapie	187
nierfunctiestoornis	132	rotorpomp	202
non-responders	189		
NT-proBNP	40	**S**	
nucleaire geneeskunde	116	Seattle Heart Failure Model	256
nycturie	26	Selokeen	296
NYHA-classificatie	24	shock, onterechte	195
		sinus coronarius	188
O		sinusknoop	55
O_2-pols	72	slaapapneu	131, 137
obesitas	130, 261	slagvolume	9
obesitasparadox	261	slokdarmechocardiografie	81
obesity paradox	42	Sotacor	298
obstructief slaapapneusyndroom (OSAS)	137	sotalol	298
oedeem	27, 36	speckle tracking	96
–, interstitieel	67	spironolacton	120, 276
–, niet-cardiaal	28	sport	175
orthopnoe	25	staande-thorax	63
		sulfonylureum(SU-)derivaten	157
P		Synchronisatietherapie	187
percussie	33	systolisch hartfalen	19
Pneumocystis carinii	221		
pols	30	**T**	
polsdeficit	30	TandemHeart	202
polygrafie	142	telemonitoring	194
polysomnografie	142	Telmisartan	285
preload	9	thiazolidinedionen	156
proBNP	40	thoraxfoto	63
Promocard	290	tijdsaspect	21
pseudonormalisatie	92	Tissue Doppler imaging	81
pulsus alternans	30	transsudaat	36
pulsus paradoxus	31	triamtereen	277
		triamtereen-epitizide	273
R		triamtereen-hydrochloorthiazide	274
RAAS	10, 164	Tritace	282
RAAS, zie renine-angiotensine-aldosteronsysteem	10	troponine I	43
		troponine T	43
ramipril	282	troponinen	43
Rasilez	288		
red cell distribution width (RDW)	47	**U**	
redistributie	66	ultrafiltratie, geïsoleerde	165
regurgitatievolume	21		
relaxatie, gestoorde	92	**V**	
renine	10	vaatverwijder	122

valsartan	122, 286	**W**	
vanishing tumor	67	Wasserman, plots van	71
vasopressine	10, 12	Weber-klasse	178
ventilatie, maximale	73	weefselkarakterisering	101
ventricular assist devices (VAD)	202		
vermoeidheid	26	**Z**	
viabiliteit	108	zenuwstelsel, sympathische	10
VO_2	71	zuurstoftoediening	148
VO_2 max	70, 177		
vochtbeperking	129		
volumebelasting	8		
vullingsdruk	9		

GPSR Compliance
The European Union's (EU) General Product Safety Regulation (GPSR) is a set of rules that requires consumer products to be safe and our obligations to ensure this.

If you have any concerns about our products, you can contact us on

ProductSafety@springernature.com

In case Publisher is established outside the EU, the EU authorized representative is:

Springer Nature Customer Service Center GmbH
Europaplatz 3
69115 Heidelberg, Germany